运气辨证实录

——跟师抄方三年心得

陈越 著

冯建伟
冯献周 审订

学苑出版社

图书在版编目（CIP）数据

运气辨证实录：跟师抄方三年心得/陈越，冯建伟著. —北京：学苑出版社，2022.6

ISBN 978-7-5077-6422-2

Ⅰ.①运…　Ⅱ.①陈…②冯…　Ⅲ.①运气（中医）　Ⅳ.①R226

中国版本图书馆 CIP 数据核字（2022）第 090367 号

责任编辑：付国英
出版发行：学苑出版社
社　　　址：北京市丰台区南方庄 2 号院 1 号楼
邮政编码：100079
网　　　址：www.book001.com
电子信箱：xueyuanpress@163.com
电　　　话：010-67603091（总编室）、010-67601101（销售部）
印 刷 厂：廊坊市都印印刷有限公司
开本尺寸：787×1092　1/16
印　　　张：18.25
字　　　数：429 千字
版　　　次：2022 年 8 月第 1 版
印　　　次：2022 年 8 月第 1 次印刷
定　　　价：88.00 元

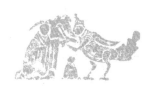

编写说明

一、本书乃笔者跟师三年之心得，其中"老师讲解"皆笔者及同门师兄弟根据老师口述综合整理、润色，师父审阅而得，因个人写作习惯有异，笔者行文多以文言文记之，师兄弟多以白话文记之，故书中"老师讲解"部分或文言文，或白话文，未免读者误会本书体例混乱，故说明之。

二、恩师教学讲解，常列数年前之病例验案，现精选其振聋发聩者列于本书，以启发读者，故虽曰跟师三年之心得，实列数年之验案。

三、本书《伤寒杂病论》之引文皆出自《桂林古本伤寒杂病论》，故未陈条文数目，望读者周知。

四、本书附子皆未特别注明"先煎"。其因有二：一者，家师以为仲圣用附子，未尝要求先煎，且今所用附子皆为制附子，早有先煎之实，用药之时不必再行先煎；二者，家师用附子剂量甚微，多不过十余克，少则二三克，窃以为先煎或令失效。

五、本书所引诸方，多源于张仲景《桂林古本伤寒杂病论》、李东垣《内外伤辨惑论》、陈士铎《辨证录》、陈无择《三因司天方》等，今列于此，令诸君若有不明之处，有探源之处。

王　序

　　五运六气理论是以阴阳、五行为基础，以天干地支为推算工具，阐述自然、生命、疾病时空规律的一门学说，是中医学天人相应整体观和三因制宜的辨证观的集中体现。

　　历代不少医家都很推崇五运六气学说，甚至有"医师不知运气，如面墙而立""不读五运六气，检遍方书何济"的说法，我们所能熟知的历代大家，如张仲景、陈无择、刘完素、张元素、李东垣、朱丹溪、黄元御、叶天士等，无不在运气学说方面有很高的造诣。

　　但近现代，运气学说却饱受争议。一方面，因言辞古奥、内容繁复而使其传承和运用受到限制；另一方面，有人将其认为是玄学和封建迷信，质疑其科学性，致使五运六气学说发展严重受限，以至渐成绝学。

　　所幸，有顾植山等一众医家多年潜心研究，使其不至于湮灭于历史长河中。且五运六气理论在非典和新冠疫情中大放异彩，从而也吸引了大批后浪拥趸，我的学生陈越就是其中的一位。

　　受我的些许影响，陈越2015年毕业后做了一名民间中医，白天看病，晚上看书，在寂寞与清贫中磨炼中医诊疗技能。他在有幸成为冯献周先生的入室弟子后，更是技艺精进，尤其是在对五运六气的理解和运用方面颇得冯先生真传。聚沙成塔，集腋成裘，近日他将跟师期间收集的运气相关验案汇集成册，并逐案加以讨论，较为真实地反映了冯献周先生在五运六气方面的学术思想。

新书已成，邀序于我，盛情难却，欣然作文。

滨州医学院副教授　王斌胜
2020 年 9 月 17 日于滨州医学院

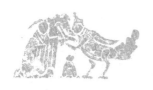

李　序

　　"跟师抄方"是大家中医团队设计开发的一个在线学习栏目，目的是通过将线下的跟师场景搬到线上，运用互联网技术，方便广大医师朋友随时随地跟明师学习临证技能。可以认为，它是传统中医医案的电子化，是鲜活诊疗经验传承的数字化，也是与明师互动探讨的在线化。

　　冯献周老师，是一位中医临床经验丰富的专家，更是位温和、睿智的长者，我们非常欣喜能邀请到冯老师加入"跟师抄方"项目。从 2018 年年中开始，冯老师每天在大家中医 App 中发布鲜活的医案，每一篇医案都有冯老师细致的讲解。我们对冯老师在中医临证与传承道路上地坚持，以及利他的共享精神表示由衷敬佩。

　　本书是冯老师连载于"跟师抄方"栏目上的临床验案，一年的累积阅读量近 5 万人次，可见大家对其的喜爱和认可。书中传统中医的思维和古典简洁的文笔，读之令人神畅，相信此书可以让更广大的热爱中医的朋友们开卷有益。

大家中医 CEO　李　颂

2020 年 9 月于上海长阳创谷

自　序

　　仆长于山野之中，尝随外祖采药鬻于市，浅识本草性味；又常随家翁诵读《红楼梦》词章，粗知诗词格律，乃志究先圣之学。至己丑之岁，高考前夕，诸科惨淡，唯语文尚可示人，心下茫然，不知所处。

　　是年夏月，与族兄对坐山巅，诉心中所苦，乃告余曰："何不问道于医？"见余未明其言，又曰："凡精于医道者，必明天地造化，知古今之变，远可疗乡里之疾，近可保命护身，亦可晓词章格律。其妙处无穷，何乐不为？"余叹曰："呜呼！吾之所求，当从医道寻矣！"乃志于医道。庚寅秋，余北上烟台，受教于滨医。业师王氏尝有运气之道不彰之叹，是以遍寻运气之书，奈何时学识尚浅，又无明师点拨，不知五运六气之学，历代医籍皆有详论而今人弃之如敝履，吾求之于今人著作，非南辕北辙而何？幸识恩师冯献周于微博，初窥五运六气之貌，终因不明司天在泉之义，又年少顽劣，耽于游戏山水，未潜心研习。又五年，毕业，归于云南，坐诊药肆，方知学艺不精，寸步难行，乃重读《伤寒杂病论》《温病条辨》以及诸家医案，终不得要领，临证或效或不效。

　　又一年，丁酉岁，得闻恩师收徒消息，乃书信自荐，蒙恩师不弃，收入门中，遂自云南北上郑州拜师于片仔癀国医馆。至戊戌岁，叹冯门久立，皆附于他人之馆，憾无自家方寸之地，而弟子日增，若常于他处以讲经授业，终非远志，乃辟橘杏轩以为冯门中医之家，以作传承之基。或问曰："何乐焉？"则曰："黄帝明堂说内外，冯门绿野话乾坤。此非人生之乐而何？"当是之时，师一日但诊一二人，时有病家怨师以日接诊仅一二人，欲诊难求，师则笑答："余今垂垂老矣，业医至多不过十数载，待余无力接诊，得何人解汝等疾苦？不若日诊一二人，专心授徒，徒又可徒，则得道者众，求诊不难矣！"客闻师言，喟然叹曰："善哉！善哉！"

余感恩师之心意、明医道之艰难，乃重读历代古籍，尤以《素问》运气七篇、《桂林古本伤寒杂病论》《脾胃论》《辨证录》《外经微言》《四圣心源》《本经疏证》《本草新编》为重，其余各家学说亦不敢轻之，不独尊五运六气之说，凡益于临证者一概研习，凡三年，初窥医道皮毛。

至庚子之岁，当余出师之际，逢国中大疫，禁足在家，重读大家中医平台跟恩师抄方之实录，乃收集整理、分门别类，删其重复有缺者，辑录成册。论五运六气之说于卷首，次论六气百疾大意，此篇以运气浅谈《伤寒杂病论》之语，乃余一己之见；又论所选医案涉及年份之运气大义，其文以《素问》运气七篇为纲，《圣济总录》所论运气为纬。第二部分列时病临证实录，先论时病证治概要，再举医案，详述临证思维过程。其余杂病临证实录、女科临证实录诸篇皆如是布局，不再赘述。

今书成付印，心中惶恐，愿此书能抛砖引玉，以期运气之道彰显于世。

庚子九秋陈越于风徽阁

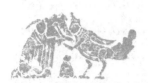

目　录

运气辨证实录

2

绪　论

一、揭开"五运六气"临床运用的面纱

五运六气理论是中医理论的集大成者，其丰富的内容常常令研习者望而却步，最终将其定性为玄之又玄的玄学，即所谓"知其要者，一言而终，不知其要，流散无穷"。因此，对五运六气理论的质疑者、毁伤者越来越多，进而五运六气理论的临床地位、临床运用也因此被湮没。

（一）五运六气理论源流浅说

关于五运六气理论最早的记载应该是《太始天元册文》。《素问·天元纪大论》说："臾区曰：臣稽考《太始天元册文》曰：太虚寥廓，肇基化元，万物资始，五运终天，布气真灵，总统坤元，九星悬朗，七曜周旋。曰阴曰阳，曰柔曰刚，幽显既位，寒暑弛张，生生化化，品物咸章，臣斯十世，此之谓也。"可惜此书已经亡佚，我们无法窥其全貌。

对五运六气理论的系统论述则最早出现在《素问》的七篇大论中，也叫运气七篇，包括："天元纪大论篇""五营运大论篇""六微旨大论篇""气交变大论篇""五常政大论篇""六元正纪大论篇""至真要大论篇"。我们认为"阴阳应象大论篇"以及"藏气法时论篇"也是五运六气的内容；另外《素问遗篇》中有"刺法论"和"本病论"篇着重讨论了五运六气对疫病的预测及相关治疗原则，也可作为我们学习五运六气理论的参考资料。

自《黄帝内经》之后，五运六气的发展，我们可以从理论诠释发挥和临床运用两个角度来看。

1. 运气理论的诠释与发挥

历代医家先贤对五运六气皆有发挥，历朝历代皆有著述，据日本医家丹波元胤的《中国医籍考》可窥知一二。

较早的有成书于汉唐的《太始天元玉册元诰》（已佚），吕复曰："《太始天元玉册元诰》十卷，不知何人所作。大要推原五运六气，上下临御，主客胜复，政化淫正，及三元九宫，太乙司政之类，殊为详明，深足以羽翼《内经》六微旨、五常政等论。"其后唐代王冰因《素问》"辞理秘密，难粗论述者"而专门著有《玄珠密语》"以陈其道"；其后又有《素问入式钤》《三甲运气经》《六甲天元运气钤》《五运六气玉锁子》等，可惜已经亡佚；其后宋刘温舒著有《素问入式运气论奥》，其论则以《素问》之"运气七篇"为据，参考唐代王冰所著次注《黄帝内经素问》及《玄珠密语》，详细论述五运六气之奥义，正如刘温舒所云："括上古运气之秘文，撮斯书阴阳之精论。"同时期尚有叶玠的《五运指掌赋图》（亡佚），其他尚有《运气图解》《运气新书》（邓焱著，已亡佚）、《运气考订》（曹大本著，已亡佚）、《运气图说》（吕复著）、《运气精华》等。

北宋末年，宋徽宗修《圣济总录》，序曰："朕悯大道之郁滞，流俗之积习，斯民之沉痼，庸医之妄作，学非精博，识非悟解。五行之数，六气之化，莫索其隐，莫拟其远。"《圣济总录》第一卷、第二卷专论五运六气，除了在理论上丰富了五运六气的内容，还绘制了六十甲子运气图，这是官方对五运六气理论的首次正式论述阐释。

金元四大家之一的刘完素著有《内经运气要旨论》（又作《素问要旨论》），刘河间在本书序言中说："释《要旨》语九篇，分作八卷，入式运气，载设图轮，开明五运六气，主客胜复，太过不及，淫邪反正。重释《天元玉册》《金匮灵文》《素问》《灵枢》，撮其隐奥运气之旨也。主药当其岁，味当其气，性用燥净，力化浅深，四时主用，制胜扶弱，客主须安。一气失所，余遁更作，脏腑淫并，危败消亡。君臣佐使，明病标本，安危盛衰。若不知年之所加，气之盛衰，不可以为工矣。"

明清以来，五运六气理论相关著作颇丰，具有代表性的有张景岳的《类经》，将"运气七篇"分类整理，并且详加注释；又有熊宗立著有《素问运气图括定局立成》一卷，《四库全书提要》曰："是书以《素问》五运六气之说编为歌辞，又有天符、岁会之说，以人生年之甲子，观其得病之日气运盛衰，决其生死。"又有张三锡"搜采《素》《难》各家要言，为《运气略》"；徐亦樨撰《运气商》，卷一首载运气图二幅，分主图、客气图；后有运气医论十篇，运气治验十二则，运气征应四则；卷二载运气学说医论二十六篇，如运气说、运气概论说、运气病机说、运气感受说、运气合脉说、运气用剂说、运气明症说以及风、火、湿、燥气化说等。

其后清吴谦等主编的《医宗金鉴》专列《运气要诀》，并论述说："经曰：夫五运阴阳者，天地之道也，万物之纲纪，变化之父母，生杀之本始，神明之府也。可不通乎？又曰：治不法天之纪、地之理，则灾害至矣。又曰：不知年之所加，气之盛衰，虚实之所起，不可以为工矣。由是观之，不知运气而为医，欲其无失者鲜矣。兹将《内经》运气要语，编成歌诀，并列图于前，使学人一览即明其大纲旨要之所在，然后遍求全经精义，庶乎有得云。"

其他还有吴鞠通著有《医医病书》一医流俗之病，二补前刻《温病条辨》之所不及，其中"气运论"曰："五运六气之理，天地运行自然之道。宋人疑为伪书者，盖未体验也。"并作"医四时五行六气论"曰："医不备四时五行六气之学，万不能医四时五行六气之病。唐以后之医，多为门户起见，盖欲天下之病人就其学术，并非以我之学术救天下之病。甚至某医内伤，某医外感，各由人定，医亦自夸。岂知内因、外因、不内外因，疑似甚多。病者果能认症，方书具在，何待求医？医学果可专门，就医者来，直先择病。且懦理兼赋，非疡医可分业，况外证脉络，办内科可应通。各执一见，难号十全。试由天道论之，虽天亦不能不各四时五行六气之全，以为生长化收藏，而成长养万物之功，当人力大于天力，但执一气即能概六气之全乎！唐以后名医之法，可采而不可宗者也，盖皆各有所偏，不能弹述。如李东垣偏于温和，有似乎春；窦真定偏于火功，有似乎夏；刘河间偏于寒凉，有似乎秋；朱丹溪偏于补水，有似乎冬。虽不甚确，然皆有所近。学者能兼数子之所长，而以《内经》《难经》、仲景为主，知用法而不仅于用方，参考百家，再浑之以太和之气，庶乎。"

陆九芝著有《世补斋医书》，书中专论六气司天、六气大司天，完善了运气的大司天理论。陆氏强调六气司天的重要意义，认为欲明"前人治法，必先明六气司天之为病"。书中还附有大司天三元甲子考，颇有参考价值。

自清朝末年，西学的进入，对传统文化造成了很大的冲击，运气之学至此逐渐沦为"玄学"而束之高阁，但也有韦格六辑有《内经气化篇》。至于 2003 年非典肆虐，顾植山教授准确预测了疫情，五运六气理论才再次出现在人们的视野中；其后相关著作相继出版，比如李阳波的《五运六气讲记》。

2. 五运六气的临床运用

东汉张仲景的《伤寒杂病论》为五运六气的临床运用树立了典范。但是由于战乱等原因，《伤寒杂病论》的传承出现了不同的版本，也导致了不同学派的出现。在现存的桂林本、白云阁本、涪陵本、湘本等版本中，"辨太阳病脉证并治"之前皆有"六气主客""温病脉证并治""伤暑脉证并治""热病脉证并治""湿病脉证并治""伤燥脉证并治""伤风脉证并治"以及"寒病脉证并治"等篇目明示了张仲景对五运六气理论的运用；另外书中六经主方其用药皆符合"运气七篇"关于六气治则的经旨。

唐代王冰著有《元和纪用经》，其总论部分文简义宏，融五运六气理论精神于临床之中。各论中，对六气用药及增损的论述，颇合运气七篇之旨，文简理明，切合实用。下章罗列81张各科验方，方后附以说明，介绍验方来源、施用疗效或不同时令加减法等，医理确凿，药用贴切。如"六气用药增损上章六法"篇中对少阳相火用药有如下论述：

> 少阳相火，咸寒为治，以咸调上，以辛调下。必先胃主，必先荣卫。
>
> 丙寅、丙申，上少阳咸寒，中水运咸温，下厥阴辛凉。
>
> 壬寅、壬申，上少阳咸寒，中木运咸和，下厥阴辛凉。
>
> 戊寅、戊申，上少阳咸寒，中火运甘和，下厥阴辛凉。
>
> 甲寅、甲申，上少阳咸寒，中土运咸和，下厥阴辛凉。
>
> 庚寅、庚申，上少阳咸寒，中金运辛温，下厥阴辛凉。
>
> 主岁用药食，五味所宜，六味之主，主胜为逆。化原三月，迎而取之，无使邪胜，以平其正。少阳之主，先甘后咸，先以甘泻，后以咸补。
>
> 少阳司天，风热参布，其化咸寒，以平风热。治内辛凉，水运辛温，宣风解热，邪不能胜，宜用羚羊角、石膏、白薇、车前子、泽泻、白僵蚕、旋覆花、牡蛎、人参、铁粉之类，皆岁主所宜，随证命方，咸寒者倍之，治上治下。

宋陈无择的《三因司天方》首先以运气方为名创了十六首运气方；现在存较早的国家医学考试试题及答案集的《宋太医局诸科程文格》中载有运气试题九道，比如"甲子年五运六气所在，所宜处方为对""乙丑年五运六气所在，所宜处方为对"等，其要求考试者论述某一年的五运六气以及相对应的处方用药，是中医五运六气理论临床运用的集中体现。

南宋许叔微《伤寒九十论》中载有很多运气临证医案，诸如"太乙天符中贵人暴死例""伤寒刚痓证"在病案后有"《五常政大论》曰：赫曦之纪，上羽与正徵同，其收齐，其病痉。盖戊，太阳寒水，羽也；戊，火运，正徵也。太过之火，上见太阳，则天气且刚，故其收齐，而人病痉者，过气然耳。火木遇，故年病此证多刚痉"之语。

金代张元素的《医学启源》中有"六气方治"篇载有数十首六气方，比如治风的防风通圣散、灵砂丹、神仙换骨丹、加减冲和汤；治暑热的桂苓甘露饮、益元散；治湿土的葶苈木香散、白术木香散、六一散；治火的凉膈散、三一承气汤、八正散；治燥的当归润燥汤、厚朴汤；治寒水的大己寒丸、桂附丸等。

金元四大家之一的张子和在《儒门事亲》"目赤案"中有"李民范，目常赤。至戊子年火运，君火司天。其年病目者，往往暴盲，运火炎烈故也。民范是年目大发，遂遇戴人，以瓜蒂散涌之，赤立消"。又有朱丹溪"痘疹治验"中论曰："小儿痘证，陈文中用木香散、异功散温热之药，多因立方之时乃值运气寒水司天在泉，时令又值严冬大寒，为寒气郁遏，疮不红绽，故用辛热剂发之。今人不分时令寒热，概施治，误人多矣。"

明清时期是五运六气理论临床运用相关著作的爆发时期，比如明代王肯堂"知圣经运气之说，为审证之捷法，疗病之秘钥"，另撰《医学穷源集》六卷，倡"运气之说为审证之捷法"。《医学穷源集》前二卷为运气图说，系王肯堂本人所撰。后四卷是殷宅心整理的殷氏本人及其他门人记录的王氏医案。医案以就诊年的岁运归类，合计 14 年 112 病案，是以气运分析病情、指导处方用药的珍贵史料。《医学穷源集》病案部分的写作体例，均首标年干支，下注司天、岁运、在泉，气化类型，尺寸脉应，后标主客六气及主运五运；从其病案实例可窥见王肯堂应用五运六气理论指导诊断、治疗之一斑。明代李时珍在《本草纲目》中有"四时用药例""五运六淫用药式"等篇目论述五运六气临床用药。明代江瓘编著的《名医类案》中关于五运六气临证的验案更是不胜枚举；又有徐亦樨撰《运气商》载"运气治验十二则"。

清代黄元御著有《四圣心源》，书中详细论述六气的从化衰旺，并列有六气治法，比如治厥阴风木的桂枝苓胶汤、治少阴君火的黄连丹皮汤、治少阳相火的柴胡芍药汤等；汪石山的《运气易览》载有六气主病方六首，五运主方十五首，多为治外感病常用方剂，其中六气主病方中风胜燥制火并汤、水胜湿制风并汤、五运主方中川连茯苓汤、黄芪茯神汤等皆为汪氏所创，反映其临床证治结合五运六气之独到经验。如"深秋血燥证"中有"一人年四十五岁，平生瘦弱血少，值庚子年岁金太过……"等语也反映了王氏在五运六气的临床运用。

清代马印麟撰《瘟疫发源》专门研究五运六气与以瘟疫为主的疾病相关性。马印麟认为，自古以来张仲景、刘河间、李东垣、朱丹溪可谓岐黄之四大明师，但"惟有瘟疫一门而未尝发明受病之由"，导致"凡遇瘟疫之症，流行颠倒差乱，误人多多"。后来，马氏在青州医药世家张宗玉处得其所藏张景岳《类经》，对其中的五运六气之说十分赏识，认为如果能明五运六气之至要，则可知为瘟疫时症之根源，故书名为《瘟疫发源》。

另外叶天士《临证指南医案》、徐大椿的《洄溪医案》、魏之琇的《续名医类案》、俞震的《古今医案按》、吴瑭的《吴鞠通医案》、程文囿的《程杏轩医案辑录》、王孟英的《回春录》中皆载有大量运气临证验案。雷少逸的《时病论》从主气入手论四时发病特点及治疗原则。

至于民国年间，虽然五运六气理论式微，但也有刘义祯著有《伤寒杂病论义疏》，开近现代五运六气解读《伤寒杂病论》的先河，其后又有黄竹斋撰有《伤寒杂病论会通精纂》以发明《伤寒杂病论》运气奥旨。除此之外，李兆贞著有《时疫温病气运徵验论》，针对时疫、伤寒、温病症情复杂，辨证不易，故引述《黄帝内经》所论气运之征验，加以阐释注解，间附己意及治法用药特点；书末附治疗时疫、温病经验方十四首。强调预防为主之理，倡导节饮食而慎起居，又告诫医者，辨证确当，以免误治。

到了近现代，虽然五运六气理论式微，但尚有、五运六气方面的著作，当代则有刘渡舟、顾植山等精通五运六气理论的临床运用。

五运六气的临床运用，从汉唐至今，传承不绝，虽有式微之时，但尚有火种留存。

（二）五运六气基础知识概述

1. 十天干五行属性及合化

十天干：甲、乙、丙、丁、戊、己、庚、辛、壬、癸。

天干五行属性：甲乙属木，甲为阳木，乙为阴木；丙丁属火，丙为阳火，丁为阴火；戊己属土，戊为阳土，己为阴土；庚辛属金，庚为阳金，辛为阴金；壬癸属水，壬为阳水，癸为阴水。有歌诀曰："甲乙东方木，丙丁南方火，戊己中央土，庚辛西方金，壬癸北方水。"

天干合化：甲己合化土，乙庚合化金，丙辛合化水，丁壬合化木，戊癸合化火。

2. 地支五行属性及干支合化

十二地支包括：子、丑、寅、卯、辰、巳、午、未、申、酉、戌、亥。

十二支配五行：寅卯属风木、巳午属火热、申酉属燥金、亥子属寒水、辰戌丑未属湿土。

干支合化，即天干与地支相合之后化生六气的规律，是我们确定某一年的司天之气，进而而确定一年中客气的顺序的基础，《素问·天元纪大论》论述曰："其于三阴三阳合之奈何？鬼臾区曰：子午之岁，上见少阴；丑未之岁，上见太阴；寅申之岁，上见少阳；卯酉之岁，上见阳明；辰戌之岁，上见太阳；巳亥之岁，上见厥阴。"所谓"合"，张志聪谓："合者，以五运而合六气，以天干而合地支也。"黄元御在《素问悬解》中也论述说："甲丙戊庚壬为阳干，乙丁己辛癸为阴干。阳干遇子午则上见少阴，遇寅申则上见少阳，遇辰戌则上见太阳；阴干遇丑未则上见太阴，遇卯酉则上见阳明，遇巳亥则上见厥阴，此五运之合于三阴三阳者也。"

3. 五运

五运，即"木、火、土、金、水"五行。

"运"和"行"都是运动变化的意思。五运或者五行，我们不能简单地以五种物质来概括，以五种能量场来描述更加贴切，也更加灵活，更容易让我们理解五运或者五行的运动变化状态。

岁运，又称年运或者中运、大运，即某一年的五行属性。年运的确定以天干为依据。《素问·天元纪大论》云："甲己之岁，土运统之；乙庚之岁，金运统之；丙辛之岁，水运统之；丁壬之岁，木运统之；戊癸之岁，火运统之。"阳干为太过之年，阴干为不及之年。

主运，在一年之中不同的时间同样有不同的运气主令，主司一年中某一段时间内的运气称之为主运。主运每一年都一样，按照五行相生的顺序，起于木运，终于水运，即初运木运应春，二运火运应夏，三运土运应长夏，四运金运应秋，终运水运应冬。

客运，与主运相对应的为客运，客运是某一年五季中气候的异常变化规律。客运，如客之往来，每年都不一样。

4. 六气

六气，即风、寒、暑、湿、燥、火。

六气与五运一样，都是自然界的一种能量状态，只不过相较于木火土金水来说，六气更加的直观，是我们能够真真切切能够感知得到的，而五运或者五行则是抽象化的概念，换句话说，五运和六气是从不同角度对同一种物质状态的描述。

六气分别与五行、脏腑、经络相对应。风五行对应木，在脏为肝，在经为厥阴肝经；寒对应水，在脏为肾，在经为太阳膀胱经；湿对应土，在脏为脾，在经为太阴脾经；燥对应金，在脏为肺，在经为阳明大肠经；火、暑（热）对应为火，分别对应厥阴心包及少阳三焦。

六气在天为无形之气，为人们所能感觉而不易察觉。但它们对自然界（包括一切生物在内）的作用及其所反映的现象，则容易为人们所体察到，这种所反映出来的现象，古人以三阴三阳（厥阴、少阴、太阴、少阳、阳明、太阳）来代表，以表明风、热、火、湿、燥、寒六元之气的以虚化实。因此三阴三阳为六气所化（风化厥阴、热化少阴、火化少阳、湿化太阴、燥化阳明、寒化太阳），六气为本，三阴三阳为标。正如《素问·天元纪大论》和《素问·六微旨大论》云："厥阴之上，风气主之；少阴之上，热气主之，太阴之上，湿气主之；少阳之上，相火主之；阳明之上，燥气主之，太阳之上，寒气主之。所谓本也，是谓六元。""……所谓本也，本之下，……气之标也。"因而在运用上就有厥阴风木、少阴君火、太阴湿土、少阳相火、阳明燥金、太阳寒水之配，成为六气的代表名词，若再配以十二地支并结合年、月、日、时和五行、五方，即可作为预测气候异常变化的推算工具。

主气，即主时之气，它和主运一样也是指每年各个季节气候的一般常规变化，年年如此，固定不变，所以叫作主气。每年六气分主六步，起于大寒，终于小寒，循环往复。初之气历大寒、立春、雨水、惊蛰四个节气，为厥阴风木所主；二之气历春分、清明、谷雨、立夏四节气，为少阴君火所主；三之气历小满、芒种、夏至、小暑四节气，为少阳相火所主；四之气历大暑、立秋、处暑、白露四节气，为太阴湿土所主；五之气历秋分、寒露、霜降、立冬四节气，为阳明燥金所主；终之气历小雪、大雪、冬至、小寒四节气，为太阳寒水所主。

客气，即天气，是指全年气候上的异常变化。这种异常变化，也有一定规律可循，但由于它年年都有变化，如客之往来常，好像客人一样，所以叫作客气，客气之所以异常，是因客气者，属于天气，与主气者属于地气不同，天为阳主动，动而不息，岁岁变易。

客气和主气一样，也分风、热、湿、火、燥、寒六种，其属性也与五行属性相同。但此六者在排列次序上与主气的排列不相同，因主气属地，在地为形，故其排列次序是以五行相生依次而列，即风、热、火、湿、燥、寒，它们静而守位，年年如此；而客气属天，在天为气，气又有少多，故其排列次序是以阴阳之气的少多来排列，即厥阴风木为一阴为首，少阴君火为二阴次之，太阴湿土为三阴又次之，阴之尽则阳之始，故少阳相火为一阳又次，阳明燥金为二阳又次之，太阳寒水为三阳又次之，此为客气三阴三阳六气之序。客气既主全年的气候异靠变化，又分主每年六步的气候异常变化，其变化规律是六气六年一转、地支十二年一转，周而复始，循环不息。所以客气六步的先后次序年年在转移，是由司天在泉所决定。

司天在泉，指客气而言，为每年岁气主事者之通称。司天之气主上半年，但往往影响全年；在泉之气主下半年，即《素问·六元正纪大论》所说："岁半之前，天气主之；岁半之后，地气主之。"又《素问·至真要大论》云："初气终三气，天气主之；……四气尽终气，地气主之。"此均言其上半年为司天之气所主，下半年为在泉之气所主。

5．客主加临

客为客气，主为主气。每年轮转之客气加于主气之上，就叫作"客主加临"。客气在天，主动；主气在地，主静（与客气之动相对而言），二者并非各自运行，而是上下相交、寒热相遇，互为牵制，正如《素问·五运行大论》所谓"上下相近，寒暑相临"，关系至为密切，正由于二者的这种相冠相临，才形成了气候上的常和变。因为主气每年分为六步，年年固定不变；而客气虽每年也分六步，但它随着年支的递移，年年变异。所以，客气的六步加临于主气的六步之上，则使气候寒者变温、热者变凉，构成了气候上的各年迥异。

6. 相得、不相得

相得、不相得，为分析客主加临后客主关系。《素问·五运行大论》曰："气相得则和，不相得则病。"

相得，即客气与主气同气或者客气与主气之间是相生关系。如：己亥年五之气客气为太阴湿土，主气为阳明燥金，土生金，所以五之气为相得；乙未年初之气，主气为厥阴风木，客气为厥阴风木，主气客气同属木，为相得；庚子年三之气，主气少阳相火，客气少阴君火，主客同属于火，为相得。

不相得，即客气与主气之间是相克关系。如：己亥年初之气主气厥阴风木，客气阳明燥金，金克木为不相得。

7. 顺、逆

顺、逆，同相得与不相得一样，为分析客主加临后客主关系。《素问·至真要大论》曰："主胜逆，客胜从。"顺则不易发病，逆则百病丛生。

顺，包含客主加临后三种关系：①客气与主气之间是相生关系，如己亥年五之气客气为太阴湿土，主气为阳明燥金，土生金，为顺。②客气与主气相克，但是是客气克主气，因为客气为天气，主气为地气，《易传·系辞上》曰："天尊地卑，乾坤定矣；卑高以陈，贵贱位矣。"天气克地气，符合尊卑之理为顺。③二火相加时，君火加临于相火，即少阴君火为客气，加临于少阳相火主气，此时为顺；君火为君，相火为臣，君在上为天，臣在下为地，各在其位则为顺。

逆，包含两种客主加临关系：①客气与主气相克，而且主气克客气，如丁酉年初之气，客气太阴湿土，主气厥阴风木，木克土，因为主气木为地气，客气土为天气，地克天，以下犯上，为逆。②二火相加时，相火加临于君火，即少阳相火为客气，少阴君火为主气，君在下为地，臣在上为天，君臣易位，谋逆之举，故为逆。

8. 复气

复气，即复仇之气。如上半年发生某种胜气，下半年即有与之相反的气候发生；或五运中某运偏胜，即有另一运复克之。比如丁酉年木运不及，燥气盛行，火气来复；燥气太过，克伐肝木，肝木之子火气前来报复而克犯肺金。又比如戊戌年火运太过，炎暑流行，肺金受邪，寒水来复；火气太盛，克伐肺金，肺金之子肾水前来替母复仇，可能出现水气凌心。

9. 运气同化与运气异化

五运、六气相互结合，以分析每年的气令变化特点，才能全面推求一年气化的正常变化和可能出现的特殊变化。有运气同化、运气异化和平气三种情况。

运气同化，五运六气同类化合，共有天符、岁会、同天符、同岁会、太乙天符五种情况。运气同化之间没有克制胜复关系，气令有可能因此而形成单一的气令偏胜，而致"亢则害"的严重后果。《素问·六微旨大论》云："天符为执法，岁位为行令，太一天符为贵人……中执法者，其病速而危；中行令者，其病徐而持；中贵人者，其病暴而死。"甲子六十年中，运气同化年份似有三十六年，其中太乙天符四年，在天符、岁会年都有，故减去八年；岁会年中甲辰、甲戌与同天符年重迭，再减两年，实得二十六年。

运气异化，指岁运与司天之气的五行属性不同的年份，甲子六十年中，除了运气同化的二十六年，运气异化的年份有三十四年。

平气，指该年之运既非太过、又非不及。与司天、交运时刻之年干、日干、时干之间的关系有关。平气之年气令平和，流行性疾病较少，发病较为单纯。

10. 天符、同天符、太乙天符

天符，即中运与司天五行属性相同。《素问·天元纪大论》云："应天为天符。"《素问·六微旨大论》云："土运之岁，上见太阴；火运之岁，上见少阳、少阴；金运之岁，上见阳明；木运之岁，上见厥阴；水运之岁，上见太阳。"上指司天。

天符在一甲子中共有12年。即己丑、己未、戊寅、戊申、戊子、戊午、乙卯、乙酉、丁巳、丁亥、丙辰、丙戌。

同天符，即太过之年中运与在泉五行属性相同。《素问·六元正纪大论》云："太过而同天化者三……甲辰甲戌太宫，下加太阴；壬寅壬申太角，下加厥阴；庚子庚午太商，下加阳明。如是者三……太过而加同天符。"

"同天符"在一甲子中有6年。即甲辰、甲戌、壬寅、壬申、庚子、庚午。

太乙天符，又称太一天符，既是天符又是岁会的年份。岁运、司天、岁支三者五行属性相同，"三合为治"。

"太乙天符"在一甲子中共有4年，即戊午、乙酉、己丑、己未。

11. 岁会、同岁会

岁会，即中运与岁支五行属性相同。《素问·天元纪大论》云："承岁为岁直。"《素问·六微旨大论》云："木运临卯，火运临午，土运临四季，金运临酉，水运临子。""岁会"在一甲子中共有8年，即丁卯、戊午、甲辰、甲戌、己丑、己未、乙酉、丙子。四直承岁：岁支子、午、卯、酉为四正位，故丙子、戊午、丁卯、乙酉这四年称"四直承岁"。类岁会：寅、巳、申、亥为东、南、西、北的不当位，此4支与岁运相会，称"类岁会"，即壬寅、癸巳、庚申、辛亥。

同岁会，即不及之年中运与在泉五行属性相同。《素问·六元正纪大论》云："不及而同地化者亦三……癸巳癸亥少徵，下加少阳；辛丑辛未少羽，下加太阳；癸卯癸酉少徵，下加少阴。如是者三……不及而加同岁会也。"

"同岁会"在一甲子中也有六年。癸巳、癸亥、辛丑、辛未、癸卯、癸酉。

12. 运气异化

运气异化有小逆、不和、天刑、顺化四种情况。小逆、不和为运盛气衰，天刑、顺化为气盛运衰。

小逆，运生气。为平气年，气令变化小有异常。如辛亥年，水运，厥阴风木司天，水生木。

不和，运克气。不和之年，气令变化较大，发病较轻。如甲辰年，土运，太阳寒水司天，土克水。

天刑，岁运不及之年，气克运。天刑之年，气令变化较剧烈。如己亥年，土运不及，厥阴风木司天，木克土。

顺化，岁运太过之年，气生运。平和之年，气令变化平和。如甲子年，土运太过，少阴君火司天，火生土。

13. 岁谷、间谷

岁谷，颜色与司天在泉五行属性相同的谷物。赵估曰："岁谷者，司天在泉之谷也。"间谷，颜色与间气五行属性相同的谷物，即五谷中与岁谷不同的谷类。

《素问·六元正纪大论》云："食岁谷以全其真，避虚邪以安其正……食岁谷以安其气，食间谷以去其邪……食岁谷以全其真，食间谷以保其精……食岁谷以全真气，食间谷以辟虚邪。"由此可见，岁谷具有养真气、安正气的作用；间谷具有保精、祛邪的作用。

丹谷，丹者，朱红之色，应于心，其谷为黍，高粱之类，少阴君火、少阳相火之谷。

黅谷，黅者，黄色，应于脾，其谷粟，小米、玉米之属，太阴湿土之谷。

素谷，素者，白色，应于肺，其谷稻，粳米之类，阳明燥金之谷。

玄谷，玄者，黑色，应于肾，其谷菽，豆类之属，太阳寒水之谷。

苍谷，苍者，青色，应于肝，其谷麦，大麦、小麦也，厥阴风木之谷。

14. 南政、北政

"南政""北政"的记载，首见于《素问·至真要大论》："帝曰：善。平气何如？岐伯曰：谨察阴阳所在而调之，以平为期。正者正治，反者反治。帝曰：夫子言察阴阳所在而调之，论言人迎与寸口相应，若引绳，小大齐等，命曰平。阴之所在寸口，何如？岐伯曰：视岁南北可知之矣。帝曰：愿卒闻之。岐伯曰：北政之岁，少阴在泉，则寸口不应；厥阴在泉，则右不应；太阴在泉，则左不应；南政之岁，少阴司天，则寸口不应；厥阴司天，则右不应；太阴司天，则左不应；诸不应者反其诊则见矣。帝曰：尺候何如？岐伯曰：北政之岁，三阴在下，则寸不应，三阴在上，则尺不应。南政之岁，三阴在天，则寸不应，三阴在泉，则尺不应，左右同。故曰知其要者，一言而终，不知其要，流散无穷，此之谓也。"

王冰在《重广补注黄帝内经素问》中，认为"木、火、金、水运，面北受气"，此为北政之岁；"土运之岁，面南行令"，此为南政之岁；金代刘完素在《素问要旨论》中延续了王冰以土运之岁为南政，其余为北政的观点，论曰："欲知岁政之南北者，审君臣之运，而可知也。然五运以土运为君主，面南而为君，故曰南政，余四运为臣主，面北而侍君，故曰北政也。"明代张景岳《类经》认为"甲己二岁为南政，乙庚丙辛丁壬戊癸八年为北政"，其后的清代冯兆张的《冯氏锦囊秘录》中在注解"五营运大论篇"中认为："盖五运以甲乙土运为尊，六气以少阴君火为尊，故甲乙土运为南政，乃南面而行令，其余四运为北政，以臣事之，则面北而受令者也。"此皆以"胃土者，为万物之母也，故四时皆以胃气为本"而以土运为君为南政，六十甲子，土运之岁，太过不及各六载，凡十二载，南政之岁四十二载。

清张志聪《素问集注》中论曰："圣人南面而立，前曰广明，后曰太冲，太冲之地，名曰少阴，少阴之上，名曰太阳，盖太冲，坎位也，广明，离位也，少阴主天一之坎水，而上为太阳之离火，是以北政之岁，随三阴而在坎，南政之岁，从三阳而在离，故有应不应之分焉。所谓南北者，阴阳也，五运之中，戊癸化火，以戊癸年为南政，甲乙丙丁己庚辛壬为北政，五运之政，有南有北，少阴之气，有阴有阳，是以随之而上下也，寸尺、血脉也，血乃中焦之汁，流溢于下而为精，奉心神化赤而为血，故脉始于足少阴肾，而主于手少阴心，是以诊寸尺之阴阳，以征少阴之上下。"他认为戊癸化火，火为君，所以为南政，其余为北政。

黄元御直斥诸家"旧注荒唐""真无稽之谈"，他认为"一日之中，天气昼南而夜北，是一日之南北政也。一岁之中，天气夏南而冬北，是一岁之南北政也。天气十二年一周，则三年在北，亥、子、丑；三年在东，寅、卯、辰；三年在南，巳、午、未；三年在西，申、酉、戌。在北则南面而布北方之政，是谓北政，天气自北而南升，故尺主在泉而寸主司天，在南则北面而布南方之政，是谓南政，天气自南而北降，故寸主在泉而尺主司天。六气以少阴为君，尺主在泉，故少阴在泉则寸不应，寸主司天，故少阴司天则尺不应，寸主在泉，故少阴司天则寸不应，尺主司天，故少阴在泉则尺不应。"

南北政之论，众说纷纭，仁者见仁智者见智，孰对孰错，临床实践才是检验真理的唯一标准，这需要我们在后面的临证中去体验和领悟经旨。

（三）五运六气辨证体系

无论是五运六气辨证还是我们所熟知的脏腑辨证、三焦辨证、卫气营血辨证、八纲辨证以及方证对应，都只是中医诊断疾病并制定治疗方案的一个工具而已，没有高下之分，贵贱之别，能否准确地为患者制定出最合适的治疗方案，其决定权在医生手里，而不是辨证方法本身。就像曾经一个患者和我们说的那样："我相信中医，但我不相信使用中医看病的人。"

五运六气理论上升为五运六气辨证法是一个临床思维转化的过程，懂得五运六气理论，未必就懂得怎么把五运六气理论运用在我们的临床实践中。而将五运六气理论运用于临床实践，建立起完整的五运六气辨证体系，是作为临床工作者学习五运六气理论的终极目标。

1. 天、地、人三因制宜是五运六气辨证的基础

要建立起完整的五运六气辨证，首先我们需要知道，五运六气理论是以时间为切入点，然后结合某个时间点或者时间段内气候特点，来从大的方向预测疾病发生特点，传变走势；同时，我们还需要认识到，不同的地域环境，在同一时间段内，气候特点有差异，对疾病的发生与转归也会存在不一样的影响；最后，无论什么样的辨证法，我们最终还是要落实到人身上来，但是不同的人，又有不同的体质，那对某时间段内，

同一地域，不同的人疾病发生和转归也是不一样的。因此，临证过程中，我们首先需要考虑的有天时、地域、人这三个变量，做到因时制宜，因人制宜，因地制宜是五运六气辨证的第一步。

（1）天时对健康和疾病发生的影响

所谓天时，即天降的气候。《素问·五运行大论》中"土主甲己，金主乙庚，水主丙辛，木主丁壬，火主戊癸。子午之上，少阴主之；丑未之上，太阴主之；寅申之上，少阳主之；卯酉之上，阳明主之；辰戌之上，太阳主之；巳亥之上，厥阴主之"的论述，即是对特定年份，其全年的气候大趋势以及异常气候变化规律的总结。以己亥年为例，每甲子（60年）有六个天干为己的年份，包括己巳年、己卯年、己丑年、己亥年、己酉年、己未年，我们称之为六己年。己为阴干，故六己年皆为土运不及之年，宋代陈无择《三因司天方》中论曰："遇六己年，卑监之纪，岁土不及，风气盛行，民病飧泄霍乱，体重腹痛，筋骨繇复，肌肉酸，善怒。为金所复，则反胸胁暴痛，下引小腹，善太息，气客于脾，食少失味。"其论根于"气交变大论篇"和"五常政大论篇"关于土运不及的论述。

比如《素问·五常政大论》曰："卑监之纪，是谓减化。化气不令，生政独彰，长气整，雨乃愆，收气平，风寒并兴，草木荣美，秀而不实成而秕也。其气散，其用静定，其动疡涌，分溃痈肿，其发濡滞，其脏脾，其果李栗，其实濡核，其谷豆麻，其味酸甘，其色苍黄，其畜牛犬，其虫倮毛，其主飘怒振发，其声宫角，其病流满否塞，从木化也。少宫与少角同，上宫与正宫同，上角与正角同，其病飧泄，邪伤脾也。振拉飘扬，则苍干散落，其眚四维，其主败折，虎狼清气乃用，生政乃辱。"土运不及之年，《黄帝内经》称之为"卑监之纪"，张志聪释曰："土气不及，则卑下坚守，而不能周备于四方矣。"所谓"减化"，生长化收藏，肝应春主生，心应夏主长，肺应秋主收，肾应冬主藏，脾旺于四时，主化，即运化之意，脾土不及，谓之"减化"；土运不及，风气盛行，所以说"生政独彰"。紧接着"长气整，雨乃愆，收气平，风寒并兴，草木荣美，秀而不实成而秕也"，论述土运不及之年的气候特点为雨水季节相对晚，多风多寒等，导致的结果是草木长得看似还可以，但是金玉其外败絮其中；对人的影响则表现在"其病飧泄，邪伤脾也"，对土运不及之年的疾病特点，《素问·气交变大论》有更详细的描述："岁土不及，风乃大行，化气不令，草木茂荣，飘扬而甚，秀而不实，上应岁星，民病飧泄霍乱，体重腹痛，筋骨繇复，肌肉酸，善怒，脏气举事，蛰虫早附，咸病寒中，上应岁星、镇星，其谷。复则收政严峻，名木苍雕，胸胁暴痛，下引少腹，善大息，虫食甘黄，气客于脾，谷乃减，民食少失味，苍谷乃损，上应太白、岁星。上临厥阴，流水不冰，蛰虫来见，脏气不用，白乃不复，上应岁星，民乃康。"

　　除了年运之外，当年主令之气也会对人的健康产生影响，因为司天之气主一年，所以我们以司天之气为例。比如己亥年，其地支为亥，根据《黄帝内经》"己亥之上，厥阴主之"的论述我们可知，地支为巳、亥的年份（包括己巳、辛巳、癸巳、乙巳、丁巳五个巳年，以及乙亥、丁亥、己亥、辛亥、癸亥五个亥年），其司天之气皆为"厥阴风木"，《素问·至真要大论》论曰："厥阴司天，风淫所胜，则太虚埃昏，云物以扰，寒生春气，流水不冰。民病胃脘当心而痛，上支两胁，膈咽不通，饮食不下，舌本强，食则呕，冷泄腹胀，溏泄瘕水闭，蛰虫不去，病本于脾。冲阳绝，死不治。"

　　综上，我们得出己亥年为土运不及之年，厥阴风木司天，我们综合"土运不及"和"厥阴司天"的致病特点可知：己亥年岁土不及，应于人则脾土虚弱，或土虚而风盛则症见腹痛腹泻，甚则吐逆；或脾虚而湿邪流注四肢百骸则体重身痛；土虚木摇，肝风妄动而肌肉眴动，甚则痉挛；土湿木郁则肝木化火而易怒；于小儿则多见因脾虚引起的小儿多动症、反复发作肠系膜淋巴结炎等疾病。遇己亥之年，凡土运不及之年或木运太过之年出生而脾胃虚弱者，或过度服食药饵而致脾胃虚弱者，或成人嗜食肥甘厚味、饮酒过度，小儿喂养不当而脾胃虚弱者，多易因岁气影响而病以上一二症或数症。

因此，明天时之变，有利于我们掌握疾病的发生方向，以提前预备相应的治法，所谓"预则立，不预则废"就是这个道理。当然，除了某年年运和司天之气外，其他还包括在泉之气、复气、胜气等的影响，诸君可参阅相关文献，此处不再赘述。

那么是不是掌握了天时的变化就掌控了全局呢？答案是否定的。我国幅员辽阔，不同的地域有不同的气候特点，有的时候可能同样的一个地方，从山下到山顶，可见一年四季，这也是需要我们考虑的，接下来我们探讨一下地域对健康和疾病的影响。

（2）地域对健康和疾病的影响

地势有高低，地域分南北。我国幅员辽阔，无论东西还是南北，经纬跨度很大，也就预示着各地的环境特点及相应的气候特点天差地别。尤其对于当代的中医，随着信息技术的发展，交通的便利，所接诊的病人可能来自全国各地，甚至国外，因此了解当地的环境特点及气候特点，对于我们精准辨证有着重要意义。

《素问·异法方宜论》中对于不同地域的患者施与不同的治法有精彩的论述："黄帝问曰：医之治病也，一病而治各不同，皆愈何也？岐伯对曰：地势使然也。故东方之域，天地之所始生也。鱼盐之地，海滨傍水，其民食鱼而嗜咸，皆安其处，美其食。鱼者使人热中，盐者胜血，故其民皆黑色疏理。其病皆为痈疡，其治宜砭石。故砭石者，亦从东方来。西方者，金玉之域，沙石之处，天地之所收引也。其民陵居而多风，水土刚强，其民不衣而褐荐，其民华食而脂肥，故邪不能伤其形体，其病生于内，其治宜毒药。故毒药者亦从西方来。北方者，天地所闭藏之域也。其地高陵居，风寒冰冽，其民乐野处而乳食，脏寒生满病，其治宜灸焫。故灸焫者，亦从北方来。南方者，天地所长养，阳之所盛处也。其地下，水土弱，雾露之所聚也。其民嗜酸而食胕，故其民皆致理而赤色，其病挛痹，其治宜微针。故九针者，亦从南方来。中央者，其地平以湿，天地所以生万物也众。其民食杂而不劳，故其病多痿厥寒热。其治宜导引按跷，故导引按跷者，亦从中央出也。故圣人杂合以治，各得其所宜，故治所以异而病皆愈者，得病之情，知治之大体也。"

以六气的"湿"为例。在五运六气理论中，"湿"我们又称之为太阴湿土，它是四之气主气，所处的时间段差不多在一年中的长夏，正常情况下，这个时间段内是一年中湿气最重的时候。但是，是不是全国每个地方都是一样的湿呢？答案还是否定的。

同样处于长夏，降雨多的地方则湿重，降雨少和不降雨的地方则燥盛，处于长江、黄河或者东南沿海的城市则湿重，处于新疆等西北降雨少的地方则燥盛。同一地域，同处于长夏，海拔不一样，气候也不一样，燥湿情况也不一样：以云南某些地方为例，山麓海拔低，气温高，降雨丰富，则多湿热；稍高的地方，由于雨水下流，没有足够的水，则多燥热；再到山顶，可能常年积雪或者气候寒冷，为太阳寒水。笔者曾经前往云南省昭通市的大山包国家湿地游玩，行至山麓，气候炎热湿润，当地人多种植亚热带作物，水稻可一年两季；再往高处走，则是小麦、玉米等为多；再更高的地方则只能种植耐寒的青稞，虽也种植玉米，但是只能用"草盛豆苗稀"来描述；进入大山包湿地公园后，农作物几乎无法生长，只有低矮的灌木丛和草地，当地人以放牧为主，即使炎炎夏季，那地方也显得有一丝寒意。

曾接诊一患者，久居菲律宾，因其就诊时正当深秋，所以多用温补之品，但是服药之后出现崩漏；在与患者进一步交流时无意中说到菲律宾气候炎热，没有秋季，才惊觉是用药过热之故，改用李东垣清暑益气汤后痊愈。由此可见，临证中必须重视地域差异。

（3）个人差异对疾病的发生和转归的影响

因为个人体质的差异，生活习惯和工作环境的差异，皆能影响发病和疾病转归，《时病论·冬伤于寒春必病温大意》开篇即论述说："夫冬伤于寒，甚者即病，则为伤寒，微者不即病，其气伏藏于肌肤，或伏藏于少阴，至春阳气开泄，忽因外邪乘之，触动伏气乃发，又不因外邪而触发者，偶亦有之。其藏肌肤者，都是冬令劳苦动作汗出之人；其藏少阴者，都是冬不藏精肾脏内亏之辈。此即古人所谓最虚之处，便是容邪之处。"此皆"冬伤于寒"而产生伏邪，但是邪伏的位置则有不同，普通劳苦人民，因为冬季劳作而汗出，此时腠理大开，则邪气伏于肌腠；而养尊处优的人，往往纵情声色，肾精亏于内，因此邪伏于少阴，即《素问·评热病论》中"邪之所凑，其气必虚"之谓也。

《三国志·魏志·华佗传》中记载了这样一个故事："府吏儿寻、李延共止，俱头痛身热，所苦正同。佗曰：'寻当下之，延当发汗。'或难其异，佗曰：'寻外实，延内实，故治之宜殊。'即各与药，明旦并起。"文中两个府吏所患症状几乎完全相同，但是病机各异，华佗使用的治疗方案也不一样。在天时和地域两个变量一样的情况下，个人的差异则成为疾病发生和转归的重要影响因素；这样的临床思维也产生具有中医特色"同病异治"理论。

叶天士《临证指南医案·遗精》中载有案曰："毛（二六）长夏暑温热郁，都令脾胃受伤，色黄神倦，气分自馁。因有遗泄一症，在盛年阴虚为多，及询纳食未为强旺，遗发必劳烦而来，脉象非数搏。议以养脾立法，归脾去黄芪桂圆加益智龙骨。"又曰："吕（二四）成婚太早，精血未满久泄，必关键不摄。初则精腐变浊，久则元精滑溢。精浊之病，巢氏分晰彰着，经言肾虚气漫为胀，咸为肾味，上溢口舌。皆下失摄纳之权。"此二例一人因为暑湿伤于脾胃而遗泄，其治在脾；一人因结婚太早肾气早泄而失于固摄，其治在肾，足见禀赋之异而病机不同，所治也不同。

天时、地利、人和，则百病无所生。无论其中那个因素出现不和的情况，都容易引起疾病，正如黄元御《四圣心源·六气从化》中所说："人为天地之中气，秉天气而生六腑，秉地气而生五脏。六气五行，皆备于人身。内伤者，病于人气之偏，外感者，因天地之气偏，而人气感之。"因此，临证之时，我们需要考虑三个变量的因素。

2. "多维立体观" 是五运六气辨证的要诀

"横看成岭侧成峰，远近高低各不同"。我们身处三维世界，人自然也是三维立体的，在人身上成长起来的疾病毫无疑问也是三维立体的。

一般认为一维空间只有长度；二维空间平面世界，只有长度和宽度；三维空间长宽高立体世界我们肉眼亲身感觉到看到的世界，三维空间是点的位置由三个坐标决定的空间。客观存在的现实空间就是三维空间，具有长、宽、高三种度量。四维空间一个时空的概念，日常生活所提及的"四维空间"，大多数都是指阿尔伯特·爱因斯坦在他的《广义相对论》和《狭义相对论》中提及的"四维时空"概念。我们的宇宙是由时间和空间构成。时空的关系，是在空间的架构上比普通三维空间的长、宽、高三条轴外又加了一条时间轴，而这条时间的轴是一条虚数值的轴。根据阿尔伯特·爱因斯坦相对论所说，我们生活中所面对的三维空间加上时间构成所谓四维时空。

建立多维立体观，首先我们需要明确人是三维立体的。中医认知的人体是由五脏六腑、十二经络、十二皮部、骨骼肌肉等组成，这些脏腑经络等分属于五行，脏腑经络之间又存在着生克制化的关系。以肺金为例，陈士铎《外经微言·肺金篇》中首先说"脾胃土旺而肺金强，脾胃土衰而肺金弱……然而脾胃之气太旺，反非肺金所喜者，由于土中火气之过盛也。土为肺金之母，火为肺金之贼，生变为克……"，表明脾肺之间的关系，脾能生肺，但是脾不及则不能生肺，脾太过反而克肺；接着讨论肺金与火的关系："肺近火，则金气之柔者必销矣。然肺离火，则金气之顽者必折矣。所贵微火以通熏肺也……所以烈火为肺之所畏，微火为肺之所喜"，火能克肺，但是火也能生肺，如果土中无火以蒸腾津液气血布与肺则肺金病；再次论述肺与肝的关系："肺金制肝木之旺，理也。而肝中火盛，则金受火炎肺，失清肃之令矣"，肺金本克制肝木，但若肝木太过则反侮肺金，肝木是通过"木生火"

达到反侮肺金的，所以我们常说金能克木，但木强能令金破。小至于一脏，大至于人体，其内在的关系错综复杂，没有立体的思维和眼界如何厘清其中利害关系？

其次，人是三维立体的，那么我们人体所发生的疾病也是三维立体，但是仅仅停留在人的三维立体这个层面，我们在中医临床中也仅仅做到因人制宜，我们所能看到的，所能想到的仍旧是有限的。我们接诊一例乙肝患者，因其日前因饮食不洁而呕吐不适，肝功能各指标异常；现觉腹部发热，口中黏腻，口腔溃疡，心烦纳差，困倦乏力，眠差多梦；舌淡红苔白厚腻。考虑因湿气太重，而导致土湿木郁，又因是夏季，就以一般时令病治，方用藿朴夏苓汤合三仁汤化裁以清热、利湿，护肝。服药后虽有缓解，但效果不甚明显。乃思就诊时为火运太过之年，火运太过，肺金受邪，寒水来复，土湿而木郁，木郁化火，火邪横克脾胃则胃中灼热；舌苔水滑亦为寒水来复之象，乃用戊戌年静顺汤加减以治之。服药五天，症状基本消失。此案中初诊因为仅仅考虑患者这个内在的生克制化，虽有疗效，但取效缓慢，因此二诊的时候变把当年的"天时"因素考虑进去，收效甚快，这样的例子非常多，在此不一一列举。

另外，我们需要注意的是，对于小儿来说，其出生年月的运气对其体质及发病影响比较大，所以在临证中，遇小儿病我们需要特别关注小儿出生时的运气；但是对于成人来说，由于生活习惯、工作因素等影响之下，出生时的运气烙印会逐渐被磨灭，所以我们需要重点关注的是发病时，以及疾病发生变化或者加重时的运气。

在这里，"天时"的因素便是我们在以人为三维立体观的基础上，加入一条时间轴的因素，便成了"四维"的临床思维方式；在必要的时候，我们还需要考虑"地域"的因素，这又加上了一维，这就是五运六气辨证体系的"多维立体观"。

（四）运气方的临床运用

　　运气方，顾名思义，为某一年的五运六气特点制定的处方我们称之为运气方。一般情况下，我们所说的运气方指的是陈无择《三因司天方》中的十首五运主病方和六首六气司天方。其中五运主病方包括：苓术汤（木运太过）、麦门冬汤（火运太过）、附子山萸汤（土运太过）、牛膝木瓜汤（金运太过）、川连茯苓汤（水运太过）、苁蓉牛膝汤（木运不及）、黄芪茯苓汤（火运不及）、白术厚朴汤（土运不及）、紫菀汤（金运不及）、五味子汤（水运不及）。六气司天方包括静顺汤（太阳寒水司天）、审平汤（阳明燥金司天）、升明汤（少阴君火司天）、备化汤（太阴湿土司天）、正阳汤（少阴君火司天）、敷和汤（厥阴风木司天）。

　　然而古人制方，只是给我们举了个例子，我们学习古人制方要学古人制方的法度，而不是死记其药物组成或者加减法。以己亥年运气方为例：己亥年陈无择给出的运气方是白术厚朴汤，"治脾虚风冷所伤，心腹胀满疼痛，四肢筋骨重弱，肌肉瞤动酸，善怒，霍乱吐泻；或胸胁暴痛，下引小腹，善太息，食少失味"，其组成为"白术、厚朴、半夏、桂心、藿香、青皮、炮姜、甘草"，今年为土运不及，应于人也就是脾土不及，所以用白术、甘草来健脾益气；风气盛行，就是肝木太旺，那就需要泻肝。泻肝怎么泻？《素问·脏气法时论》说："肝欲散，急食辛以散之，用辛补之，酸泻之"，方中桂心、青皮味辛以疏散肝木之太过；脾虚则生湿，有藿香芳香化湿，干姜苦温燥湿；这个方子主管的是整个己亥年，所以他制方符合整个己亥年的大运特点；但是我们看这个方子，其中补益的能力并不强，对于平时脾胃尚可的还能应付，对于脾胃本身不太好，今年突然脾胃特别差的可能就有些勉强甚至无效了，李东垣的补中益气汤及其类方则成了首选，我们看一下暑湿季节我们最常用的李东垣清暑益气汤，其组成为：黄芪、苍术、升麻、人参、炒神曲、橘皮、白术、麦冬、当归身、炙甘草、青皮、黄柏；方中人参、黄芪、白术、陈皮、升麻、当归、炙甘草加上一味柴胡便是补中益气汤，再加上神曲，补中益气，健脾和胃；针对肝木太旺的有青皮，针对湿的有苍术，暑热最能伤阴，有麦冬、黄柏养阴清热，其中黄柏泻火坚阴。这也完全符合今年的大运，也是运气方。

另外，我们也要认识到，仲圣《伤寒杂病论》中六经主方也为相对应六气的运气方，如桂枝汤为厥阴风木方，麻黄汤、四逆汤为太阳寒水方，小柴胡汤为少阳相火方，大承气汤、白虎汤为阳明燥金方；理中汤为太阴湿土方；黄连阿胶鸡子黄汤为少阴君火方。所以运气方不能仅仅局限于陈无择《三因司天方》中给出的十六首，也不能局限于黄元御《四圣心源》中给出的六首六气主病方，凡是其立方符合当年运气特点治则的皆为运气方。

（五）五运六气理论是"活"的理论

在很多人的印象中，运用五运六气理论必须依靠时间，包括出生时间，发病时间，这是不对的。五运六气辨证体系是多维立体的辨证体系，其理论的临床运用是"活"的。张子和的《儒门事亲·运气歌》中也强调："病如不是当年气，看与何年运气同。只向某年求治法，方知都在《至真》中。"

中医为象医学，五运六气理论同样非常重视"象"，《素问·五营运大论》明确提出："明道也，此天地之阴阳也。夫数之可数者，人中之阴阳也，然所合，数之可得者也。夫阴阳者，数之可十，推之可百，数之可千，推之可万。天地阴阳者，不以数推以象之谓也。"比如己亥年四之气主气太阴湿土，客气少阴君火，首先我们需要知道"湿"从何来，从我们对自然地观察来说，热或者火加于水则为湿，夏季多雨，天气炎热，因此夏季多湿，湿对应的是太阴脾土，四之气为三伏天，也是湿热最盛的时候，所以是太阴湿土主令；有这个季节的湿，加上少阴君火的客气，从气候来说湿热会特别明显，从发病来说湿温病和湿热病也会更多，可能达原饮、柴胡达原饮、甘露消毒丹的运用概率比较大。但是，是不是就是说这个季节就都是湿热了？肯定不是。少阴君火为客气，所谓客气，就像客人一样，有时候来有时候不来，如果不来的话，自然就致病因素就可能单纯是太阴湿土了，太阴湿土发病特点是什么呢？《伤寒杂病论》说："太阴之为病，腹满而吐，食不下，自利益甚，时腹自痛。若下之，必胸下结硬。"没有里虚的，那藿香正气散、藿朴夏苓汤便可以备选；有虚的六和汤可选，脾阳虚的理中汤未尝不可，寒盛则有附子理中汤等。

因此，五运六气临证过程中，我们并非呆板的根据时间去处方，不管什么病，一来就是当年运气方，而是需要结合时间因素、地域因素去考虑，去辨证。真正做到多维立体的辨证，做到"活"。朱熹《观书有感》中有两句非常好："问渠那得清如许？为有源头活水来。"我们要达到治疗的"清如许"，首先辨证的时候就要做到有"活水来"。

二、浅谈六气百疾

夫六气者，各从其化者化之常，得其常者化生不息；逆其化者化之变，值其变则强弱为灾。《素问·至真要大论》："百病之起，有生于本者，有生于标者，有生于中气者，有取本而得者，有取标而得者。"

标本中气之谓，《素问·六微旨大论》曰："所谓本也，本之下，中之见也；见之下，气之标也。"夫风寒暑湿燥火，在天之六气也，三阴三阳合于地之十二支，而上奉天之六气，是以天气为本，而三阴三阳为标；本气之下，标气之上，而界于标本之间者为中气。《类经图翼·经络》曰："脏腑经络之标本，脏腑为本居里，十二经为标居表，表里相络者为中气居中。"故《素问·六微旨大论》曰："少阳之上，火气治之，中见厥阴；阳明之上，燥气治之，中见太阴；太阳之上，寒气治之，中见少阴；厥阴之上，风气治之，中见少阳；少阴之上，热气治之，中见太阳；太阴之上，湿气治之，中见阳明。"

标本中气之化，亦有规矩，曰：标本同气，皆从本化；标本异气，从本从标；阳明厥阴，从乎中气。夫厥阴者，属风，应于肝、心包，其厥阴为标，风气为本，中见少阳相火之气，其化从乎中气；少阴者，属火，应于心、肾，其少阴为标，火气为本，中见太阳寒水，其化从标从本；太阴者，属湿，其应于脾、肺，其太阴为标，湿气为本，其化从湿；少阳者，属热，应于胆、三焦，其少阳为标，热为本，中见厥阴风木之气，其化从乎本气；阳明者，属燥，应于胃、大肠，其化从湿；太阳者，属寒，应于小肠、膀胱，其化从标从本。《类经图翼·经络》谓："五行之气，以木遇火，则从火化，以金遇土，则从湿化，总不离于水流湿，火就燥，同气相求之义耳。"

然六气之从化，必以经络为其媒，是以欲明六气从化，须知十二经脉之流注。夫十二经脉循行，自肺经起于胸中，接手阳明大肠于商阳，至迎香入足阳明胃经，下行至隐白而合于足太阴脾，至胸中则交于手少阴心经，行至小指少冲穴而交于手太阳小肠经，再达睛明而入足太阳膀胱之脉，下达至阴穴交于手少阴肾，次而直上胸中膻中穴交于手厥阴心包，再于无名指关冲穴交于手少阳三焦经，行至眼角外交于足少阳胆，继而下行至足大趾大敦穴入足厥阴肝经，终上行胸中交于手太阴肺，此人身经络之大循环也。

于此大循环中又有三小循环：一者手太阴肺至手阳明大肠，又至足阳明胃，流于足太阴脾而复归于手太阴肺，此燥湿之化也；二者手少阴心接手太阳小肠，流于足太阳膀胱，注于足少阴肾经，而又归于手少阴心，此水火之化也；三者手厥阴心包注于手少阳三焦，达于足少阳胆，灌入足厥阴肝而再归于手厥阴心包经，此风热之化也。如图1。

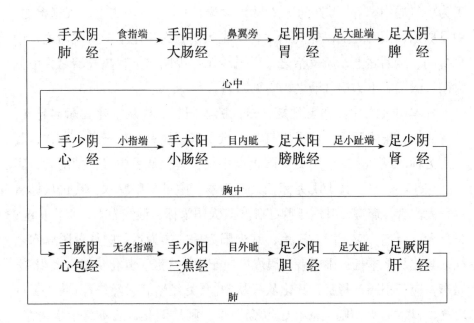

图 1　十二经脉大小流注图

（一）厥阴风气百疾

黄元御曰："风者，厥阴木气之所化也。在天为风，在地为木，在人为肝。足厥阴以风木主令，手厥阴心主以相火而化气于风木，缘木实生火，风木方盛，子气初胎，而火令未旺也。"

夫厥阴者，从中气而化者，其常也。若从中气少阳火化不及者，其病寒，故病生于标；从中气而化太过者，其病热，病生于中气；火盛生风，风者，百病之长也，其善行数变，性开泄；因风之流动而寒热错杂，其病生于本。试详述之。

1. 病生于标者

夫厥阴病生于标者，即从厥阴而化也。厥阴者，阴也，寒也；或言其从中气少阳火化之不及也。厥阴风木应于肝胆，禀春温之气，本当从中气少阳火化而得温升之气以温煦全身，今火化不及，而从标化寒化，肝木虽能生心血，然寒木则不能生心血，乃有血虚寒凝之证，其症见手足寒厥，脉沉细，甚则脉细欲绝。《黄帝内经》云："厥阴之客，以辛补之，以酸泻之，以甘缓之。"其有当归四逆汤证，吴茱萸汤证等，如：

> "伤寒，手足厥逆，脉细欲绝者，当归四逆加人参附子汤主之；若其人内有久寒者，当归四逆加吴茱萸生姜附子汤主之。"

> "下利，腹胀满，身体疼痛者，先温其里，乃攻其表，温里宜四逆汤；攻表宜桂枝汤。"

> "下利，腹痛，若胸痛者，紫参汤主之。"

> "气利，诃黎勒散主之。"

"呕而胸满者，吴茱萸汤主之。干呕，吐涎沫，头痛者，吴茱萸汤主之。"

"干呕，哕，若手足厥者，橘皮汤主之。"

"哕逆，其人虚者，橘皮竹茹汤主之（橘皮汤加人参、炙甘草、大枣以补虚，竹茹以和胃降逆）。"

"呕而脉弱，小便复利，身有微热，见厥者，难治，四逆汤主之。"

因寒而生水饮者，又有："干呕，吐逆，吐涎沫，半夏干姜散主之。""诸呕谷不得下者，小半夏汤主之。""伤寒，厥而心下悸者，宜先治水，当服茯苓甘草汤，却治其厥，不尔水渍入胃，必作利也。"

寒凝肝脉又有："厥阴病，脉弦而紧，弦则卫气不行，紧则不欲食，邪正相搏，即为寒疝，绕脐而痛，手足厥冷，是其候也；脉沉紧者，大乌头煎主之。寒疝，腹中痛，若胁痛里急者，当归生姜羊肉汤主之。寒疝，腹中痛，手足不仁，若逆冷，若身疼痛，灸刺诸药不能治者，乌头桂枝汤主之。病人睾丸偏有大小，时有上下，此为狐疝，宜先刺厥阴之俞，后与蜘蛛散。"

此皆厥阴寒化之证，其治莫不宗"厥阴之客，以辛补之，以酸泻之，以甘缓之"经旨。

2. 病生于本者

其言厥阴病生于本者，即从风而化。夫风者，善行而数变，性开泄而主动，变化多端。或并发于风之逆乱而寒热错杂；或兼于寒，或兼于热，或兼于火，或兼于暑，或兼于燥，或夹痰，或携饮，其风又有虚而生于内者，或有实而感于外者，百病重生，变化多端，故曰风为百病之长，又曰风气百疾。

因于风之逆乱而寒热错杂者，或言厥阴本温而标寒，春温之风木之

运气辨证实录

气化生于寒冬之令，故风中夹寒而寒热错杂者亦可参之。诸如乌梅丸、干姜黄芩黄连人参汤证，及麻黄升麻汤证。如：

"伤寒，脉微而厥，至七八日，肤冷，其人躁，无暂安时者，此为脏厥，非蛔厥也。蛔厥者，其人当吐蛔，今病者静，而复时烦，此为脏寒，蛔上入其膈，故烦，须臾复止，得食而呕又烦者，蛔闻食臭出，其人当自吐蛔。蛔厥者，乌梅丸主之，又主久利。"

"伤寒六七日，大下后，寸脉沉而迟，手足厥逆，下部脉不至，咽喉不利，唾脓血，泄利不止者，为难治，麻黄升麻汤主之。"①

"伤寒，本自寒下，医复吐、下之，寒格，更逆吐、下，若食入口即吐，干姜黄芩黄连人参汤主之。"

又有里寒外热者，如："下利清谷，里寒外热，汗出而厥者，通脉四逆汤主之。"

寒热错杂而兼虚者则有："下利，寸脉反浮数，尺中自涩者，必圊脓血，柏叶阿胶汤主之。"

其因于外感者，《素问·风论篇》曰"风之伤人也，或为寒热，或为热中，或为寒中，或为疠风，或为偏枯，或为风也。"风邪外感于人，《黄帝内经》中又有："风气循风府而上之脑风；风入系头而眼寒之目风；饮酒中风，则为漏风；入房汗出中风，则为内风；新沐中风，则为首风。久风入中，则为肠风飧泄；外在腠理，则为泄风。"此外尚有肺

① 桂本、长沙本此为："伤寒六七日，大下后，寸脉沉而迟，手足厥逆，下部脉不至，咽喉不利，唾脓血，泄利不止者，为难治，人参附子汤主之；不差，复以人参干姜汤与之。"并有"伤寒，本自寒下，医复吐、下之，寒格，更逆吐、下，麻黄升麻汤主之。"通行本中缺，余以为此或为错简，当为"伤寒，本自寒下，医复吐、下之，寒格，更逆吐、下，人参附子汤主之；不差，复以人参干姜汤与之。"

风、心风、肝风、脾风、肾风、胃风等，其症皆见自汗恶风而兼各脏腑之症。《伤寒杂病论》中又有六经中风："太阳中风，阳浮而阴弱。阳浮者热自发，阴弱者汗自出。啬啬恶寒，淅淅恶风，翕翕发热，鼻鸣干呕者，桂枝汤主之。""阳明中风，口苦，咽干，腹满，微喘，发热，恶风，脉浮而缓，若下之，则腹满，小便难也。阳明病若能食，名中风；不能食，名中寒。""少阳中风，两耳无所闻，目赤，胸中满而烦者，不可吐、下，吐、下则悸而惊。""太阴中风，四肢烦疼，阳微阴涩而长者，为欲愈。太阴病，脉浮者，可发汗，宜桂枝汤。""少阴中风，脉阳微阴浮者，为欲愈。""厥阴中风，脉微浮，为欲愈；不浮，为未愈。"《金匮要略方论·中风历节病脉证并治第五》中论曰："夫风之为病，当半身不遂；或但臂不遂者，此为痹。脉微而数，中风使然。""寸口脉浮而紧，紧则为寒，浮则为虚，寒虚相搏，邪在皮肤。浮者血虚，络脉空虚，贼邪不泻，或左或右；邪气反缓，正气即急，正气引邪，㖞僻不遂。邪在于络，肌肤不仁；邪在于经，即重不胜；邪入于腑，即不识人；邪入于脏，舌即难言，口吐涎。""寸口脉迟而缓，迟则为寒，缓则为虚。荣缓则为亡血，卫缓则为中风。邪气中经，则身痒而瘾疹；心气不足，邪气入中，则胸满而短气。"还有，风引汤治除热瘫痫；防己地黄汤治病如狂状妄行，独语不休，无寒热，其脉浮等。

其风盛而兼火者，则成风火相煽之势，风火皆属于阳而耗伤津液，而成消渴之证。黄元御曰："消渴者，足厥阴之病也。厥阴风木与少阳相火，相为表里。风木之性，专欲疏泄，土湿脾陷，乙木遏抑，疏泄不遂，而强欲疏泄，则相火失其蛰藏。手少阳三焦以相火主令，足少阳胆从相火化气。手少阳陷于膀胱，故下病淋癃；足少阳逆于胸膈，故上病消渴。"《伤寒杂病论》论曰："厥阴之为病，消渴，气上撞心，心中疼热，饥而不欲食，食则吐蛔，下之，利不止。""趺阳脉浮而数，浮则为气，数则消谷而大坚，气盛则溲数，溲数则坚，坚数相搏，即为消渴。消渴，小便多，饮一斗，小便亦一斗者，肾气丸主之。消渴，脉浮有微热，小便不利者，五苓散主之。消渴，欲饮水，胃反而吐者，茯苓泽泻汤主之。

消渴，欲得水而食饮不休者，文蛤汤主之。小便痛阂，下如粟状，少腹弦急，痛引脐中，其名曰淋，此热结在下焦也，小柴胡加茯苓汤主之。"

又有风痰结于胸中者，吐之即可，"病人手足厥冷，脉乍紧者，邪结在胸中，心下满而烦，饥不能食者，病在胸中，当须吐之，宜瓜蒂散"。风夹痰上于脑窍者或头目眩晕、或头重而痛，或为癫痫，或为狂躁，其症不一。《医学入门》卷五："动于肝，多眩晕头风，眼目瞤动昏涩，耳轮瘙痒，胁肋胀痛，左瘫右痪，麻木蜷跛奇证，名曰风痰。"《医宗必读》卷九："在肝经者，名曰风痰，脉弦面青，四肢满闷，便溺秘涩，时有躁怒，其痰青而多泡。"

因虚而生风者，又多见偏枯之症；妇人则月经少，男子则阳痿早泄；不一而足。

3.病生于中气者

厥阴从中气而化，常者则温煦四肢百骸，太过则病。厥阴应于戌亥之月，至于子丑而阳气渐生，即厥阴向少阳之转化，若太过，阳气太盛，德不配位，则阴阳不相顺接，乃厥，或言此为厥阴从中气少阳标化也。《伤寒论》曰："伤寒，先厥后发热，下利必自止，而反汗出，咽中痛者，其喉为痹；发热，无汗，而利必自止；若不止，必便脓血，便脓血者，其喉不痹。伤寒一二日，至四五日，厥者，必发热。前热者，后必厥；厥深者，热亦深；厥微者，热亦微；厥应下之，而反发汗者，必口伤烂赤。伤寒病，厥五日，热亦五日，设六日当复厥，不厥者自愈；厥终不过五日，以热五日，知自愈。凡厥者，阴阳气不相顺接，便为厥。厥者，手足逆冷是也。"

再言从中气少阳本气之热化火化，则病热。如："伤寒，脉滑而厥者，里有热也，白虎汤主之。""热利下重者，白头翁汤主之。""下利，欲饮水者，以有热故也，白头翁汤主之。"虚者加炙甘草、阿胶，"下利，其人虚极者，白头翁加阿胶甘草汤主之"。热则伤津，而大便干燥者，

"下利，谵语者，有燥屎也，宜小承气汤"。热扰胸膈而烦者，"下利后，更烦，按之心下濡者，为虚烦也，宜栀子豉汤"。尚有"呕而发热者，小柴胡汤主之。"又有"便脓血，相传为病，此名疫利。其原因，于夏而发，于秋热燥相搏，逐伤气血，流于肠间，其后乃重，脉洪变数，黄连茯苓汤主之"及"病人呕，吐涎沫，心痛，若腹痛发作有时，其脉反洪大者，此虫之为病也，甘草粉蜜汤主之"。

（二）少阳相火百疾

黄元御曰："暑者，少阳相火之所化也。在天为暑，在地为火，在人为三焦。手少阳以相火主令，足少阳胆以甲木而化气于相火，缘火生于木，相火既旺，母气传子，而木令已衰也。三焦之火，随太阳膀胱之经下行，以温水藏，出腘中，贯腨肠，而入外踝。君火升于足而降于手，相火升于手而降于足。少阳之火降，水得此火，而后通调，故三焦独主水道。"

少阳相火，其标少阳，其本为热；标本同气，其化从热，此其常也。然少阳相火之气，至若变也，其化亦从乎阳、从乎风；故少阳之病，起于标或起于本，皆以火热为灾；至于生于中气，则风助火势，火助风威，而成风火相煽之势。

所谓少阳之为病者，少阳者，少阳之气也；之为者，致病也；故少阳之为病实言少阳之气所致诸病也。

《素问·至真要大论》曰："岁少阳在泉，火淫所胜，则焰明郊野，寒热更至。民病注泄赤白，少腹痛，溺赤，甚则血便，少阴同候。"又曰："少阳之胜，热客于胃，烦心、心痛、目赤，欲呕、呕酸、善饥、耳痛、溺赤、善惊、谵妄。暴热消烁，草萎水涸，少腹痛，下沃赤白。"又曰："少阳之复，大热将至，枯燥燔热，惊瘛咳衄，心热烦躁，便数憎风，厥气上行，面如浮埃，目乃瞤瘛；火气内发，上为口糜、呕逆、血溢、血泄，发而为疟，恶寒鼓栗，寒极反热，溢络焦槁，渴引水浆，色变黄赤，少气脉萎，化而为水，传为胕肿，甚则入肺，咳而血泄。尺泽绝，死不治。”

《素问·六元正纪大论》曰：“辰戌之岁，初之气（厥阴少阳主客），民厉温病；卯酉之岁，二之气（少阴少阳主客），厉大至，民善暴死，终之气（太阳少阴主客），其病温；寅申之岁，初之气（厥阴少阴主客），温病乃起；丑未之岁，二之气（少阴君火主客），温厉大行，远近咸若；子午之岁，五之气（阳明少阳主客），其病温；己亥之岁，终之气（太阳少阳主客），其病温厉。”由是知，凡岁中少阳之气为客者，多温病。

《素问·至真要大论》云：“岐伯曰：诸风掉眩，皆属于肝；诸寒收引，皆属于肾；诸气膹郁，皆属于肺；诸湿肿满，皆属于脾；诸热瞀瘛，皆属于火；诸痛痒疮，皆属于心；诸厥固泄，皆属于下；诸痿喘呕，皆属于上；诸禁鼓栗，如丧神守，皆属于火；诸痉项强，皆属于湿；诸逆冲上，皆属于火；诸胀腹大，皆属于热；诸燥狂越，皆属于火；诸暴强直，皆属于风；诸病有声，鼓之如鼓，皆属于热；诸病胕肿，疼酸惊骇，皆属于火；诸转反戾，水液浑浊，皆属于热；诸病水液，澄澈清冷，皆属于寒，诸呕吐酸，暴注下迫，皆属于热。”此即后世之病机十九条，因火热为病者凡十条。

其诸多病症，或本经自病，或本脏自病，或克伐相扰他脏为病。现试条列之：

一者，病生于少阳之脉。有风中于少阳者：“少阳中风，两耳无所闻，目赤，胸中满而烦者，不可吐、下，吐、下则悸而惊。”

有寒水传于少阳者：“伤寒，脉弦细，头痛，发热者，属少阳，不可发汗，汗则谵语，烦躁，此属胃不和也，和之则愈；本太阳病，不解，转入少阳者，胁下鞕满，干呕不能食，往来寒热，脉沉弦者，不可吐、下，与小柴胡汤。”“太阳病，十日已去，脉浮细而嗜卧者，外已解也，设胸满，胁痛，与小柴胡汤；伤寒五六日，中风，往来寒热，胸胁苦满，嘿嘿不欲饮食，心烦喜呕，或胸中烦而不呕，或渴，或腹中痛，或胁下痞鞭，或心下悸，小便不利，或不渴，身有微热，或咳者，与小柴胡汤主之。""伤寒十余日，热结在里，复往来寒热者，与大柴胡汤。""伤寒发热，汗出不解，心下痞鞭，呕吐而不利者，大柴胡汤主之。"

二者，病生于少阳之腑。"少阳病，气逆，今胁下痛，甚则呕逆，此为胆气不降也，柴胡芍药枳实甘草汤主之。"

三者，少阳阳明合病。"阳明病，发潮热，大便溏，小便自可，胸胁满不去者，与小柴胡汤。""阳明病，胁下鞭满，不大便而呕，舌白苔者，可与小柴胡汤，中焦得通，津液得下，胃气因和，身濈然汗出而解也。阳明中风，脉弦浮大，而短气，腹都满，胁下及心痛，久按之气不通，鼻干不得涕，嗜卧，一身及目悉黄，小便难，有潮热，时时哕，耳前后肿，刺之小差，外不解，病过十日，脉续浮者，与小柴胡汤。""诸黄，腹痛而呕者，宜大柴胡汤。"

四者少阳阳明太阳合病。"三阳合病，脉浮大，上关上，但欲眠睡，目合则汗，此焦不通故也，宜小柴胡汤。"

五者，少阳之气干于他脏。"热病，面赤，口烂，心中痛，欲呕，脉洪而数，此热邪干心也，黄连黄芩泻心汤主之；热病，身热，左胁痛，甚则狂言乱语，脉弦而数，此热邪乘肝也，黄连黄芩半夏猪胆汁汤主之；热病，腹中痛，不可按，不能俯仰，大便难，脉数而大，此热邪乘脾也，大黄厚朴甘草汤主之；热病，口渴，喘，嗽，痛引胸中，不得太息，脉短而数，此热邪乘肺也，黄连石膏半夏甘草汤主之；热病，咽中干，腰痛，足热，脉沉而数，此热邪移肾也，地黄黄柏黄连半夏汤主之。"[①]

尚有余者，难以尽言。

---

① 此内容见于《桂林古本伤寒杂病论》的"热病脉证并治篇"。

（三）少阴君火百疾

黄元御曰："热者，少阴君火之所化也。在天为热，在地为火，在人为心。少阴以君火主令，手少阴心，火也，足少阴肾，水也，水火异气，而以君火统之，缘火位于上而生于下。坎中之阳，火之根也。坎阳升则上交离位而化火，火升于水，是以癸水化气于丁火。水化而为火，则寒从热化，故少阴之气，水火并统，而独以君火名也。"

夫少阴君火者，其标少阴，其本为火，中见太阳寒水；标本异气，其化从标从本，此其常矣。其化亦有太过不及，此其灾也。从其标化之太过，则病寒；从其本化之太过，其病火；寒者，水也，寒水本少阴中见之气，不从其化，今从其化，故病也。少阴从标从本，故其病水火两端。且夫少阴应于心肾，心属火常热，肾属水常寒。君火赖肾水之上交以防其太过，肾水赖君火下济以制其太寒，总不过"以平为期"。

1. 病生于标者

少阴病生于标者，其病寒，其中见之气为寒水，故其病亦可谓之"病生于中气"也。《伤寒论》曰："少阴之为病，脉微细，但欲寐也。"此少阴病生于标之总纲也。其后诸如："少阴病，欲吐不吐，心烦，但欲寐，五六日，自利而渴者，属少阴也，虚，故饮水自救；若小便色白者，少阴病形悉具；小便白者，以下焦虚寒，不能制水，故令色白也。病人脉阴阳俱紧，反汗出者，亡阳也；此属少阴，法当咽痛，而复吐、利。少阴病咳而下利，谵语者，被火劫故也，小便必难，以强责少阴汗也。少阴病脉细沉数，病为在里，不可发汗。少阴病脉微，不可发汗，亡阳故也；阳已虚，尺脉弱涩者，复不可下之。少阴病脉紧，至七八日，自下利，脉暴微，手足反温，脉紧反去者，为欲解也，虽烦，下利，必自愈。少阴病，下利，若利自止，恶寒而蜷卧，手足温者，可治。少阴病，恶寒而蜷，时自烦，欲去衣被者，可治"者，皆言此也。寒者温之，麻黄、附子诸品为其要；麻黄附子细辛汤、四逆汤诸方为其常用之剂。如：

"少阴病始得之，反发热，脉沉者，麻黄附子细辛汤主之。"

"少阴病，得之二三日，麻黄附子甘草汤微发汗，以二三日无里证，故微发汗也。"

"少阴病，得之一二日，口中和，其背恶寒者，当灸之，附子汤主之。"

"少阴病，身体痛，手足寒，骨节痛，脉沉者，附子汤主之。"

"少阴病，脉微而弱，身痛如掣者，此荣卫不和故也，当归四逆汤主之。"

"少阴病，吐，利，手足逆冷，烦躁欲死者，吴茱萸汤主之。"

"少阴病，下利，白通汤主之。"

"少阴病，下利，脉微者，与白通汤；利不止，厥逆无脉，干呕烦者，白通加猪胆汁汤主之；服汤后，脉暴出者死，微续者生。"

"少阴病二三日不已，至四五日，腹痛，小便不利，四肢沉重疼痛，自下利者，此为有水气，其人或咳，或小便不利，或下利，或呕者，真武汤主之。"

"少阴病，下利清谷，里寒外热，手足厥逆，脉微欲绝，身反不恶寒，其人面色赤，或腹痛，或干呕，或咽痛，或利止，脉不出者，通脉四逆汤主之。"

"少阴病，四逆，其人或咳，或悸，或小便不利，或腹中痛，或泄利下重者，四逆散主之。"

"少阴病，脉沉者，急温之，宜四逆汤。"

"少阴病，饮食入口即吐，或心中温温欲吐，复不能吐，始得之，手足寒，脉弦迟者，此胸中实，不可下也，当吐之；若膈上有寒饮，干呕者，不可吐也，当温之，宜四逆汤。"

"少阴病，下利，脉微涩，呕而汗出，必数更衣，反少者，当温其上，灸之。"

此皆病生于标而着于肾也；亦有着于心者。夫寒之着于心，则病胸痹，而见胸背疼痛，满闷不舒诸症，其治亦以辛温通阳为要，余则随症加减。《伤寒杂病论·辨胸痹病脉证并治》曰：

"胸痹，喘息、咳唾，胸背痛，寸脉沉迟，关上小紧数者，括蒌薤白白酒汤主之。"

"胸痹不得卧，心痛彻背者，瓜蒌薤白半夏汤主之。"

"胸痹，心中痞，留气结在胸，胸满，胁下逆抢心者，枳实薤白桂枝厚朴瓜蒌汤主之；桂枝人参汤亦主之。"

"胸痹，胸中气塞，或短气者，此胸中有水气也，茯苓杏仁甘草汤主之；橘皮枳实生姜汤亦主之。"

"胸痹，时缓时急者，薏苡附子散主之。"

"胸痹，心中悬痛者，桂枝生姜枳实汤主之。"

"胸痹，胸痛彻背，背痛彻胸者，乌头赤石脂丸主之。"

"胸痹，其人常欲蹈，其胸上先未苦时，但欲饮热者，旋覆花汤主之。"

"胸痹，心下悸者，责其有痰也，半夏麻黄丸主之。"

"胸痹，心下痛，或有恶血积冷者，九痛丸主之。"

上皆少阴"病生于标"者，其病多寒象，宜温之，故麻黄、附子、肉桂、桂枝多用之；肾不能温化寒水，则多"下利"或"利不止"或

"便不利"诸症，故而茯苓、泽泻、猪苓等治水之类亦多备之；若其寒在心，其病多痛，盖因心主血脉，血脉被寒则不通，不通则痛，故桂枝、薤白、瓜蒌等通阳之品多用之；若有寒水上凌于心，则附子、泽泻、茯苓等皆须用之。

2. 病生于本者

少阴病生于本者，详之于《素问·至真要大论》："少阴司天，热淫所胜，佛热至，火行其政。民病胸中烦热，溢干、右胠满、皮肤痛，寒热咳喘，唾血血泄、鼽衄、嚏呕、溺色变，甚则疮疡胕肿、肩背臂臑及缺盆中痛，心痛肺䐜，腹大满，膨膨而喘咳，病本于肺，尺泽绝，死不治。"火热之盛，首见于本脏而"胸中烦热"；火邪之盛，首犯肺金，故而"寒热咳喘""肩背臂臑及缺盆中痛，心痛肺䐜"，肺主皮毛，而症见"皮肤痛""甚则疮疡胕肿"，其症多见于所胜受病。

少阴之本为火，生于本者其病热。其病热者，或因于心火亢盛之实；或因于水亏不能制火之故也。本论中，其心火亢盛者有"少阴病，二三日咽中痛者，可与甘草汤；不差，与桔梗汤。少阴病，咽中伤，生疮，痛引喉旁，不能语言，声不出者，苦酒汤主之。少阴病，咽中痛，脉反浮者，半夏散及汤主之"之论。《桂林古本伤寒杂病论·热病脉证并治》又有"热病，面赤，口烂，心中痛，欲呕，脉洪而数，此热邪干心也"之论。

其水亏不能制火者有"少阴病，得之二三日以上，心中烦，不得卧者，黄连阿胶汤主之。少阴病，下利便脓血者，可刺足阳明。少阴病，下利，咽痛，胸满，心烦者，猪肤汤主之。少阴病，下利六七日，咳而呕，渴，心烦不得眠者，猪苓汤主之"之论。其后世又有封髓丹、潜阳丹、引火汤诸证之论以备检阅。

又有火盛生燥者，则有大承气汤证，如："少阴病，得之二三日，口燥咽干者，急下之，宜大承气汤。少阴病，自利清水，色纯青，心下必痛，口干燥者，可下之，宜大承气汤。少阴病，六七日，腹胀不大便者，急下之，宜大承气汤。"

此皆言病生于本，且在于本脏本经者。火之为病，又可犯及他脏他经，《桂林古本伤寒杂病论·热病脉证并治》论曰："热病，身热，左胁痛，甚则狂言乱语，脉弦而数，此热邪乘肝也，黄连黄芩半夏猪胆汁汤主之。热病，腹中痛，不可按，不能俯仰，大便难，脉数而大，此热邪乘脾也，大黄厚朴甘草汤主之。热病，口渴，喘，嗽，痛引胸中，不得太息，脉短而数，此热邪乘肺也，黄连石膏半夏甘草汤主之。热病，咽中干，腰痛，足热，脉沉而数，此热邪移肾也，地黄黄柏黄连半夏汤主之。"

少阴病生于本者，《温病条辨》论之尤详，可随时检阅以明热在三焦之变。

3. 标本皆病者

少阴水火两端，其化从标从本，其病亦可见标本皆有者，且于杂病中，此证最多。《伤寒论》中则有如下诸论："少阴病下利便脓血者，桃花汤主之。少阴病，二三日至四五日，腹痛，小便不利，下利不止，便脓血者，桃花汤主之。"

（四）太阳寒水百疾

黄元御曰："寒者，太阳水气之所化也。在天为寒，在地为水，在人为膀胱。太阳以寒水主令，足太阳膀胱，水也，手太阳小肠，火也。火水异气，而以寒水统之，缘水位于下而生于上。离中之阴，水之根也。离阴降而下交坎位而化水，水降于火，是以丙火化气于壬水。火化而为水，则热从寒化，故太阳之气，水火并统，而独以寒水名也。"

太阳寒水者，其标太阳，其本寒水；中见少阴君火。标本异气，其化从标从本，此其常也。太阳为六经之藩篱，一身之表，仲圣以"伤寒"立论，故《伤寒杂病论》中"太阳病篇"论其病生于本者为其要，次述病生于标者及标本兼有之者。

1. 病生于本者

《素问·至真要大论》曰："太阳司天，寒淫所胜，则寒气反至，水且冰，血变于中，发为痈疡。民病厥心痛，呕血、血泄、鼽衄，善悲，时眩仆。运火炎烈，雨暴乃雹。胸腹满、手热肘挛，掖肿、心淡淡大动，胸胁胃脘不安、面赤目黄、善噫嗌干，甚则色炲，渴而欲饮，病本于心。神门绝，死不治。"

《黄帝内经》曰："诸病上下，所出水液，澄澈清冷，癥瘕癫疝坚痞，腹满急痛，下利清白，食已不饥，吐利腥秽，屈伸不便，厥逆禁固，皆属于寒。"经云然者，以足太阳寒水，乃肾与膀胱之气，肾阳既虚，则寒水之气益泛，而一值天地杀厉之气，则两相感召，而诸寒病生焉，是寒之为病，未有不由于阳虚者也。

太阳之本为寒，病生于本者，即病生于寒者。就位置而言，或在表，如："太阳之为病，脉浮，头项强痛而恶寒""太阳病，或已发热，或未发热，必恶寒，体痛，呕逆，脉阴阳俱紧者，名曰伤寒""太阳病，头痛发热，身疼，腰痛，骨节疼痛，恶风，无汗而喘者，麻黄汤主之""太阳病，脉浮紧，无汗，发热，身疼痛，八九日不解，表证仍在，此当发其汗。服药已，微除，其人发烦目瞑。剧者必衄，衄乃解，所以然者，阳气重故也。麻黄汤主之""太阳病，脉浮紧，发热，身无汗，自衄者愈"等。或在经，如："太阳病，项背强几几，无汗，恶风者，葛根汤主之"。或在腑，如："太阳病，发汗后，大汗出，胃中干，烦躁不得眠，欲得饮水，少少与之，令胃气和则愈。若脉浮，小便不利，微热消渴者，五苓散主之""太阳病，发汗已，脉浮弦，烦渴者，五苓散主之。伤寒汗出而渴，小便不利者，五苓散主之；中风发热，六七日不解而烦，有表里证，渴欲饮

运气辨证实录

水，水入则吐者，名曰水逆，五苓散主之"等，又称之为太阳蓄水证。

寒水为患，又可波及他脏，非独太阳所系也，故《伤寒杂病论》又曰："寒之为病，肾先受之，其客于五脏之间，脉引而痛；若客于八虚之室，则恶血住留，积久不去，变而成著，可不慎欤！寒病，骨痛，阴痹，腹胀，腰痛，大便难，肩背颈项引痛，脉沉而迟，此寒邪干肾也，桂枝加葛根汤主之；其著也则两胭痛，甘草干姜茯苓白术汤主之。寒病，两胁中痛，寒中行善掣节，逆则头痛，耳聋，脉弦而沉迟，此寒邪乘肝也，小柴胡汤主之；其著也，则两腋急痛，不能转侧，柴胡黄芩芍药半夏甘草汤主之。寒病，胸胁支满，膺背肩胛间痛，甚则喜悲，时发眩，仆而不知人，此寒邪乘心也，通脉四逆汤主之；其著也，则肘外痛，臂不能伸，甘草泻心汤主之。寒病，腹满肠鸣，食不化，飧泄，甚则足痿不收，脉迟而涩，此寒邪乘脾也，理中汤主之；其著也，则髀枢强痛，不能屈伸，枳实白术茯苓甘草汤主之。寒病，喘，咳，少气，不能报息，口唾涎沫，耳聋，嗌干，此寒邪乘肺也，脉沉而迟者，甘草干姜汤主之；其著也，则肘内痛，转侧不便，枳实橘皮桔梗半夏生姜甘草汤主之。"

其治则遵经旨曰："寒淫所胜，平以辛热，佐以甘苦，以咸泻之。"

2. 病生于标者

太阳寒水之标为阳，阳者，热也。故其病生于标则多热病。"太阳病，发热而渴，不恶寒者，为温病"，此即太阳病从标化热化。其余则有麻黄杏仁甘草石膏汤证、栀子豉汤证、白虎汤证、葛根芩连汤证、麻黄连翘赤小豆汤证，以及热实结胸的大小陷胸汤证。

3. 病生于标本者

太阳病，既有内热烦渴，又有恶寒发热，头痛身痛，此即标本兼病，须标本兼治，所谓"有取标本而得者"，如大青龙汤证。

（五）太阴湿土百疾

黄元御曰："湿者，太阴土气之所化也。在天为湿，在地为土，在人为脾。太阴以湿土主令，辛金从土而化湿；阳明以燥金主令，戊土从金而化燥。己土之湿为本气，戊土之燥为子气，故胃家之燥不敌脾家之湿，病则土燥者少，而土湿者多也。"

太阴湿土，其本湿土，其标太阴，中见阳明燥金。标本同气，从本气而化，即从湿化，此其常也。然其化若太过则病寒湿，其化不及则病燥。

1. 气化太过

《素问·至真要大论》曰："太阴司天，湿淫所胜，则沉阴且布，雨变枯槁，胕肿骨痛，阴痹。阴痹者，按之不得，腰脊头项痛、时眩、大便难，阴气不用，饥不欲食，咳唾则有血，心如悬。病本于肾，太溪绝，死不治。"

太阴湿土，气化太过，其病寒湿。《伤寒杂病论》曰："太阴之为病，腹满而吐，食不下，自利益甚，时腹自痛，若下之必胸下结鞕。"此即论湿化太过之总纲也。及其后"自利不渴者，属太阴，以其脏有寒故也，当温之，宜服理中、四逆辈""太阴病，渴欲饮水，饮水即吐者，此为水在膈上，宜半夏茯苓汤""太阴病，不下利、吐逆，但苦腹大而胀者，此脾气实也，厚朴四物汤主之""太阴病，不吐、不满，但遗矢无度者，虚故也，理中加黄芪汤主之"。诸论亦皆言太阴湿化太过之症，此皆湿生于内者。

若湿感于外者，其通达内外上下，巅顶、四肢、皮肤、经络、肌肉、骨节，脏腑无所不到。若湿在上焦，其中于头面颈项，似乎有物蒙之，以致首如裹，颈部僵硬，遍体沉困不适，四肢懈怠，脉来濡缓之象，宜用宣疏表湿法取其微汗；湿阻中焦，同气相求，首先影响脾虚湿盛之体，加饮酒浓茶嗜好，若夏季贪食生冷冰凉，寒湿相合，发为胸闷呕恶，腹胀纳呆，便溏尿少，憎寒喜暖，面色黄晦，苔腻脉滑，治宜用辛热燥湿之法，燥湿化痰，和胃行滞；湿在下焦，好发于素体肾阳虚者，患者下肢沉重，"腰重如带五千钱"感，多伴有痰液量大、便溏、腰腹冷痛喜暖，口中和，面色萎黄，舌质淡白胖大齿痕苔滑，宜温化并利之；湿邪盘踞，酝酿成温，尚未化热，称为湿温，不比寒湿之病，辛散可解，或湿热之病，清利乃愈，最难速愈；湿邪弥漫三焦，最易令六腑失和而心脾不调，气不升降，霍乱转筋，呕吐泄泻，寒热交作，痰喘咳嗽，胸膈痞满，头目昏痛，肢体浮肿，嗜卧倦怠，小便赤涩；伤寒阴阳不分，冒暑伏热烦闷，或成痢疾，中酒烦渴畏食等诸多症状，此则六和汤之所宜。

　　湿之为病，又有因于脾胃虚弱，不能运化者。脾胃为后天之本，升降出入之枢机，脾胃一虚，中气不足，百病生焉。是以黄元御论曰："升降之权，则在阴阳之交，是谓中气。……中气旺则胃降而善纳，脾升而善磨，水谷腐熟，精气滋生，所以无病。脾升则肾肝亦升，故水木不郁；胃降则心肺亦降，故金火不滞。火降则水不下寒，水升则火不上热。平人下温而上清者，以中气之善运也。中气衰则升降窒，肾水下寒而精病，心火上炎而神病，肝木左郁而血病，肺金右滞而气病。神病则惊怯而不宁，精病则遗泄而不秘，血病则凝瘀而不流，气病则痞塞而不宣。"

2. 气化不及

　　太阴湿土本当从本气湿化，若化之不及，则燥也，宜润之，乃有白术枳实干姜白蜜汤、麻子仁丸诸症。详见 50 页"阳明燥金百疾"部分。

（六）阳明燥金百疾

欲说燥气，须从湿言；欲言湿气，不离水、火、风气之流行。俯仰天地之间，察阴阳变化之妙，盖湿之所生，火加于水也。观夫自然之机，冬为寒水，春为风木，夏为火热，长夏湿土，秋为燥金。寒水至于三春，阳气见长，水冰融化，孕育万物；至于夏三月火热加于水而生湿，秋三月，燥气至而主收藏之令，燥为次寒，性下降收引之故也，燥气收而阳气渐藏，水之化湿不足而燥气大行，秋之质也；至于冬三月，阳气潜藏，水冰地坼，燥之极则寒也。

《素问·天元纪大论》曰："天有五行御五位，以生寒暑燥湿风，人有五脏化五气，以生喜怒思忧恐。"又曰："西方生燥，燥生金，金生辛，辛生肺，肺生皮毛，皮毛生肾。其在天为燥，在地为金，在体为皮毛，在气为成，在脏为肺。其性为凉，其德为清，其用为固，其色为白，其化为敛，其虫介，其政为劲，其令雾露，其变肃杀，其眚苍落，其味为辛，其志为忧。忧伤肺，喜胜忧；热伤皮毛，寒胜热；辛伤皮毛，苦胜辛。"《四圣心源·六气解》："燥者，阳明金气之所化也。在天为燥，在地为金，在人为大肠。阳明以燥金主令，胃土从令而化燥；太阴以湿土主令，肺金从令而化湿。"故天有五行御五位，人有五脏列三焦，肾为寒水之脏，肝为风木之机，心为君火之位，肺属燥金之器，脾乃湿土之处。心肾相交，水火交融，蒸腾气化而生湿，湿则弥漫三焦，濡养四肢九窍百骸，此湿之用也；湿聚而为痰饮，阻滞气机，湿之害也。若阳化气不足，水流于下，三焦失于濡润而又可见上燥下湿、或见外燥内湿、或见造势不均，此临床皆可见之；又有火热之盛而伤津耗血者，亦可生燥；又有肝风之旺而燥者，风胜湿而就燥也，此燥起于内也。

阳明燥金，其标阳明，本燥金之气，中见太阴湿土。阳明者，阳也；燥者，次寒也；标本异气，从乎中气而化，此其常也。若从中气化之不及则病燥；化之太过则病湿；若从阳明化之太过则病热，化之不及则病寒；此皆异也。

1. 病生于标者

阳明燥金之标为阳明，病生于标则病热。《伤寒杂病论》中有白虎汤证、白虎加人参汤证、葛根芩连汤证等。如："三阳合病，腹满，身重，难以转侧，口不仁面垢，若发汗则谵语，遗尿，下之，则手足逆冷，额上出汗，若自汗者，宜白虎汤。自利者，宜葛根黄连黄芩甘草汤""阳明病，渴欲饮水，口干舌燥者，白虎加人参汤主之""阳明病，发热汗出者，此为热越，不能发黄也，但头汗出，身无汗，剂颈而还，小便不利，渴引水浆者，此为瘀热在里，身必发黄，茵陈蒿汤主之"等。

2. 病生于本者

阳明燥金之本为燥，阳明以从中气之化为其常，燥湿均衡则无病，湿化不及则燥病生焉。阳明在脏则应于胃与大肠，湿化不及则燥屎内结，大便不下则内实，故《伤寒杂病论》曰："阳明之为病，胃家实是也。"其病由来，或因于外感，或因于误治，或因于人。

因于外感者，外感燥气也。燥属次寒，其症多兼寒象；燥金克制肝木，又多症见肝脉之病；燥应于秋，在脏为肺，则肺之症状也多见之。是以《素问·至真要大论》曰："阳明司天，燥淫所胜，则木乃晚荣，草乃晚生，筋骨内变。民病左胠胁痛，寒清于中，感而疟，大凉革候，咳、腹中鸣，注泄鹜溏，名木敛生，菀于下，草焦上首，心胁暴痛，不可反侧，嗌干面尘腰痛，丈夫㿉疝，妇人少腹痛，目昧眦，疡疮痤痈，蛰虫来见，病本于肝。太冲绝，死不治。"仲圣于《伤寒杂病论》中又详论燥气犯及五脏之证治："伤燥，肺先受之，出则大肠受之，移传五脏，病各异形，分别诊治，消息脉经。燥病，口渴，咽干，喘，咳，胸满痛甚则唾血，脉浮短而急，此燥邪干肺也，竹叶石膏杏子甘草汤主之；若移于大肠，则大便难，口渴，欲饮热，脉急大，在下者，麻仁白蜜煎主之。燥病，口烂，气上逆，胸中痛，脉大而涩，此燥邪乘心也，栀子连翘甘草栝蒌汤主之。燥病，目赤，困苦，咽干，胁下痛，脉弦而数，此燥邪乘肝也，黄芩牡丹皮栝蒌半夏枳实汤主之。燥病，色黄，腹中痛不可按，大便难，脉数而滑，此燥邪乘脾也，白虎汤主之。燥病，咽干，喉痛，少腹急痛，小便赤，脉沉而急，此燥邪移肾也，地黄黄柏茯苓栝蒌汤主之。"

吴塘分上中下三焦而治。病在上焦，"变感燥气，右脉数大，伤手太阴气分者，桑杏汤主之；感燥而咳者，桑菊饮主之"；此燥邪夹温也。"燥伤肺胃阴分，或热或咳者，沙参麦冬汤主之。燥气化火，清窍不利者，翘荷汤主之。""诸气膹郁，诸痿喘呕之因于燥者，喻氏清燥救肺汤主之。""燥伤本脏，头微痛，恶寒，咳嗽稀痰，鼻塞，嗌塞，脉弦，无汗，杏苏散主之"；"伤燥，如伤寒太阳证，有汗，不咳，不呕，不痛者，桂枝汤小和之；饮停者，小青龙汤主之"；阳明燥证，里实而坚，未从热化，下之以苦温，大黄附子细辛汤可选；已从热化，下之以苦寒诸承气汤可用。"燥气延入下焦，搏于血分，而成癥者，无论男妇，化癥回生丹主之"；"燥气久伏下焦，不与血搏，老年八脉空虚，不可与化癥回生丹，复亨丹主之"。

清代陈葆善《燥气总论》治燥则言："燥之初伤，太阴受邪，肺主皮毛，外邪内束，必恶寒无汗而烦躁。病在气分者，宜通燥达表法，轻则麻杏甘石汤，重则大青龙汤，此二方为治燥之祖方也。盖《黄帝内经》治燥，不外二义：一曰燥化于天，热反胜之，治以辛寒，佐以苦甘，即麻杏甘石汤之义也；一曰燥淫所胜治以苦温，佐以酸辛，即大青龙汤之义也。"又曰："燥气久羁，三焦弥漫，外证未解，里热又燔，或痛或痹，或结或利，此外邪收束太过，营卫两郁，水液不布，宜辛凉苦温合法，表里分解之，主以宣白化气汤，其方即宣明桂苓甘露饮加麻、杏辈，以燥邪久束，表气不濡，内结愈重，变病愈多，须内清伏燥，外疏经气，使痼结之邪仍从肺胃化气以出表也。"

因于误治者，则多源于津液大伤，如"太阳病若发汗，若下，若利小便，此亡津液，胃中干燥，因转属阳明，不更衣，内实，大便难者，此名阳明也"，诸承气汤是也；又如"少阳阳明者，发汗，利小便已，胃中燥烦实，大便难是也"。

因于人者，或因七情不节，气结、神伤、精损，或久劳风日之中，频近炉火之旁，或食味辛热太过，或误服温燥之药等，此皆津液大伤，血枯精少，阴血虚则不能营运乎百体，津液耗则不能滋养乎三焦。导致皮肤干燥皴裂，或燥于内而精血枯涸，燥于上则咽鼻干疼，燥于下则便溺闭结，兼热则手足痿，化风则痫痉作，实而燥热必发癫狂，虚而燥热必致劳咳，燥伤肺金不能敷布水精，则又停痰停饮，燥中夹湿而为噎膈……尤其素来阴血亏虚女子，可见心慌气短、月经量少、周期后错、眼目干涩昏花、面色㿠白色斑、脱发白发、腰酸腿痛、夜间抽筋、爪甲不荣、皮肤脱屑、口唇燥裂、乏力倦怠，大便干结，方用生脉饮、加减复脉汤、一贯煎、苁蓉牛膝汤、增液汤之类。

六气百疾之论，概说如此。其六气之中，又有标本中气之化，故以厥阴少阳、少阴太阳、太阴阳明参而论治，其简则有风热、水火、燥湿之化，其复则有六气夹杂为患，皆宜审时度势，随证立法，从法立方。

三、五运六气推演

（一）丁酉年五运六气特点及发病特点

丁酉年（2017年），"丁壬化木"，丁为阴干，木运不及；"卯酉之岁，上见阳明"，故阳明司天。是以丁酉年，木运不及，阳明燥金司天，少阴君火在泉。全年运气如下：

表1　丁酉年运气表

年运	木运不及				
	1.20—4.2	4.3—6.15	6.16—8.29	8.30—11.11	11.12—1.19
主运	木运	火运	土运	金运	水运
客运	木运	火运	土运	金运	水运
	阳明燥金司天			少阴君火在泉	
主气	厥阴风木	少阴君火	少阳相火	太阴湿土	阳明燥金	太阳寒水
客气	太阴湿土	少阳相火	阳明燥金	太阳寒水	厥阴风木	少阴君火
	初之气	二之气	三之气	四之气	五之气	终之气
	大寒 立春 雨水 惊蛰	春分 清明 谷雨 立夏	小满 芒种 夏至 小暑	大暑 立秋 处暑 白露	秋分 寒露 霜降 立冬	小雪 大雪 冬至 小寒

1. 年运及其发病特点

《素问·气交变大论》曰："岁木不及，燥乃大行，生气失应，草木晚荣，肃杀而甚，则刚木辟者，悉萎苍干，上应太白星。民病中清，胠胁痛，少腹痛，肠鸣、溏泄。凉雨时至，上应太白星，其谷苍。上临阳明，生气失政，草木再荣，化气乃急，上应太白镇星，其主苍早。复则炎暑流火，湿性燥，柔脆草木焦槁，下体再生，华实齐化，病寒热疮疡痱胗痈痤，上应荧惑太白，其谷白坚。白露早降，收杀气行，寒雨害物，虫食甘黄，脾土受邪，赤气后化，心气晚治，上胜肺金，白气乃屈，其谷不成，咳而衄，上应荧惑太白星。"

岁木不及，其所不胜乃盛行，是以燥乃大行。风木生发之气为燥金所制，故而"生气失应，草木晚荣，肃杀而甚"，此言气候之变也。燥属次寒，中之则"中清"，中清者，清凉之气乘于中，而中气冷也；更兼肝木被郁，横克脾土，则肠鸣溏泻；"肤胁痛，少腹痛"，不通则痛也，盖因燥敛肝脉也。燥金乘于风木，风木之子必复母仇，是以炎暑流行，至于夏秋之交而盛，寒热往复，寒在外而热郁于内，热郁则变生"疮疡痱胗痈痤"；至若火热犯肺，则"咳而衄"。

2. 岁气及其发病特点

岁气者，司天之气也，主一年之变化。又有岁半之前，司天之气主之，岁半之后，在泉之气主之之谓，盖司天之气主上半年，兼主全年；在泉之气但主下半年。

《素问·至真要大论》曰："阳明司天，燥淫所胜，则木乃晚荣，草乃晚生，筋骨内变。民病左肤胁痛，寒清于中，感而疟，大凉革候，咳、腹中鸣，注泄鹜溏，名木敛生，菀于下，草焦上首，心胁暴痛，不可反侧，嗌干面尘腰痛，丈夫㿉（tuí）疝，妇人少腹痛，目昧眦，疡疮痤痈，蛰虫来见，病本于肝。太冲绝，死不治。"

燥属次寒，中之则病"中清"而"疟""咳、腹中鸣，注泄鹜溏"等；肝脉不通，则"左肤胁痛"。《灵枢·经脉》曰："肝足厥阴之脉……是动则病腰痛不可以俯仰，丈夫㿉疝，妇人少腹肿，甚则嗌干，面尘，脱色。是主肝所生病者，胸满，呕逆，飧泄，狐疝，遗溺，闭癃。"又曰："胆足少阳之脉……是动则病口苦，善太息，心胁痛，不能转侧，甚则面微有尘，体无膏泽，足外反热，是为阳厥。是主骨所生病者，头痛，颌痛，目锐眦痛，缺盆中肿痛，腋下肿，马刀侠瘿，汗出振寒，疟，胸、胁、肋、髀、膝外至胫、绝骨、外踝前及诸节皆痛，小趾次趾不用。"肝者阴木，胆者阳木，燥金之盛，木气被制，是以病见于足少阳、足厥阴之脉者多。

《素问·至真要大论》又曰："岁少阴在泉，热淫所胜，则焰浮川泽，阴处反明。民病腹中常鸣，气上冲胸、喘、不能久立，寒热皮肤痛、目瞑齿痛、颇（zhuō）肿、恶寒发热如疟，少腹中痛，腹大、蛰虫不藏。"

张介宾释曰："腹中常鸣者，火气奔动也。气上冲胸者，火性炎上也。喘不能久立、寒热皮肤痛者，火邪乘肺也。目瞑者，热甚阴虚，畏阳光也。齿动颇肿，热乘阳明经也。恶寒发热如疟，金水受伤，阴阳争胜也。热在下焦，故少腹中痛。热在中焦，故腹大。"

治之奈何？《圣济总录》曰："金为天气，火为地气，火胜金，天气虚，当资化源，以助金气，安其运木，无使受邪，食白丹之谷，以安其气，食间气之谷，以去其邪。岁宜以咸以苦以辛汗之清之散之，运与热同，宜多天化，此其道也。其化上苦小温，中辛和，下咸寒，所谓药食宜也。"

首先言其调养，宜食"白丹之谷，以安其气，食间气之谷，以去其邪"，白丹之谷也称之为岁谷，即感岁气而生之谷；白者，素也，燥金之气，其谷为稻；丹者，火也，君火之气，其谷为稷，即高粱；间气之谷，即感应左右间气而生之谷，总不过是遵"五谷为养"之训耳。再言用药宜"以咸以苦以辛汗之清之散之"，火气，治以咸寒，以苦发之；燥者次寒，以辛散之。其治至于安木运，则宜"资化源"，陈无择立有苁蓉牛膝汤，金运太过之年牛膝木瓜汤亦可参用；于阳明司天，又有审平汤备用。

一年六气之变，其论则详于《圣济总录》：

"初之气，主位少角木，客气太阴土，中见木运，风湿相遇以行春令，地气迁，阴始凝，气始肃，水乃冰，寒雨化，民病中热胀，面目浮肿，善眠、衄、衄、嚏、欠、呕，小便黄赤，甚则淋，宜调太阴之客，以甘补之，以苦泻之，以甘缓之，岁谷宜白，间谷宜麻，虽有湿化，不能为邪。"

"二之气，自春分日卯正，至小满日丑正。凡六十日有奇，主位太征火，客气少阳火，中见木运，二火相加，木运相和，阳乃布，民乃舒，物乃生荣，厉大至，民善暴死，宜治少阳之客，以咸补之，以甘泻之，以咸软之，岁谷用白，间谷用豆，虽有火邪，不能为害。"

"三之气，自小满日寅初，至大暑日子初，凡六十日有奇，主位太征火，客气阳明金，中见木运，金胜木，天政布，凉乃行，燥热交合，燥极而泽，民病寒热，宜治阳明之客，以酸补之，以辛泻之，以苦泄之，岁谷宜白，间谷宜黍，虽有燥邪，不能为害。"

"四之气，自大暑日子正，至秋分日戌正，凡六十日有奇，主位少宫土，客气太阳水，中见木运，寒雨降，民病暴仆振栗，谵妄少气，嗌干引饮，及为心痛痈肿疮疡疟寒之疾，骨痿血便，宜治太阳之客，以苦补之，以咸泻之，以苦坚之，以辛润之，岁谷宜丹，间谷宜稷，虽有寒邪，不能为害。"

"五之气，自秋分日亥初，至小雪日酉初，凡六十日有奇，主位太商金，客气厥阴木，中见水运，气与运同，司气为苍化，春令反行，草乃生荣，民气和，宜调厥阴之客，以辛补之，以酸泻之，以甘缓之，岁谷宜丹，间谷宜稻，虽有风化，不能为邪，是气也。用温远温，无犯司气之温。"

"终之气，自小雪日酉正，至大寒日未正，凡六十日有奇，主位少羽水，客气少阴火，中见木运，水生木，木生火，其化顺，阳气布，候反温，蛰虫反见，流水不冰，民乃康平，其病温，宜治少阴之客，以咸补之，以甘泻之，以酸收之，岁谷宜丹，间谷宜豆，虽有热邪，不能为害，岁气之交，天气胜者，少阳复之，地气胜者，太阳复之，其治各根据其胜复法。"

（二）戊戌年五运六气特点及发病特点

戊戌年（2018年），"戊癸化火"，戊为阳干，火运太过；"辰戌之岁，上见太阳"，故太阳司天。是以戊戌年，火运太过，太阳寒水司天，太阴湿土在泉。全年运气如下：

表2　戊戌年运气表

年运	火运太过				
	1.20—4.2	4.3—6.15	6.16—8.29	8.30—11.11	11.12—1.19
主运	木运	火运	土运	金运	水运
客运	火运	土运	金运	水运	木运

	太阳寒水司天			太阴湿土在泉		
主气	厥阴风木	少阴君火	少阳相火	太阴湿土	阳明燥金	太阳寒水
客气	少阳相火	阳明燥金	太阳寒水	厥阴风木	少阴君火	太阴湿土
	初之气	二之气	三之气	四之气	五之气	终之气
	大寒 立春 雨水 惊蛰	春分 清明 谷雨 立夏	小满 芒种 夏至 小暑	大暑 立秋 处暑 白露	秋分 寒露 霜降 立冬	小雪 大雪 冬至 小寒

1. 年运及其发病特点

《素问·气交变大论》曰："岁火太过，炎暑流行，金肺受邪。民病疟，少气、咳喘、血溢、血泄、注下、嗌燥、耳聋、中热、肩背热，上应荧惑星。甚则胸中痛，胁支满，胁痛、膺背肩胛间痛，两臂内痛，身热骨痛而为浸淫。收气不行，长气独明，雨水霜寒，上应辰星。上临少阴少阳，火燔焫，水泉涸，物焦槁，病反谵妄狂越，咳喘息鸣，下甚，血溢泄不已，太渊绝者，死不治，上应荧惑星。"

岁火太过，炎暑流行，所胜受病，故而肺金受邪；疟者，《素问·疟论篇》曰："阴阳上下交争，虚实更作，阴阳相移也……此皆得之夏伤于暑，热气盛，藏于皮肤之内，肠胃之外，皆荣气之所食也。"张介宾谓："火邪伤阴，寒热交争，故为疟。"火犯肺金，壮火食气，是以"少气、咳喘、血嗌"，仲圣曰："热病，口渴，喘，嗽，痛引胸中，不得太息，脉短而数，此热邪乘肺也，黄连石膏半夏甘草汤主之。"肺与大肠相表里，火热下移大肠，则"血泄、注下"；《灵枢·决气》曰："精脱者，耳聋；气脱者，目不明；津脱者，腠理开，汗大泄；液脱者，骨属屈伸不利，色夭，脑髓消，胫痹，耳数鸣；血脱者，色白，夭然不泽，其脉空虚……"火热之邪，最易耗伤气血津液，是以"嗌燥、耳聋"；若火炎上焦，亦可见"嗌燥、耳聋、中热、肩背热"诸症；《素问·脏气法时论》曰："肺病者，喘咳逆气肩背痛，虚则少气不能报息，耳聋咽干。"至于"胸中痛，胁支满，胁痛、膺背肩胛间痛，两臂内痛"诸症，此本脏自病也。《素问·脏气法时论》曰："心病者，胸中痛，胁支满，胁下痛，膺背肩胛间痛，两臂内痛；虚则胸腹大，胁下与腰相引而痛。"骨痛者，水亏也，火热之邪下竭肾精之故。《素问·玉机真藏论》曰："（夏脉）太过则令人身热而肤痛，为浸淫。"夏脉，心之脉也，火盛则太过，太过则"身热而为浸淫"。凡六戊年，若遇戊子、戊午年，少阴司天，遇戊寅、戊申之岁，少阳司天，此四年皆为天符，其热尤甚，故曰："火燔焫，水泉涸，物焦槁，病反谵妄狂越，咳喘息鸣，下甚，血溢泄不已"；2018年为戊戌年，寒水司天，则无此患。

2. 岁气及其发病特点

岁气者，司天之气太阳寒水。其在泉者太阴湿土。

《素问·至真要大论》曰："太阳司天，寒淫所胜，则寒气反至，水且冰，血变于中，发为痈疡。民病厥心痛，呕血、血泄、鼽衄，善悲，时眩仆。运火炎烈，雨暴乃雹。胸腹满、手热肘挛，腋肿、心淡淡大动，胸胁胃脘不安、面赤目黄、善噫嗌干、甚则色炲，渴而欲饮，病本于心。

神门绝，死不治。"

太阳寒水司天，寒气不至而至，若值火运太过，寒淫于外，血凝皮肤之间，兼火郁于内，则发为"痛疡"；《灵枢·经脉》曰："心手少阴之脉……是动则病嗌干，心痛，渴而欲饮，是为臂厥。是主心所生病者，目黄，胁痛，臑臂内后廉痛厥，掌中热痛……"又曰："心主手厥阴心包络之脉……是动则病手心热，臂肘挛急，腋肿，甚则胸胁支满，心中憺憺大动，面赤，目黄，喜笑不休。是主脉所生病者，烦心，心痛，掌中热。"盖皆因于寒水盛而阳气郁于内，寒水加临于火而生湿，湿与热合而目黄；湿热阻滞，心阳不通，是以厥痛；热迫血行而见"呕血、血泄、衄衊"诸症；张介宾谓："盖火受寒伤，故诸病皆本于心也。"

《素问·至真要大论》曰："岁太阴在泉，草乃早荣，湿淫所胜，则埃昏岩谷，黄反见黑，至阴之交。民病饮积心痛，耳聋，浑浑焞焞，嗌肿喉痹，阴病血见，少腹痛肿，不得小便，病冲头痛，目似脱，项似拔，腰似折，髀不可以回，腘如结，腨如别。"

饮积心痛，寒湿乘心也；耳聋，浑浑焞焞，嗌肿喉痹，湿流三焦之故也，《灵枢·经脉》曰："三焦手少阳之脉……是动则病耳聋浑浑焞焞，嗌肿，喉痹。"阴病血见，少腹痛肿，不得小便，此湿流下焦，土乘于肾也；"病冲头痛，目似脱，项似拔，腰似折，髀不可以回，腘如结，腨如别"，足太阳膀胱之病也，《灵枢·经脉》曰："膀胱足太阳之脉……是动则病冲头痛，目似脱，项如拔，脊痛，腰似折，髀不可以曲，腘如结，踹腨如裂，是为踝厥。是主筋所生病者，痔、疟、狂、癫疾、头项痛，目黄、泪出，衄衊，项、背、腰、尻、腘腨、脚皆痛，小趾不用。"盖因湿土克寒水之故也。

治之奈何？《圣济总录》曰："水为天气，土为地气，土胜水，天气虚，先资化源，以助水化，抑其运气，扶其不胜，无使暴过而生其疾，食玄黅之谷，以全其真，避虚邪之气，以安其正，岁宜苦以燥之温之，适气同异多少制之，运与寒湿异，宜以燥湿化，其化上苦温，中甘和，下甘温，所谓药食宜也。"又曰："岁半之前，天气主之，其化太阳寒水，若寒淫所胜……其法平以辛热，佐以甘苦，以咸泻之；岁半之后，地气主之，其化太阴湿土，若湿淫于内……其法治以苦热，佐以酸淡，以苦燥之，以淡泄之；岁运之火……其治宜以甘和。"

首先言其调养，宜"食玄黅之谷，以全其真，避虚邪之气，以安其正"，玄黅之谷，即感太阳寒水之气而生之岁谷；玄者，黑也，寒水之气，其谷为豆类；黅者，黄也，湿土之气，其谷为粟米类，即小米、玉米等；间气之谷，即感应左右间气而生之谷，总不过是遵"五谷为养"之训耳。再言用药宜"岁宜苦以燥之温之"，火气，以苦发之；湿者燥之，苦能燥湿，寒者温之。火运太过，肺金受邪，"天之道，损有余，补不足"，陈无择立有麦门冬汤，金运不及之年紫菀汤亦可参用；太阳寒水司天，又有静顺汤用甘温以平水，酸苦以补火，抑其运气，扶其不胜。

一年六气之变，其论则详于《圣济总录》曰：

"初之气，自丁酉年大寒日申初，至是岁春分日午初，凡六十日八十七刻半，主位少角木，客气少阳火，中见火运，气与运同，地气迁，气乃大温，草乃早荣，民乃厉，温病乃作，身热头痛呕吐，肌腠疮疡，宜调少阳之客，以咸补之，以甘泻之，以咸㮣之，岁谷宜玄，间谷宜豆，则火不为邪，是气也。无犯司气之热。"

"二之气，自春分日午正，至小满日辰正，凡六十日有奇，主位太征火，客气阳明金，中见火运，岁运得位，阳明客之，燥热相遇，大凉反至，民乃惨，草乃遇寒，火气遂抑，民病气郁中满，寒乃始，宜调阳明之客，以酸补之，以辛泻之，以苦泄之，岁谷宜玄，间谷宜黍，则燥不为邪。"

"三之气，自小满日巳初，至大暑日卯初，凡六十日有奇，主位太征火，客气太阳水，中见火运，火当其位，天政布，寒气行，民病寒反热中，痈疽注下，心热瞀闷，不治者死，宜治太阳之客，以苦补之，以咸泻之，以苦坚之，以辛润之，岁谷宜玄，间谷宜稷，则寒不为邪。”

"四之气，自大暑日卯正，至秋分日丑正，凡六十日有奇，主位少宫土，客气厥阴木，中见火运，土木相刑，风湿交争，风化为雨，乃长乃化乃成，民病大热少气，肌肉萎足痿，注下赤白，宜治厥阴之客，以辛补之，以酸泻之，以甘缓之，岁谷宜黅，间谷宜稻，则风不为邪。”

"五之气，自秋分日寅初，至小雪日子初，凡六十日有奇，主位太商金，客气少阴火，中见火运，气与运同，不司气化，时令至此，阳复化，草乃长乃化乃成，民乃舒，宜调少阴之客，以咸补之，以甘泻之，以酸收之，岁谷宜黅，间谷宜豆，则热不为邪。”

"终之气，自小雪日子正，至大寒日戌正，凡六十日有奇，主位少羽水，客气太阴土，中见火运，地气正，湿令行，阴凝太虚，埃昏郊野，民乃惨凄，寒风以至，反者孕乃死，宜治太阴之客，以甘补之，以苦泻之，以甘缓之，岁谷宜黅，间谷宜麻，则湿不为邪，此六气之化也。岁半之前，有胜气者，岁半之后，必有复气，水胜则太阴复之，土胜则厥阴复之，治各以其胜复之法。”

（三）己亥年五运六气特点及发病特点

己亥年（2019年），"甲己化土"，己为阴干，土运不及；"巳亥之岁，上见厥阴"，故厥阴司天。是以己亥年，土运不及，厥阴风木司天，少阳相火在泉。全年运气如下：

表3 己亥年运气表

年运	土运不及				
	1.20—4.2	4.3—6.15	6.16—8.29	8.30—11.11	11.12—1.19
主运	木运	火运	土运	金运	水运
客运	土运	金运	水运	木运	火运

	厥阴风木司天			少阳相火在泉		
主气	厥阴风木	少阴君火	少阳相火	太阴湿土	阳明燥金	太阳寒水
客气	阳明燥金	太阳寒水	厥阴风木	少阴君火	太阴湿土	少阳相火
	初之气	二之气	三之气	四之气	五之气	终之气
	大寒 立春 雨水 惊蛰	春分 清明 谷雨 立夏	小满 芒种 夏至 小暑	大暑 立秋 处暑 白露	秋分 寒露 霜降 立冬	小雪 大雪 冬至 小寒

1. 年运及其发病特点

《素问·气交变大论》云："岁土不及，风乃大行，化气不令，草木茂荣，飘扬而甚，秀而不实，上应岁星。民病飧泄霍乱，体重腹痛，筋骨繇复，肌肉瞤酸，善怒。藏气举事，蛰虫早附，咸病寒中，上应岁星、镇星，其谷黅。复则收政严峻，名木苍凋，胸胁暴痛，下引少腹，善太息，虫食甘黄，气客于脾，黅谷乃减，民食少失味，苍谷乃损，上应太白、岁星。上临厥阴，流水不冰，蛰虫来见，藏气不用，白乃不复，上应岁星，民乃康。"

岁土不及，风木盛行，克伐脾土，失于运化，是以"化气不令"；脾虚不运，水谷精微不得输布，聚湿生痰，是以"飧泄霍乱，体重腹痛"；土虚木摇，则见"筋骨繇复，肌肉瞤酸，善怒"诸症。《灵枢·经脉》曰："脾足太阴之脉……是动则病舌本强，食则呕，胃脘痛，腹胀，善噫，得后与气，则快然如衰，身体皆重。是主脾所生病者，舌本痛，体不能动摇，食不下，烦心，心下急痛，溏瘕泄，水闭，黄疸，不能卧，强立，股膝内肿厥，足大趾不用。"脾土为肝木所乘，其子肺金必来复仇，燥金之气性寒收敛，故曰"复则收政严峻"，病在肝脉，是以"胸胁暴痛，下引少腹，善太息"。

2. 岁气及其发病特点

岁气者，司天之气厥阴风木。其在泉者少阳相火。

《素问·至真要大论》曰："厥阴司天，风淫所胜，则太虚埃昏，云物以扰，寒生春气，流水不冰。民病胃脘当心而痛，上肢两胁，膈咽不通，饮食不下，舌本强，食则呕，冷泄腹胀，溏泄瘕水闭，蛰虫不去病本于脾。冲阳绝，死不治。"

厥阴司天，风气盛行，脾土受邪，是以脾病，《灵枢·经脉》曰："脾足太阴之脉……是动则病舌本强，食则呕，胃脘痛，腹胀，善噫，得后与气，则快然如衰，身体皆重。是主脾所生病者，舌本痛，体不能动摇，食不下，烦心，心下急痛，溏瘕泄，水闭，黄疸，不能卧，强立，股膝内肿厥，足大趾不用。"

《素问·至真要大论》曰："岁少阳在泉，火淫所胜，则焰明郊野，寒热更至。民病注泄赤白，少腹痛，溺赤，甚则血便，少阴同候。"

少阳在泉，热伤血分则注赤，热伤气分则注白。热在下焦，是以"少腹痛，溺赤，甚则血便"，此皆邪热下移小肠大肠之患也。

治之奈何？《圣济总录》曰："岁宜以辛调上，以咸调下，畏火之气，无妄犯之，故曰其化上辛凉，中甘和，下咸寒，药食宜也。岁半之前，厥阴风化主之，若风淫所胜……法宜平以辛凉，佐以苦甘，以甘缓之，以酸泻之；岁半之后，少阳相火生之，若火淫于内……法宜治以咸冷，佐以苦辛，以酸收之，以苦发之；岁运之化，纪曰卑监……法宜治以甘和。"

风木之治，以辛散之，故"以辛调上"；相火之治，泻以咸寒，故"以咸调下"。脾土不及，甘以补之，故"治以甘和"。岁气之治，陈无择立敷和汤"治巳亥之岁，厥阴风木司天，少阳相火在泉，病者中热，而反右胁下寒，耳鸣，泪出掉眩，燥湿相搏，民病黄瘅浮肿，时作瘟疫。"岁土不及，则有白术浓朴汤，木运太过之年苓术汤亦可参用。

一年六气之变，其论则详于《圣济总录》：

"初之气，自戊戌年大寒日亥初，至是岁春分日酉初，凡六十日八十七刻半，主位少角木，客气阳明金，中见土运，土生金，清化行，寒始肃，杀气方至，民病寒于右之下，宜治阳明之客，以酸补之，以辛泻之，以苦泄之，岁谷宜苍，间谷宜黍，制其燥邪，弗能为害。"

"二之气，自春分日酉正，至小满日未正，凡六十日有奇，主位太征火，客气太阳水，中见土运，湿寒合气以行舒荣之化，寒不去，华雪水冰，杀气施化，霜乃降，名草上焦，寒雨数至，阳复化，民病热于中，宜治太阳之客，以苦补之，以咸泻之，以苦坚之，以辛润之，岁谷宜苍，间谷宜稷，制其寒邪，弗能为害。"

"三之气，自小满日申初，至大暑日午初，凡六十日有奇，主位太征火，客气厥阴木，中见土运，木胜土，天政布，风乃时举，民病泣出耳鸣掉眩，宜治厥阴之客，以辛补之，以酸泻之，以甘缓之，岁谷宜苍，间谷宜稻，制其风邪，莫能为害。"

"四之气，自大暑日午正，至秋分日辰正，凡六十日有奇，主位少宫土，客气少阴火，中见土运，土居其位，少阴居之，溽暑至，湿热相搏，争于左之上，民病黄瘅而为胕肿，宜治少阴之客，以咸补之，以甘泻之，以酸收之，岁谷宜丹，间谷宜豆，制其邪热，莫能为害。"

"五之气，自秋分日巳初，至小雪日卯初，凡六十日有奇，主位太商金，客气太阴土，中见土运，气与运同，燥湿更胜，沉阴乃布，寒气及体，风雨乃行，宜治太阴之客，以甘补之，以苦泻之，以甘缓之，岁谷宜丹，间谷宜麻，制其湿邪，莫能

绪论（三、五运六气推演）

为害，是气也。无犯司气。”

　　“终之气，自小雪日卯正，至大寒日丑正，凡六十日有奇，主位少羽水，客气少阳火，中见土运，火土相得，畏火司令，阳乃大化，蛰虫出见，流水不冰，地气大发，草乃生，人乃舒，其病温厉，宜治少阳之客，以咸补之，以甘泻之，以咸软之，岁谷宜丹，间谷宜豆，制其火邪，莫能为害，岁气大法，风胜则有阳明之复，火胜则有太阳之复，观气所至，各以其法治之。”

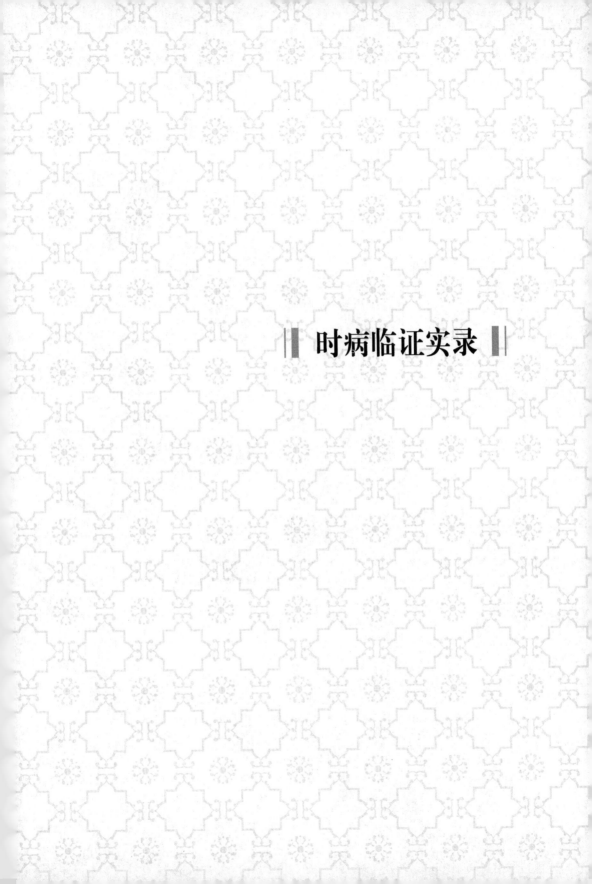

时病临证实录

概　述

时病者，四时六气之外感证，如《黄帝内经》所言："百病之生皆生于风寒暑湿燥火也。"民国名医何筱廉说："尝观一岁之中，杂病少而时病多。"时病之所由，先有其气虚处，再有六气之偏，一拍即合，时病生焉。

夫六气伤人，受之有先后，或同气相求者先受之，或所不胜者先受之。

风之伤人，首犯厥阴，厥阴者，风木之经。风者，百病之长，肝者，五脏之贼。《素问·风论篇》曰："黄帝问曰：风之伤人也，或为寒热，或为热中，或为寒中，或为疠风，或为偏枯，或为风①也，其病各异，其名不同。或内至五脏六腑，不知其解，愿闻其说。岐伯对曰：风气藏在皮肤之间，内不得通，外不得泄。风者，善行而数变，腠理开，则洒然寒，闭则热而闷。其寒也，则衰食饮；其热也，则消肌肉。故使人怢栗而不能食，名曰寒热。风气与阳明入胃，循脉而上至目内眦，其人肥，则风气不得外泄，则为热中而目黄；人瘦则外泄而寒，则为寒中而泣出。风气与太阳俱入，行诸脉俞，散于分肉之间，与卫气相干，其道不利。故使肌肉愤䐜而有疡，卫气有所凝而不行，故其肉有不仁也。疠者，有荣气热胕，其气不清，故使其鼻柱坏而色败，皮肤溃疡。风寒客于脉而不去，名曰疠风，或名曰寒热。"又曰："肺风之状，多汗恶风，色皏然白，时咳短气，昼日则差，暮则甚，诊在眉上，其色白。心风之状，多汗恶风，焦绝善怒吓，赤色，病甚则言不可快，诊在口，其色赤。肝风

---

① 《太素》作"贼风也"；《玄隐遗秘》作"眩晕"。

之状，多汗恶风，善悲，色微苍，嗌干善怒，时憎女子，诊在目下，其色青。脾风之状，多汗恶风，身体怠堕，四肢不欲动，色薄微黄，不嗜食，诊在鼻上，其色黄。肾风之状，多汗恶风，面庞然浮肿，脊痛不能正立，其色炲，隐曲不利，诊在肌上，其色黑。胃风之状，颈多汗，恶风，食饮不下，膈塞不通，腹善胀，失衣则䐜胀，食寒则泄，诊形瘦而腹大。首风之状，头面多汗，恶风、当先风一日，则病甚，头痛不可以出内，至其风日，则病少愈。漏风之状，或多汗，常不可单衣，食则汗出，甚则身汗，喘息恶风，衣常濡，口干善渴，不能劳事。泄风之状，多汗，汗出泄衣上，口中干，上渍其风，不能劳事，身体尽痛，则寒。"其治详于《伤寒杂病论·风病脉证并治》："风为百病之长，中于面，则下阳明，甚则入脾；中于项，则下太阳，甚则入肾；中于侧，则下少阳，甚则入肝；病变不一，慎毋失焉。风病，头痛，多汗，恶风，腋下痛，不可转侧，脉浮弦而数，此风邪干肝也，小柴胡汤主之；若流于腑，则困苦，呕逆，腹胀，善太息，柴胡枳实芍药甘草汤主之。风病，胸中痛，胁支满，膺背肩胛间痛，嗌干，善噫，咽肿，喉痹，脉浮洪而数，此风邪乘心也，黄连黄芩麦冬桔梗甘草汤主之。风病，四肢懈惰，体重，不能胜衣，胁下痛引肩背，脉浮而弦涩，此风邪乘脾也，桂枝去桂加茯苓白术汤主之；若流于腑，则腹满而胀，不嗜食，枳实厚朴白术甘草汤主之。风病，咳而喘息有音，甚则唾血，嗌干，肩背痛，脉浮弦而数，此风邪乘肺也，桔梗甘草枳实芍药汤主之；若流于大肠，则大便燥结，或下血，桔梗甘草枳实芍药加地黄牡丹汤主之。风病，面目浮肿，脊痛不能正立，隐曲不利，甚则骨痿，脉沉而弦，此风邪乘肾也，柴胡桂枝汤主之。"此皆不失"厥阴之胜，耳鸣头眩，愦愦欲吐，胃膈如寒。大风数举，蛰虫不滋。胠胁气并，化而为热，小便黄赤，胃脘当心而痛，上肢两胁，肠鸣飧泄，少腹痛，注下赤白，甚则呕吐，膈咽不通……厥阴之胜，治以甘清，佐以苦辛，以酸泻之"之经义。

寒之伤人，首犯太阳，太阳者，寒水之经，同气相求，且夫太阳为六经之藩篱，一身之表也。其在表也，本论曰："太阳之为病，脉浮，头项强痛而恶寒"，此伤寒之总纲也，言寒之伤表也；至若中于里，《桂林古本伤寒杂病论》有"寒病脉证并治"篇论之甚详："寒之为病，肾先受之，其客于五脏之间，脉引而痛；若客于八虚之室，则恶血住留，积久不去，变而成著，可不慎欤！寒病，骨痛，阴痹，腹胀，腰痛，大便难，肩背颈项引痛，脉沉而迟，此寒邪干肾也，桂枝加葛根汤主之；其著也则两腘痛，甘草干姜茯苓白术汤主之。寒病，两胁中痛，寒中行善掣节，逆则头痛，耳聋，脉弦而沉迟，此寒邪乘肝也，小柴胡汤主之；其著也，则两腋急痛，不能转侧，柴胡黄芩芍药半夏甘草汤主之。寒病，胸胁支满，膺背肩胛间痛，甚则喜悲，时发眩，仆而不知人，此寒邪乘心也，通脉四逆汤主之；其著也，则肘外痛，臂不能伸，甘草泻心汤主之。寒病，腹满肠鸣，食不化，飧泄，甚则足痿不收，脉迟而涩，此寒邪乘脾也，理中汤主之；其著也，则髀枢强痛，不能屈伸，枳实白术茯苓甘草汤主之。寒病，喘，咳，少气，不能报息，口唾涎沫，耳聋，嗌干，此寒邪乘肺也，脉沉而迟者，甘草干姜汤主之；其著也，则肘内痛，转侧不便，枳实橘皮桔梗半夏生姜甘草汤主之。"皆不出《黄帝内经》"太阳之胜……痔疟发，寒厥入胃则内生心痛，阴中乃疡，隐曲不利，互引阴股，筋肉拘苛，血脉凝泣，络满色变，或为血泄，皮肤否肿，腹满食减，热反上行，头项囟顶脑户中痛，目如脱；寒入下焦，传为濡泻"之经旨，其治亦宗于"太阳之胜，治以甘热，佐以辛酸，以咸泻之"之经训。

暑者，在天为暑，在地为热，黄元御曰："暑者，少阳相火之所化也。"沈金鳌以"诸病喘呕，暴注下迫，霍乱转筋，身热瞀郁，小便浊赤，皆属于热"为暑病总纲，并论曰："其皆治以白虎汤者，以中暑之发热，大渴齿燥，汗出而喘，与热病无异，故皆以甘寒去热，苦寒降火。甘温益中，必加人参，因津耗也。其不宜辛温表散者，以夏月则人身内阴外阳，暑之中人，必伤气分。昔人所谓风寒必显有余，有余为邪，暑气必显不足，不足为正是也，所以香茹辛散，止宜乘凉饮冷，遏抑阳气，或致霍乱者可用，非强力作劳，内伤重而受暑者之所宜也，宜以白虎汤为主，清暑益气汤为辅，甘露饮，天水散皆可酌用。"《伤寒杂病论·伤暑脉证并治》中亦有详论："伤暑肺先受之，肺为气府，暑伤元气，寸口脉弱，口渴，汗出，神昏，气短，竹叶石膏汤主之。伤暑，发热，汗出，口渴，脉浮而大，名曰中暍，白虎加人参黄连阿胶汤主之。伤暑，汗出已，发热，烦躁，声嘶，脉反浮数者，此为肺液伤，百合地黄加牡蛎汤主之。伤暑，心下有水气，汗出，咳嗽，渴欲饮水，水入则吐，脉弱而滑，栝蒌茯苓汤主之。伤暑，发热，无汗，水行皮中故也，脉必浮而滑，先以热水灌之，令汗出，后以竹茹半夏汤与之。太阳中热者，暍是也。其人汗出，恶寒，身热而渴，白虎加人参汤主之。太阳中暍，身热，疼重，而脉微弱者，以夏月伤冷水，水行皮中所致也，猪苓加人参汤主之；一物瓜蒂汤亦主之。凡病暑者，当汗出，不汗出者，必发热，发热者，必不汗出也，不可发汗，发汗则发热，烦躁，失声，此为肺液枯，息高气贲者，不治。伤暑，夜卧不安，烦躁，谵语，舌赤，脉数，此为暑邪干心也，黄连半夏石膏甘草汤主之。太阳中暍，发热，恶寒，身重疼痛，其脉弦细芤迟，小便已，洒洒然毛耸，手足逆冷；小有劳身即热；口开，前板齿燥；若发汗，则恶寒甚；加温针，则发热甚，数下之，则淋甚；白虎加桂枝人参芍药汤主之。伤暑者，头不痛，头痛者风也，头重者湿也。"若素本脾虚有湿，而又伤于暑者，李氏清暑益气汤主之；若伤暑而气阴两虚者，王氏清暑益气汤主之。暑之为病，沈金鳌《杂病源流犀烛》中论之甚详，可参阅之。

　　湿之伤人，首犯太阴，太阴者，湿土也。经曰：诸湿肿满，皆属脾土。此言土湿过甚，则痞塞肿满之病生，经故又曰：诸痉强直，积饮痞膈，中满吐下霍乱，体重肘肿，肉如泥，按之不起，皆属于湿也。盖太阴湿土，乃脾胃之气也。《杂病源流犀烛》曰："其由外因者，则为天雨露，地泥水，人饮食，与汗衣湿衫，其为症状，头面如裹滞重，骨节疼，手足酸软，腿膝肿，挟风痰则麻，兼死血则木，动邪火则肿疼，或疝气偏坠，目黄，其为脉亦必缓，治法则以燥湿祛风为主，宜除温羌活汤，虚者独活寄生汤。"《伤寒杂病论·湿病脉证并治》曰："湿气为病，内外上下，四处流行，随邪变化，各具病形，按法诊治，勿失纪纲。湿气在上，中于雾露，头痛，项强，两额疼痛，脉浮而涩者，黄芪桂枝茯苓细辛汤主之。湿气在下，中于水冷，从腰以下重，两足肿，脉沉而涩者，桂枝茯苓白术细辛汤主之。湿气在外，因风相搏，流于经络，骨节烦疼，卧不欲食，脉浮缓，按之涩，桂枝汤微发其汗，令风湿俱去；若恶寒，身体疼痛，四肢不仁，脉浮而细紧，此为寒气，并桂枝麻黄各半汤主之。湿气在内，与脾相搏，发为中满；胃寒相将，变为泄泻。中满宜白术茯苓厚朴汤；泄泻宜理中汤；若上干肺，发为肺寒，宜小青龙汤；下移肾，发为淋漓，宜五苓散；流于肌肉，发为黄肿，宜麻黄茯苓汤；若流于经络，与热气相乘，则发痈脓；脾胃素寒，与湿久留，发为水饮，与燥相搏，发为痰饮，治属饮家。太阳病，关节疼痛而烦，脉沉而细者，此名湿痹；湿痹之候，其人小便不利，大便反快，但当利其小便。湿家之为病，一身尽疼，发热，身色如熏黄。湿家，其人但头汗出，背强，欲得被覆向火，若下之早，则哕，胸满，小便不利，舌上滑苔者，以丹田有热，胸中有寒，渴欲得水，而不能饮，口燥烦也。湿家下之，额上汗出，微喘，小便利者死；若下利不止者亦死。问曰：风湿相搏，一身尽疼，法当汗出而解，值天阴雨不止，医云此可发汗，汗之病不愈者何也？师曰：发其汗，汗大出者，但风气去，湿气在，是故不愈也。若治风湿者，发其汗，但微微似欲汗出者，风湿俱去也。湿家病，身上尽疼痛，发热，面黄而喘，头痛，鼻塞而烦，其脉大，自能饮食，腹中和无病，病在头中寒湿，故鼻塞，纳药鼻中，则愈。病者一身尽疼，发热，日晡所剧者，此名风湿。此病伤于汗出当风，或久伤取冷所致也，可与麻黄杏仁薏苡甘草汤。风湿，脉浮，身重，汗出，恶风者，防己黄芪汤主之。伤寒八九日，风湿相搏，不能自转侧，不呕，不渴，脉浮虚而涩者，桂枝附子汤主之；若大便坚，小便自利者，白术附子汤主之。风湿相搏，骨节疼烦，掣痛，不得屈伸，近之则痛剧，汗出，短气，小便不利，恶风，不欲去衣，或身微肿者，甘草附子汤主之。"其治皆遵"湿淫所胜，平以苦热，佐以酸辛，以苦燥之，以淡泄之；湿上甚而热，治以苦温，佐以甘辛，以汗为故而止"之经训而已。

　　燥之为病，或制肝木而病，或伤于肺而病；以肝木者，金之所胜，肺者，金之所应也。其论详于《素问》，经曰："岁金太过，燥气流行，肝木受邪。民病两胁下，少腹痛，目赤痛、眦疡、耳无所闻。肃杀而甚，则体重烦冤，胸痛引背，两胁满且痛引少腹……甚则喘咳逆气，肩背痛；尻阴股膝髀腨胻足皆病……收气峻，生气下……病反暴痛，胠胁不可反侧，咳逆甚而血溢……"又曰："阳明司天，燥淫所胜……民病左胠胁痛，寒清于中，感而疟，大凉革候，咳、腹中鸣，注泄鹜溏，名木敛生，菀于下，草焦上首，心胁暴痛，不可反侧，嗌干面尘腰痛，丈夫癫疝，妇人少腹痛，目昧眦，疡疮痤痈，蛰虫来见，病本于肝。太冲绝，死不治。"其证治则详于《伤寒杂病论·伤燥病脉证并治》篇："伤燥，肺先受之，出则大肠受之，移传五脏，病各异形，分别诊治，消息脉经。燥病，口渴，咽干，喘，咳，胸满痛甚则唾血，脉浮短而急，此燥邪干肺也，竹叶石膏杏子甘草汤主之；若移于大肠，则大便难，口渴，欲饮热，脉急大，在下者，麻仁白蜜煎主之。燥病，口烂，气上逆，胸中痛，脉大而涩，此燥邪乘心也，栀子连翘甘草栝蒌汤主之。燥病，目赤，困苦，咽干，胁下痛，脉弦而数，此燥邪乘肝也，黄芩牡丹皮栝蒌半夏枳实汤主之。燥病，色黄，腹中痛不可按，大便难，脉数而滑，此燥邪乘脾也，白虎汤主之。"陈葆善《燥气总论》以麻杏石甘汤、大青龙汤为治燥之总方；吴鞠通《温病条辨》中列有"秋燥论"及"补秋燥论"两篇；石寿棠《医原》列有"燥气论"，该书"浅谈六气百疾"篇中亦有论述，皆可参阅，兹不赘述。

　　火者，少阴君火也。六戊年多病之，经曰："岁火太过，炎暑流行，金肺受邪。民病疟，少气、咳喘、血嗌、血泄、注下、溢燥、耳聋、中热、肩背热……甚则胸中痛，胁支满，胁痛、膺背肩胛间痛，两臂内痛，身热骨痛而为浸淫……上临少阴少阳，火燔焫，水泉涸，物焦槁，病反谵妄狂越，咳喘息鸣，下甚，血溢泄不已，太渊绝者，死不治，上应荧惑星。"迨其论治，吴鞠通《温病条辨》尤详，《伤寒杂病论·伤燥病脉证并治》篇亦有论曰："热之为病，有外至，有内生。外至可移，内有定处，不循经序，舍于所合，与温相似，根本异源，传经化热，伏气变温，医多不晓，认为一体，如此杀人，莫可穷极。为子条记，传与后贤。热病，面赤，口烂，心中痛，欲呕，脉洪而数，此热邪干心也，黄连黄芩泻心汤主之。热病，身热，左胁痛，甚则狂言乱语，脉弦而数，此热邪乘肝也，黄连黄芩半夏猪胆汁汤主之。热病，腹中痛，不可按，不能俯仰，大便难，脉数而大，此热邪乘脾也，大黄厚朴甘草汤主之。热病，口渴，喘，嗽，痛引胸中，不得太息，脉短而数，此热邪乘肺也，黄连石膏半夏甘草汤主之。热病，咽中干，腰痛，足热，脉沉而数，此热邪移肾也，地黄黄柏黄连半夏汤主之。"其治则总不离"火淫于内，治以咸冷，佐以苦辛，以酸收之，以苦发之"。

外感时病，总不离六气之偏盛，或一气为患，或合而伤人，宜详辨之。然气之偏盛，其本在人，其变在地域，总须立体思维以观之，方不至误治害人。运气之用，时病尤见其功；明天时之变，可以预立其法；知地域之异，方能法中存变；详禀赋之殊，乃可量药饵变化，是以经曰："不至年之所加，气之盛衰，虚实之所起，不可为工矣。"戒之！戒之！

丙申年

高热两月案

何某，女，11岁，于2016年3月15日就诊。

主诉：反复高烧2月余。

家长代诉：自2016年1月15日开始反复发热，热前恶寒，热时头痛及两腿肌肉疼，热退痛止；2016年1月8日入住县医院疑为心肌炎，行输液抗炎治疗，烧退，至第六天体温再次升高至40℃；又就诊于郑州一附院排除心肌炎，诊为高热（诊断不明），门诊行输液抗炎治疗两天，无效；遂来诊。

刻症：高烧40℃，胸胁苦满，心烦恶心，食欲减退，头颈汗出，咽干口渴，思饮不多，饮水欲呕，小便涩痛不利，大便正常。

舌象：舌淡红胖嫩，苔薄白不干、中稍厚。

脉象：脉浮弦数，重按无力。

方药：柴　胡80g　　黄　芩30g　　姜半夏30g　　红　参30g
　　　　炙甘草20g　　生　姜50g　　大　枣50g　　桂　枝15g
　　　　茯　苓15g　　白　术15g　　猪　苓10g　　泽　泻15g
　　　　3剂。每剂加水3000mL，煎至1500mL，去渣再煎至800mL，每服200mL，日三夜一服。

【二诊】于2016年3月19日就诊。

三天药尽复诊，言中午煎好，至夜两服热退，三天来诸证尽愈，回家带七剂柴胡桂枝汤善后。

方药：柴　胡 15g　　黄　芩 6g　　姜半夏 5g　　党　参 15g

炙甘草 10g　　生　姜 20g　　大　枣 20g　　桂　枝 10g

白　芍 10g　　陈　皮 5g

老师讲解

冬月感受太阳寒水之邪，失于表散，外则经症不解，故恶寒发热头身痛；内传手足太阳之腑，气化不利故小便涩痛不利；邪入少阳胸胁苦满，心烦恶心，食欲减退，头颈汗出，咽干口渴；邪在太少故浮弦数，病久体虚重按无力。症合水运太过，少阳司天，少阴客气，太少合病，治用小柴胡汤合五苓散。

陈越按

此本伤于寒水之邪，麻黄汤主之；然观其所治，皆输液之属，无异于再施寒水，久则传于少阳而令少阳郁遏，症见胸胁苦满，咽干口苦诸症；寒水陷于太阳之腑，膀胱气化不利，而见小便不利，口渴欲饮，饮水欲吐；因误治终成太少合病，医者戒之戒之！！！

丁 酉 年

阴虚外感燥邪咳嗽案

魏某，女，30 岁，于 2017 年 3 月 25 日就诊。

主诉：反复发热咳嗽。

病史：患者自 2016 年 12 月初偶感风寒，发热咳嗽，痰白难咯，遇冷热均加重，唇干咽干鼻干，口干不喜饮，多方求医，咳嗽至今未愈。身体瘦弱，头晕眼昏，情志紧张，素好生气。原有胃病 30 年余，纳差胃热，时有吐血，数年来多方求医，时有复发，至今未愈。

舌象：舌质瘦薄，齿痕明显，苔薄黄有裂纹。

脉象：脉沉细弦。

方药：炙甘草 10g　　人　参 10g　　麦　冬 10g　　火麻仁 10g

阿胶珠 10g　　苏　叶 5g　　半　夏 5g　　陈　皮 3g

桑　叶 5g　　黄　芩 5g　　枇杷叶 5g　　杏　仁 10g

石　膏 5g　　乌　梅 3g　　山　药 15g　　玄　参 6g

白　术 5g　　鸡内金 10g　　牛蒡子 5g　　柴　胡 3g

5 剂。水煎服。

【二诊】于 2017 年 4 月 2 日就诊。

服药后发热咳嗽，痰白难咯消失，诸症明显减轻，夜间小便不利，溲热黄短。舌质淡红少苔裂纹，脉沉细。

方药：猪　苓 6g　　茯　苓 10g　　滑　石 20g　　泽　泻 10g

阿　胶 10g^(烊化)　玄　参 10g　　白　术 10g　　山　药 15g

鸡内金 10 g　　牛蒡子 10 g　　苏　叶 10 g　　杏　仁 10 g

7 剂。水煎服。

📝 老师讲解

　　丁酉年木运不及，又加阳明燥金司天，燥热伤阴，素有胃阴不足，燥主收敛，燥痰内结，重伤阴血则头晕眼花，精血亏虚肝失柔润则好生气，肺胃阴伤则鼻咽口唇干燥，方用张锡纯之资生汤合清燥救肺汤化裁，以人参、白术、山药、鸡内金、炙甘草健脾养胃，麦冬、火麻仁、阿胶珠、玄参、乌梅养阴润燥；半夏、陈皮温化寒痰，杏仁、枇杷叶降肺气，苏叶、牛蒡子、柴胡疏散表邪，黄芩、桑叶、石膏清解肺胃之郁热。五剂药尽，久咳止，诸症减。

　　二诊阴血仍不足，虚火内生发小便热疼不利，用仲景之猪苓汤育阴清热利水，资生汤健脾养胃，诸症痊愈！

久咳不愈案

王某，男，33 岁，于 2017 年 6 月 3 日就诊。

主诉：咳嗽反复不愈。

病史：患者述 2010 年因吹空调受凉感冒咳嗽月余不愈，后经住院治疗，出院后体质虚弱，鬓发斑白，腰膝酸软，神疲乏力，不任劳累，忧虑抑郁。常年易发感冒咳嗽，每发缠绵难愈。此次咳嗽始于 5 月初，咽痒即咳夜半加重，咳则胁痛连及少腹，痰黄难咯，鼻咽干燥，中、西更治月余无效，友人介绍，前来求诊。

舌象：舌质淡胖，苔薄白、中央裂纹。

脉象：右寸浮滑关尺弱，左关尺沉细无力。

方药：柴　胡 5 g　　白　芍 15 g　　枳　壳 4 g　　炒僵蚕 5 g

　　　　荆　芥 5 g (后下)　　薄　荷 3 g (后下)　　防　风 5 g　　射　干 10 g

干　姜 5g　　　五味子 5g　　　大　云 6g　　　怀牛膝 10g

木　瓜 10g　　　熟　地 10g　　　当　归 10g　　　炙甘草 10g

5剂。水煎服。

【二诊】于2017年6月10日就诊。

患者惊叹效果之迅速！服药后夜半咳嗽未再发，守上方加车前子6g、天冬10g。7剂。

今电告已痊愈。

老师讲解

常年工作操劳，久之耗伤肝肾精血，又因家庭琐事忧虑伤神，肝郁气滞，木燥生风，风火相煽，更耗阴血。适于丁酉年木运不及，阳明燥金司天，二之气少阴君火客气，少阳相火主气之时，燥气流行，火郁于内，夜半子丑之时，上犯肺金则发咽痒咳嗽；经云："五脏六腑皆令人咳，非独肺也。"肝虚为燥热所伤，咳则两胁下痛引小腹；输液过多，至寒饮伏肺，方用运气方苁蓉牛膝汤滋水润木，补肾养肝，四逆散助肝木疏泄；风淫于内，治以辛凉，佐以咸寒。荆芥、防风祛风解表，薄荷辛凉、宣散郁热，僵蚕性味咸寒，息风清热；寒饮伏肺，当以温药和之，干姜五味温化寒饮。诸药合用，滋补肝肾，柔肝息风，宣散郁热。五剂咳止，再剂加司天方之天冬、车前子润肺利湿，仍用前方疏风化饮祛余邪、补肝滋肾养正气，以杜后患。

戊戌年

腹泻案

王某某，女，40岁，于2018年6月24日就诊。

主诉：腹泻10余天。

病史：11天前经期喝酸梅汤后出现腹泻，一天三次，水样便，有黏液，伴小腹疼痛。现仍便溏，无臭，腹痛，小腹凉，额头闷痛，饮食无味，口中黏，恶心欲呕，肩酸困疼，手臂胀，小便不黄。

舌象：舌苔红、剥苔、有齿痕，中下苔白厚。

脉象：左脉沉细，右脉中取细稍弦，重按稍滑。

方药：六和汤合《三因》麦门冬汤化裁。

砂　仁 3g(后下)	姜半夏 5g	苦杏仁 4g	人　参 5g
炙甘草 5g	茯　苓 10g	广藿香 10g	生白扁豆 15g
木　瓜 8g	香　薷 5g	厚　朴 5g	白　芷 5g
麦　冬 15g	淡竹叶 5g	干　姜 10g	黄　连 2g
生　姜 10g	大　枣 20g		

7剂。水煎服，一天一剂。

老师讲解

　　患者为脾虚湿盛体质，湿为阴邪，又《黄帝内经》云"酸苦涌泻为阴"，服用酸梅汤伤脾胃而助湿，出现腹泻。腹泻，腹痛，小腹凉，饮食无味，口中黏，恶心欲呕，此为太阴病寒湿内盛；额头闷痛、肩酸困疼、手臂胀为湿在经络体表，湿盛气滞，气行不畅则疼痛。故与六和汤化裁健脾散寒化湿，其中人参、甘草、白扁豆、大枣益气健脾；藿、朴、夏、苓去内湿，降逆止呕；杏仁宣利上焦肺气，盖肺主一身之气，气化则湿亦化也；香薷去夏季表湿；砂仁芳香化湿，醒脾开胃；生姜散寒和胃止呕；干姜、黄连辛开苦降，温里燥湿；木瓜舒筋活络、化湿止痛；患者舌尖红、剥苔，为火运太过，肺经受邪之象，故以戊戌年运气方麦门冬汤加减清热润燥，并防诸药温燥化热上火。

陈越按

腹泻者，因于饮食不节，伤于寒湿，此人造之气盛也；舌红剥苔，年运所加也。或伤之于天，或伤之于人，皆在六气之内，五运之中。

吴鹤皋曰："六和者，和六腑也。脾胃为六腑之总司，先调脾胃，则水精四布，五经并行，百骸九窍皆太和矣。"汪昂按："六和者，和六气也。若云和六腑，则五脏又不当和乎？盖风寒暑湿燥火之气，夏月感之为多，故用诸药匡正脾胃，以拒诸邪而平调之也。"六和汤与藿香正气散均主治外感兼内湿之霍乱吐泻证。不同之处在于：前者为伤于暑湿，故重用香薷，配以厚朴、扁豆，湿邪伤脾致倦怠嗜卧，故用人参益气健脾以助脾运；后者兼伤于寒，故重用藿香，伍以紫苏、白芷，湿阻气机致脘腹疼痛，故以陈皮、大腹皮理气和中。

周小欢[①]再按

此患者，病在足太阴之脉，《灵枢·经脉》曰："脾足太阴之脉……是动则病舌本强，食则呕，胃脘痛……溏瘕泄……为此诸病，盛则泻之，虚则补之，热则疾之，寒则留之，陷下则灸之，不盛不虚，以经取之。"

---

① 周小欢，毕业于青海大学针灸学专业，执业中医师，师从冯献周先生，擅长子午流注的临床运用。

腹痛腹泻案

案例一

陈某，男，38岁，于2018年1月18日就诊。

主诉：腹痛腹泻两天。

病史：近日因事情绪欠佳，食用生冷之品，今凌晨两点腹痛腹泻，大便不成形，身痒，睡眠不好。

舌象：舌淡胖、苔白。

脉象：脉沉弱略弦。

方药：附子理中丸合痛泻要方化裁。

党　参10g	炙甘草10g	茯　苓10g	干　姜10g
附　片9g	陈　皮10g	防　风8g	炒白芍8g
炒白术10g	草豆蔻5g	炒神曲15g	

5剂。水煎服，日一剂，一日两次。

老师讲解

　　情志失调烦恼郁怒，肝气不舒，横逆克脾，脾失健运，升降失调；或忧郁思虑，脾气不运，土虚木乘，升降失职；或素体脾虚，逢怒进食，更伤脾土，引起脾失健运，升降失调，清浊不分，而成泄泻。故《景岳全书·泄泻》曰："凡遇怒气便作泄泻者，必先以怒时夹食，致伤脾胃，故但有所犯，即随触而发，此肝脾二脏之病也。盖以肝木克土，脾气受伤而然。"患者素体肝郁脾虚，又逢受凉及饮食不节，致脾土受邪，下生飧泄。予附子理中丸合痛泻要方化裁温中健脾疏肝；草豆蔻、神曲消食和胃。

案例二

陈某，男，38岁，于2018年10月4日就诊。

主诉：腹痛、腹泻两日。

病史：因受凉而腹痛腹泻，胃中烧灼感；流鼻涕；每于下午六时许低烧；乏力；小便少。

舌象：舌质淡胖、中央凹陷，苔白略厚。

脉象：右脉关尺沉微，左脉寸弱关沉弦而滑尺弱。

方药：《千金方》吴茱萸汤化裁。

制吴茱萸9g	黄 芩6g	人 参10g	姜半夏5g
桂 枝10g	生白芍10g	葛 根20g	藁 本5g
川 芎5g	炒神曲15g	陈 皮5g	茯 苓10g
白 芷5g	炙甘草10g	大 枣20g	生 姜20g

5剂。水煎服。

老师讲解

此患者因外感致脏腑失和而诸症显焉。或问可用六和汤以和其六腑否？答曰，不可与之。夫六和汤之所主，乃常人为外邪所伤以至于六腑失和；此患者素有乙肝病史，今又寒热错杂，此素厥阴之虚，今为外感所伤，直入厥阴，非六合所能和也；可与《千金方》所载吴茱萸汤化裁以治之。《千金方》谓其"主男子虚热、寒冷；妇人寒劳气逆及胸腹苦满而急、绕脐痛、寒心、吞酸、手足逆冷、脐四边坚、悸气踊起、胃中虚冷、口中多唾或口干、手足烦；苦渴湿痹、风气动作、顽痹不仁、骨节尽痛、腰背如折、恶寒；大呼即惊、多梦、梦见鬼神，此皆五脏虚"。临床中虚热、寒冷集于一身，厥阴病也，由中寒而发。水寒土湿木郁，柴胡易吴茱萸后，主治范围从往来寒热的少阳兼太阳，变为寒热错杂之厥阴阳明太阴病。厥阴之治宜从中，此又是调理脾胃升阳之方，而主治不是以柴芩配伍的痰火。

陈越按

此病若不追寻其乙肝病史，且有长期服用抗病毒药物史，很难考虑到肝虚的情况，更很难考虑到外邪直入厥阴，五运六气辨证体系的"多维立体辨证"优势在此显现出来了。

周小欢按

上两例腹痛腹泻案其共通之处皆有脾胃虚弱，中气不足，因此这一类人在平时尤需注意脾胃的调摄，《难经》曰："损其脾者，调其饮食，适寒温。"因此平素不建议饮食寒凉之品，诸如冰镇饮料、水果之类。另外我们也可以通过艾灸或者指针的方法达到调养的目的。艾灸可选用神阙、上脘、天枢、地机等穴。指针可选用足三里、上下巨虚、中脘、三阴交等穴。《灵枢·四时气》曰："飧泄，补三阴之上，补阴陵泉，皆久留之，热行乃止。"《针灸甲乙经》曰："飧泄，大肠痛，巨虚上廉主之。"《针灸资生经》曰："若灸溏泄，脐中第一，三阴交等穴，乃其次也。"《杨敬斋针灸全书》曰："一切泻肚，中管（中脘）、神阙、气海、关元、期门、天枢、脾俞、肾俞、三阴交。"《针灸大成》曰："大便泄泻不止，中脘、天枢、中极。"家师常说，脾胃为升降之枢机，因此也常选用足阳明胃经的天枢穴和足太阴脾经的地机穴艾灸，以助脾胃升降枢机之功恢复。

时令感冒案

孙某某，女，33 岁，于 2018 年 8 月 5 日就诊。

主诉：咽中有痰，鼻塞流涕三天。

病史：患者于半夜腹部受凉后病咽中有痰，鼻塞流涕，咽痛；平素喜艾灸，近日三伏贴神阙穴后，熏艾而脐周皮肤瘙痒；吃西瓜后肚子有胀气感。

舌象：舌体胖大有齿痕、中央凹陷，苔白厚。

脉象：脉沉缓迟。

方药：六和汤合静顺汤化裁。

砂　仁 4g^(后下)	苦杏仁 10g	人　参 5g	炙甘草 10g
茯　苓 15g	炒白扁豆 15g	木　瓜 10g	香　薷 3g
制厚朴 5g	附　片 3g	白　芷 5g	防　风 10g
怀牛膝 5g	煨诃子 5g	射　干 10g	连　翘 10g

5 剂。水煎服，日一剂。

老师讲解

　　患者素体易外感，脾肺两虚寒湿之质。于寒水司天之年，腹部受凉之后而咽部不适，病鼻塞流涕；此寒邪客于太阴，六腑失和之故也，乃用六和汤合静顺汤化裁以治之。六和汤调和六腑，静顺汤治太阳寒水之客。若问今暑热之际，何来太阳寒水，岂不知太阳寒水之邪，或源于天地之间，或源于人之所为，冰雹风雨为天之太阳寒水，空调雪糕乃人造之寒水也，为医者不明此不足以为工。

【二诊】于 2018 年 8 月 18 日就诊。

病史：服药后但余轻微咳嗽，半夜尤甚，少痰，咽痒即咳。

舌象：舌淡红苔薄、中央凹陷，齿痕。

脉象：左脉寸关浮大、尺弱，右脉沉弱。

方药：金水六君煎化裁。

姜半夏 5g	陈　皮 5g	茯　苓 10g	炙甘草 10g
当　归 15g	乌　梅 8g	熟地黄 15g	荆　芥 5g
防　风 10g	桔　梗 4g	大　枣 10枚	生　姜 10片

7 剂。水煎服，日一剂。

老师讲解

　　咽痒而咳，夜间尤甚，其脉左寸关浮大，右脉沉弱，肝风犯肺也。肝风何来？其双尺脉沉弱无力，肾水不涵肝木也；咳嗽有痰，肾虚水泛也；治宜滋水涵木，燥湿化痰，用金水六君煎加荆芥、防风以疏风散邪，甘草、桔梗宣肺利咽。

陈越按

太阳寒水之气，或得之于天，或得之于人。今人夏月贪凉，空调动辄几度，更有甚者嗜食冰镇之品，此皆太阳寒水之邪也。

己亥年

外感寒湿案

陈某，男，38岁，于2019年4月30日就诊。

主诉：头晕乏力一天。

病史：患者因外出淋雨后病发头晕头痛，发热无汗恶寒，肢体困重，乏力站立不稳，腹中不适，欲大便而不得。

舌象：舌质淡胖、中央凹陷，苔白厚腻。

方药：神术散化裁。

苍 术 30g	藁 本 6g	白 芷 6g	细 辛 6g
羌 活 6g	川 芎 6g	炙甘草 6g	桂 枝 30g
附 片 6g	广藿香 10g	紫苏叶 10g	人 参 10g
生 姜 20g			

3剂，免煎颗粒。一日两次，一日一剂。

老师讲解

患者病发于外出淋雨之后，此外感寒湿也；寒湿中于头部，则头痛昏蒙；中于肌表则身体困重乏力；脾胃属土，与外感之湿同气相求，则腹中不适。治宜解表散寒祛湿，方用神术散化裁。方用苍术芳香辟秽，祛寒燥湿，发汗解表为君；藁本、白芷、细辛解表散寒，祛湿止痛为臣；羌活、川芎疏风通络，活血止痛为佐；甘草甘缓和中，苏叶、姜、葱辛温透邪为使。诸药相合，共奏发汗解表、化浊辟秽之功；因其人素体中气不足，故加人参以补虚。

神术散，载于《太平惠民和剂局方》，主"治四时瘟疫，头痛项强，发热憎寒，身体疼痛，及伤风鼻塞声重，咳嗽头昏，并皆治之"。其组成为苍术、藁本、白芷、细辛、羌活、川芎、炙甘草，《医学心悟》亦载有同名方，其组成为：苍术、陈皮、姜厚朴、炙甘草、藿香、砂仁。除苍术、甘草同用外，前者为一众风药，风能胜湿；后者则用陈皮、厚朴苦温燥湿，藿香、砂仁芳香化湿，其用之异这样就明了了，一个主外感之湿，一个主内生之湿。此患者因于外感，故用局方中神术散。

暑湿发烧咳嗽案

张某某，女，40岁，于2019年6月27日就诊。

主诉：咳嗽二十余天。

病史：患者久居长沙，2017年产后气血不足，抑郁焦虑。本次经期劳累引发咳嗽二十多天，气喘一周，高烧四天。6月23日凌晨被冷风吹醒感冒，晚上发烧38.5℃，就诊于当地中医，服药四日无效；连续三日晚上体温38.5℃，白天37.8℃。

刻症：体温38.7℃，咽喉干痒咸疼痛，扁桃体有脓点数个，肌肉酸痛；咳嗽胸痛，咳痰黄黏；出汗乏力，口干喜饮；脸色灰暗，色素沉着；白带多，豆腐渣样，阴痒，子宫肌瘤；小便偏黄，晨尿混浊，大便前干后溏。

舌象：舌淡有齿痕，舌尖塌陷，苔厚腻有裂纹。

方药：清暑益气汤合三仁汤化裁。

炙黄芪30g	苍 术10g	升 麻5g	人 参10g
泽 泻6g	炒神曲10g	土炒白术10g	麦 冬15g
当 归10g	炙甘草6g	盐黄柏4g	葛 根8g

醋五味子 6g　　　苦杏仁 10g　　　通　草 5g　　　白豆蔻 6g^(后下)

淡竹叶 6g　　　制厚朴 6g　　　生薏苡仁 18g　　　清半夏 5g

3 剂。水煎服，日一剂。

老师讲解

　　患者素禀体虚之质，久居湿热之地，又当夏季暑湿之令，当其经水来潮，血府空虚，暑湿之邪趁虚而入，暑热循厥阴少阳之脉上犯于咽则咽干痒疼；暑热之邪耗气伤阴，则口渴喜饮而乏力；暑热干肺，则咳而胸痛，痰黄而黏；湿阻中焦则纳差，湿流经络肌腠则肌肉酸痛，湿热下注则带下阴痒；湿热流于小肠则尿黄而浑浊。《素问·至真要大论》曰："热淫于内，治以咸寒，佐以甘苦，以酸收之，以苦发之……湿淫于内，治以苦热，佐以酸淡，以苦燥之，以淡泄之。"方用李东垣清暑益气汤合吴瑭三仁汤化裁补中益气而清暑祛湿。

【二诊】于 2019 年 6 月 29 日就诊。

病史：诸症明显缓解。体温 37.2 ℃；肌肉酸痛消失；咳嗽减轻，但仍觉咽干痒咸，黄痰；白带豆腐渣样，天气闷热觉阴外痒痛，凉爽则痒痛减轻；口干喜饮而量不多；头胀闷痛；轻微胸闷；食后胃脘胀满；尚有轻微乏力畏寒；小便黄；大便今日未解。

舌象：舌胖淡有齿痕，苔白有裂纹。

方药：清暑益气汤化裁。

生黄芪 60g　　　苍　术 10g　　　桔　梗 5g　　　麸炒枳壳 6g

人　参 10g　　　陈　皮 5g　　　麦　冬 15g　　　当　归 10g

炙甘草 6g　　　盐黄柏 6g　　　葛　根 8g　　　醋五味子 6g

苦杏仁 10g　　　白豆蔻 6g^(后下)　生薏苡仁 18g　　　熟地黄 16g

巴戟天 10g　　　茯　苓 10g　　　炒山药 15g　　　麸炒芡实 15g

炒车前子 6g^(包煎)　白　果 12g　　　蛇床子 10g　　　藁　本 5g

9 剂。水煎服，日一剂。

效不更法，仍依前法补中益气而清暑祛湿；看舌观证，上焦湿浊已减，阴火之相未轻，故伍引火汤、易黄汤加藁本，蛇床补肾降火升阳固冲止带。

藁本味辛气温，上行升散，其气辛香雄烈，能清上焦之邪，辟雾露之气，升阳而发散风湿，专主太阳太阴之寒风寒湿，而能疏达厥阴郁滞，功用与细辛、川芎、羌活近似。《神农本草经》谓，治"妇人疝瘕，阴中寒肿疼，腹中急。除风头痛。"藁本入膀胱兼入奇督，上行治风，故理太阳头痛于巅顶之上，寒气犯脑以连齿痛。然必兼防风酒炒，升柴同入，脊强而厥、冷气腰痛合羌、鹿同用。伍苍术合木香辟雾露祛湿瘴，又能利下焦之湿，消阴瘴之气下达肠胃，故兼治妇人阴中作痛，腹中急疾，疝瘕淋带，及老人风客于胃，久利不止，脾胃药中宜加。大抵辛温升散，祛风寒湿气于巨阳之经为专功，若利下寒湿之证，必兼下行之药为善。

蛇床子，温肾壮阳、燥湿杀虫、祛风止痒，主男子阳痿、阴囊湿痒、女子宫寒不孕、寒湿带下、阴痒肿痛、风湿痹痛、湿疮疥癣。《本经逢原》谓其"能散妇人郁抑"，《神农本草经疏》曰："蛇床子苦能除湿，温能散寒，辛能润肾，甘能益脾，故能除妇人男子一切虚寒湿所生病。寒湿既除，则病去，性能益阳，故能已疾，而又有补益也。"《本草正义》："又主恶疮，则外治之药也。外疡湿热痛痒，浸淫诸疮，可作汤洗，可为末敷，收效甚捷，不得以贱品而忽之。"陈士铎谓，"蛇床子功用颇奇，内外俱可施治，而外治尤良。用之于参、芪、归、地、山萸之中，实有利益，用蛇床子一两、熟地一两，二味煎服，阳道顿起，蛇床子同黄芪各一两，兴阳信奇于用熟地，推之而当归可并用也，推之而苍白术可并用也，推之而杜仲可并用也，推之菟丝子可并用也，黄柏可并用。或健脾，或安神，或益血，或祛湿热……要任人善用之何如耳，安在不可出奇哉"。

【三诊】于 2019 年 7 月 11 就诊。

病史：近一周体温正常，咳喘胸闷，食后胃脘胀满已愈，头晕脑胀，乏力气短明显减轻。目前白带透明，没有明显痒感，现乃有头晕乏力、晨起口苦咸，有口气，有少量痰；晨尿黄；大便每天一次，前稍干后成型。

舌象：舌胖淡，苔白厚。

方药：清暑益气汤合封髓丹、引火汤、易黄汤化裁。

乌 梅 8g	葛 根 20g	炙黄芪 30g	麸炒白术 10g
防 风 5g	人 参 10g	陈 皮 5g	麦 冬 15g
当 归 10g	炙甘草 6g	盐黄柏 6g	砂 仁 4g
熟地黄 16g	巴戟天 10g	茯 苓 10g	麸炒山药 15g
麸炒芡实 15g	车前草 6g	白 果 10g	蛇床子 10g
藁 本 5g	鸡冠花 10g	炒栀子 8g	

10 剂，颗粒剂，开水冲服。

 老师讲解

患者外感诸症消失，余邪未尽；继与清暑益气汤化裁合封髓引火汤、易黄汤加藁本、防风、蛇床子、鸡冠花、炒栀子补脾胃固冲止带，降阴火清湿热、升阳气散风邪。

鸡冠花，《玉楸药解》曰："入足厥阴肝经。"《药性切用》曰其"清湿热，性味甘凉，专去湿热，治赤白下利，带下崩中"。《本草纲目》："治痔漏下血，赤白下痢，崩中，赤白带下，分赤白用。"

📝 陈越按

东垣解清暑益气汤曰："湿热大胜，蒸蒸而炽，人感之多四肢困倦，精神短少，懒于动作，胸满气促，肢节沉疼；或气高而喘，身热而烦，心下膨痞，小便黄而数，大便溏而频，或痢出黄如糜，或如泔色；或渴或不渴，不思饮食，自汗体重；或汗少者，血先病而气不病也。其脉中得洪缓，若湿气相搏，必加之以迟，病虽互换少瘥，其天暑湿令则一也。宜以清燥之剂治之。暑邪干卫，身热自汗，以黄芪甘温补之为君；人参、橘皮、当归、甘草，甘微温，补中益气为臣；苍术、白术、泽泻，渗利而除湿，升麻、葛根，甘苦平，善解肌热，又以风胜湿也。湿胜则食不消而作痞满，故炒曲甘辛，青皮辛温，消食快气，肾恶燥，急食辛以润之，故以黄柏苦辛寒，借甘味泻热补水，虚者滋其化源；以人参、五味子、麦门冬酸甘微寒，救天暑之伤于庚金为佐。名曰清暑益气汤。"

三仁汤，吴瑭《温病条辨》卷一载曰："湿为阴邪，自长夏而来，其来有渐，且其性氤氲黏腻，非若寒邪之一汗即解，温凉之一凉则退，故难速已。世医不知其为湿温，见其头痛恶寒、身重疼痛也，以为伤寒而汗之，汗伤心阳，湿随辛温发表之药蒸腾上逆，内蒙心窍则神昏，上蒙清窍则耳聋目暝不言。见其中满不饥，以为停滞而大下之，误下伤阴，而重抑脾阳之升，脾气转陷，湿邪乘势内渍，故洞泄。见其午后身热，以为阴虚而用柔药润之，湿为胶滞阴邪，再加柔润阴药，二阴相合，同气相求，遂有锢结而不可解之势。惟以三仁汤轻开上焦肺气，盖肺主一身之气，气化则湿亦化也。"

陈越再按

世传清暑益气汤有二，其一载于李东垣《脾胃论》中，其论如前，其二载于王孟英《温热经纬》论薛生白湿热病论治条下按语，此二方皆以清暑益气汤名之，观所用诸药，李氏清暑益气汤主暑热夹湿诸症，其舌多舌苔厚腻，或白或黄；王氏清暑益气汤则主暑热伤津者，其舌或少苔或剥苔或薄苔。

暑热外感案

杨某某，女，36岁，于2019年7月2日就诊。

主诉：感冒数日。

病史：患者居住于乌鲁木齐，近日因孩子发热而劳累忧恐恼怒，月经刚结束而外感，自服快克和一支蒿颗粒，无明显效果。

刻症：鼻塞而干，咳嗽痰少，结膜充血，口干思饮，胃口不好，五心烦热出汗，胸闷气短，心情紧张，烦闷急躁，后背灼热，血压升高，血压为 100/200 mmHg。

舌象：舌质淡红，苔薄微黄稍干。

方药：清暑益气汤合翘荷汤化裁。

西洋参 5g	石　斛 15g	麦　冬 15g	黄　连 3g
淡竹叶 5g	荷　梗 6g	知　母 6g	生甘草 3g
金银花 10g	香　薷 8g	连　翘 10g	清半夏 4g
薄　荷 5g(后下)	炒栀子 5g	桔　梗 4g	生石膏 15g
粳　米 10g			

5剂。水煎服，日一剂。

 老师讲解

　　患者居住于西北之地，产后气血耗伤；子病忧思劳累气恼，又兼行经气阴两虚，内生肝胆之火，外有暑热之邪伤津耗气，气阴两伤，是以气短乏力，口渴欲饮而自汗；热扰心神而心情紧张，烦闷急躁，五心烦热，血压升高；暑热上扰肺肝空窍，则鼻干咳嗽少痰，目赤；暑热郁于足太阳之脉不得出而见背部灼热。故知其病发于气阴不足之后外感暑热而气阴更伤，其治宜清暑益气、养阴生津、降阳明、清上窍。方用王氏清暑益气汤去西瓜翠衣加石膏降阳明之热，佐半夏和阴阳之气。翘荷汤加金银花清热解毒、疏散风热，伍香薷、薄荷以解表邪、散郁热。

【二诊】于 2019 年 7 月 12 日就诊。

病史：服药后，外感症状基本消失。自觉仍焦虑，身体游走性疼痛，余无不适。

舌象：舌质淡红，略胖苔白。

方药：养肝解郁汤化裁（滋水涵木，舒肝清热，祛风通络）。

乌 梅 8g	酒白芍 15g	酒当归 8g	生白术 10g
生酸枣仁 8g	炙甘草 5g	薄 荷 3g（后下）	牡丹皮 8g
玄 参 9g	茯 神 6g	西洋参 5g	黄 连 2g
青 皮 3g	天花粉 6g	秦 艽 3g	麦 冬 10g
防 风 8g	防 己 4g		

7 剂。水煎服，日一剂。

老师讲解

外感初愈，正气未复；且思虑劳神，肝血暗耗，虚火内生，是以焦虑烦躁；肝虚生风，肝者五脏之贼，风者百病之长，风之为性，行走无踪，所过之处，诸症蜂起。故其治调肝为要。夫调肝之法，补用酸，此乌梅、白芍、枣仁之用也；助用焦苦，此白术、黄连之用也；以甘缓之，此当归、甘草之用也；治风之要，经曰："风淫于内，治以辛凉，佐以苦，以甘缓之，以辛散之"，故用薄荷之辛凉，佐以秦艽之苦，缓之散之以防风之辛甘；风从少阳火化，当暑热之令，须防之，又有丹皮、青皮以泻少阳之郁热；厥阴肝木之盛，又有清金制木之法，此西洋参、玄参、天花粉、麦冬之用也；酌加茯神健脾安神，防己祛经络之湿。

暑温咳嗽耳聋案

陈某，女，31 岁，于 2019 年 6 月 11 日就诊。

主诉：咳嗽一周，并伴耳闷、耳堵。

病史：2 周前天气闷热，并且患者食用油炸食品，于 6 月 3 号患者出现扁桃体疼痛发炎，6 月 6 号扁桃体疼痛逐渐减轻之后，患者开始出现咳嗽症状，输液数日并服用中药未见好转。

刻症：患者扁桃体依然肿大，咽红，滤泡多，舌有涩感。咳嗽为阵发性干咳，以午后、夜间加重，咳吐黄白色黏痰，流清稀鼻涕，偶有黄色黏稠鼻涕。近 2 日自觉耳闷、耳堵，下门牙一阵阵发软。出汗适中，口不渴、不干、不苦，大便三四天一次，头部偏干硬。小便有微黄，次数不多。平素月经周期较长，一般 10 天干净。

舌象：舌质暗，苔厚腻略黄，边缘齿痕，舌底青筋明显。

方药：雷氏宣透膜原法合香薷三仁汤化裁。

广藿香 6g	厚　朴 8g	茯　苓 9g	姜半夏 6g
桔　梗 3g	连　翘 9g	香　薷 8g	金银花 9g
枳　实 8g	瓜　蒌 8g	苦杏仁 8g(后下)	白豆蔻 5g(后下)
生薏苡仁 15g	泽　泻 6g	通　草 3g	石菖蒲 8g
柴　胡 8g	黄　芩 9g	香　附 8g	川　芎 8g

3 剂。水煎服，日一剂，早中晚温服。

 老师讲解

　　患者居住福州，暑湿之时又贪食肥甘厚腻，致使天暑下逼，地湿上腾，暑湿交蒸，更兼秽浊之气，交混于内，直犯膜原少阳三焦之处，清窍不利，耳堵似聋，龈胀咽痛，咳痰便难。宜用清暑祛湿、宣气利窍之法治之，新加香薷饮清暑祛湿，藿香、三仁宣化三焦气机，柴胡、川芎、香附、石菖蒲入少阳宣通耳窍，黄芩清少阳之热，桔梗、枳实、瓜蒌宣通肺与大肠之气痹，使气机得畅，暑湿除，空窍通，诸证速愈。

陈越按

湿热、暑湿、湿温、暑热，其证皆多见于夏、长夏之间。

其中伤于暑热者，轻者谓之伤暑，清凉涤暑法宜之，白虎加人参汤、生脉饮、王氏清暑益气汤可备用；重则中暑，其人昏厥，雷氏以其因酷暑之气，鼓动其痰，痰阻心包所致，宜苏合香丸开窍醒神。

暑者，少阳相火；热者，少阴君火。暑湿和暑热皆因于湿与火热之邪相合而伤人，雷氏总以通利州都法治之，此当湿热流于下焦之治也；至若湿热客于经络者，薛生白用"鲜地龙、秦艽、威灵仙、滑石、苍耳子、丝瓜藤、海风藤、酒炒黄连等味"，吴鞠通立宣痹汤以治之；若湿热在表，当微汗解之；湿热蕴结于内，则凉膈散、承气辈之所宜；于详者，参看《温病条辨》《湿热病篇》等，此皆言常人外感湿热也。若素本脾胃虚弱者，外感暑湿、湿热之邪，则补虚、清暑、祛湿兼用，此李东垣清暑益气汤之用也，再兼他脏虚损者，随证治之而已。

湿温者，最易与湿热混淆，雷少逸论曰："是病之脉，脉无定体，或洪或缓，或伏或细，故难以一定之脉，印定眼目也。其证始恶寒，后但热不寒，汗出胸痞，舌苔白，或黄，口渴不引饮。宜用清宣温化法去连翘，加浓朴、豆卷治之。"湿温之为病，多因暑湿、湿热之邪，夹杂秽浊之气而成，发病则弥漫三焦，缠绵难解，非一般清热利湿之法可行；最宜宣透膜原之法，常用达原饮、柴胡达原饮、三仁汤、藿朴夏苓汤等，吴鞠通治湿温又有五加减藿香正气散；薛生白《湿热病篇》有诸多条文实为湿温病，亦可参考之。

疰夏案

侯某某，男，35岁，于2019年7月22日就诊。

主诉：神疲乏力。

病史：熬夜工作，眠差健忘，焦虑烦躁，神倦乏力，睡时口干，醒须喝水，小便黄浊。入夏渐重，秋分好转，连续数年。

舌象：舌胖大，舌尖点刺，苔腻。

方药：清暑益气汤加黄连、竹叶。

西洋参 5g	生白术 10g	生黄芪 10g	炙甘草 5g
当 归 8g	陈 皮 4g	升 麻 3g	麦 冬 10g
生五味子 6g	黄 柏 2g	葛 根 10g	青 皮 3g
泽 泻 4g	炒神曲 10g	茯 苓 10g	黄 连 2g
竹 叶 6g			

7剂。水煎服。

老师讲解

时当长夏，湿热大胜，表气易泄，耗气伤精更加劳倦伤脾，脾胃虚则火邪乘之，而生大热。东垣谓："时当长夏，湿热大胜，蒸蒸而炽，人感之多四肢困倦，精神短少，懒于动作，胸满气促，肢节沉疼；或气高而喘，身热而烦，心下膨痞，小便黄而数，大便溏而频，或痢出黄如糜，或如泔色；或渴或不渴，不思饮食，自汗体重；或汗少者，血先病而气不病也。其脉中得洪缓，若湿气相搏，必加之以迟，病虽互换少瘥，其天暑湿令则一也。宜以清燥之剂治之。"以清暑益气汤清暑除湿、益气养阴，加黄连、竹叶清心火除烦躁而利小便。

《时病论》曰："疰夏者，每逢春夏之交，日长暴暖，忽然眩晕、头疼、身倦、脚软，体热食少，频欲呵欠，心烦自汗是也。盖缘三月属辰土，四月属巳火，五月属午火，火土交旺之候，金水未有不衰，夫金衰不能制木，木动则生内风，故有眩晕头疼。金为土之子，子虚则盗母气，脾神困顿，故有身倦足软，体热食少。又水衰者，不能上济乎心，故有频欲呵欠，心烦自汗等证。此皆时令之火为患，非春夏温热之为病也。蔓延失治，必成痨怯之根，宜以金水相生法治之。如眩晕甚者，加菊花、桑叶；头痛甚者，加佩兰、荷钱①；疲倦身热，加潞党、川斛；心烦多汗，加浮麦、莲子。加减得法，奏效更捷耳。"

风火咳嗽案

李某某，女，48岁，于2019年9月5日就诊。

主诉：咳嗽三天。

病史：三日前生气，兼饮食冰糕，而病发咽干微疼，整夜阵发咽痒呛咳，干咳无痰，音哑胸疼。

舌象：舌质淡红坚敛，尖有红点，苔白腻裂纹，舌根苔白腻腐，舌底瘀青，有透明的小水泡。

脉象：左寸细虚弦，左关细弦，左尺沉弦，右寸关略浮细滑，右尺沉有力。

方药：乌梅四物汤化裁。

| 乌 梅18g | 当 归8g | 生白芍15g | 生牡蛎15g |
| 桑 叶9g | 菊 花8g | 青 皮3g | 瓜蒌皮15g |

---

① 荷钱者，初生之荷叶也，其形若铜钱，故有荷钱之谓。

薄　荷 3g^(后下)　　炒僵蚕 4g　　　桔　梗 3g　　　生甘草 10g

姜半夏 4g　　　紫苏叶 8g　　　苦杏仁 8g　　　生　姜 20片

麦　冬 15g　　　玄　参 15g

3剂。水煎服，日一剂。

老师讲解

　　患者素体肝肾阴虚、风火亢盛，生气引动风火上犯，饮冷至邪气郁闭于肺窍，欲出而不能，冲击肺窍阵发咽痒呛咳，郁闭而音哑胸疼，风火燥化故干咳无痰。阴虚亢盛之体，本就水亏木枯，而生风火，如达木疏肝用辛散之药无疑用风助火势，滋水润木即可达养肝肾而润枯木、柔肝熄风清火之目的，故用麦冬清金制木，牡蛎平肝阳之亢，玄参滋水润木、清浮游之火，乌梅、当归、白芍、甘草、桑叶、菊花、僵蚕酸甘咸化阴养肝血、润枯木、柔肝熄风清火，青皮、瓜蒌皮解肝气郁滞而宽胸。"诸气膹郁，皆属于肺"，桔梗、苏叶以宣发肺气，姜半夏、杏仁以肃降肺气。"火郁发之""寒郁散之"，薄荷、桔梗、苏叶、生姜。

太阳病恶寒项强背冷腰痛案

韩某，女，36岁，于2019年12月31日就诊。

主诉：恶寒背冷腰痛。

病史：行经方尽之时，受风寒之袭，症见恶寒背冷，头项强痛，不敢转侧，腰痛如被杖。

舌象：舌淡红略胖而苔白。

脉象：脉浮紧。

方药：葛根汤化裁。

葛　根 40g　　　麻　黄 9g　　　桂　枝 30g　　　生　姜 20片

炙甘草 15g　　　炒白芍 20g　　　大　枣 20枚　　　当　归 15g

生白术30 g　　　生薏苡仁30 g

3剂。水煎服，日一剂。

老师讲解

程钟龄《医学心悟》谓："身体痛，内伤外感均有之。如身痛而拘急者，外感风寒也。身痛如受杖者，中寒也。身痛而重坠者，湿也。若劳力辛苦之人，一身酸软无力而痛者，虚也。"

此女子行经方尽，血弱气尽，寒水中于太阳之脉，寒湿流于太阳经络也，"太阳之为病，脉浮，头项强痛而恶寒。太阳病，项背强几几，无汗，恶风，葛根汤主之"。故以葛根汤解寒水之困，女子以血为本，当其月经方尽之时，故加当归以养血；白术、薏仁以治湿。一剂病已。

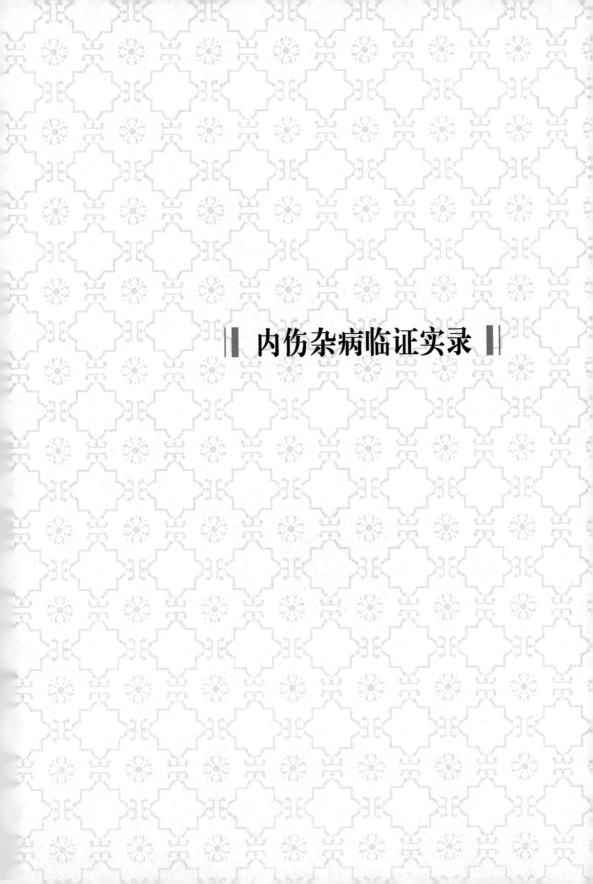

内伤杂病临证实录

概　述

黄元御《四圣心源·杂病解》曰："病不过内外感伤，而杂病之传变，百出不穷。感伤者，百病之纲，百病者，感伤之目。譬如水火，源本则合，支派攸分，虽殊途而同归，实一致而百虑。"

夫人处天地气交之中，禀天地之阴阳五运六气而生，是以人身之中亦有阴阳五运六气流行其间，是以内伤杂病，亦不过是六气之偏而已。夫六气之偏，或因于外感，治之不遂而内传脏腑经络，羁留不去，久则成杂病；或因五脏之偏，以至于六气之偏，初则稍稍调之则愈，久则亦成杂病；又有瘀血痰湿等为患，其源亦因于六气之偏，脏腑失调而得之。

观夫今时之人，处太平之邦，无刀兵之患，饥饿之忧；其脏腑内伤，或多因于劳逸过度，或因于饮食不节，皆伤于脾胃。李东垣曰："'胃为水谷之海''饮食入胃，游溢精气，上输于脾；脾气散精，上归于肺；通调水道，下输膀胱。水精四布，五经并行，合于四时五脏阴阳，揆度以为常也。'苟饮食失节，寒温不适，则脾胃乃伤；喜怒忧恐，劳役过度，而损耗元气。既脾胃虚衰，元气不足，而心火独盛。心火者，阴火也，起于下焦，系于心，心不主令，相火代之；相火，下焦胞络之火，元气之贼也。火与元气不能两立，一胜则一负。脾胃气虚，则下流于肾，阴火得以乘其土位。故脾胃之证，始得之则气高而喘，身热而烦，其脉洪大而头痛，或渴不止，皮肤不任风寒而生寒热。盖阴火上冲，则气高而喘，身烦热，为头痛，为渴，而脉洪大；脾胃之气下流，使谷气不得升浮，是生长之令不行，则无阳以护其荣卫，不任风寒，乃生寒热，皆脾胃之气不足所致也。"脾胃者，后天之本，脾胃一虚，中气不足，百病乃生，是故黄元御曰："升降之权，则在阴阳之交，是谓中气。胃主受盛，脾主消化，中气旺则胃降而善纳，脾升而善磨，水谷腐熟，精气滋生，所以无病。脾升则肾肝亦升，故水木不郁；胃降则心肺亦降，故金火不滞。火降则水不下寒，水升则火不上热。平人下温而上清者，以中气之善运也。中气衰则升降窒，肾水下寒而精病，心火上炎而神病，肝木左郁而血病，肺金右滞而气病。神病则惊怯而不宁，精病则遗泄而不秘，血病则凝瘀而不流，气病则痞塞而不宣。四维之病，悉因于中气。"是以，内伤杂病，首以脾胃为本。

此外，又需明脏腑生克制化之道。《医学穷源集·五行论》曰："夫生克之理，人所共知，而生中有克、克中相成之义，未易明也。如水本生木，而水盛木漂，木盛水涸；木本生火，而木盛火遏，火盛木烬；火本生土，而火盛土热，土盛火灭；土本生金，而土盛金埋，金盛土竭；金本生水，而金盛水涩，水盛金溺，相生反以相贼。水性泛溢，土克之而堤防成，水始安澜；火性炎焙，水克之而既济见，火无猖獗；木性卷曲，金克之而栋梁兴，木无樗散；金性顽钝，火克之而钟鼎作，金无沙砾；土性漫衍，木克之而华实盈，土无旷废，相克转以相成。生克循环，机缄日辟，而其中又有互藏并育之妙焉。如金能生水，而水亦产金；水能生木，而木中有水；木能生火，而火中有木；火能生土，而土亦生火；土能生金，而金亦兼土，是母生子，子反哺之义也。他如甘泉具于土中，阴火然于海湛。黄金成于丹砂，汞铅炼于果实，烟焰发于钻燧，一行各呈其材，而五行互彰其用，子母相养，祖孙一气，己所生者生之，己所克者亦生之，克己与生己者亦无不有以生之。顺其则者，五行之性情；变而化者，五行之作用也。人之脏腑应乎五行，偶有偏胜，当复中和。苟不深察其生克相资、交互相养之理，而以水济水，以火胜火，吾恐其毒世而祸民也已！"明生中有克，克中有生，于内伤杂病不得要领之处，详细斟酌，必得其中真昧，陈士铎深谙此道，如其论治"中满"曰："人有患中满之病，饮食知味，但多食则饱闷不消，人以为脾气之虚，谁知是肾气之虚乎。腹中饱闷，乃虚饱而非实饱，若作水肿治之，则表亡指日矣。盖脾本属土，土之能制水者，本在肾中之火气。土得火而坚，土坚而后能容物，能容物即能容水也。惟肾火既虚，而土失其刚坚之气，土遂不能容物而容水，乃失其天度之流转矣，故腹饱而作满，即水臌之渐也。人不知补肾火以生脾土，反用泻水之法以伤脾，无异决水以护土，土有不崩者哉？是治肾虚之中满，可不急补其命门之火乎。然而径补其火，则又不可，以肾火不能自生，生于肾水之中也。但补火而不补水，则孤阳不长，无阴以生阳，即无水以生火也。或疑土亏无以制水，又补肾以生水，不益增波以添胀哉？不知肾中之水，乃真水也，邪水欺火以侮土，真水助火以生土，实有不同。故肾虚中满，必补火以生土；又必补水以生火耳。"

内伤杂病，常有不同寻常之症状，此需逆向思维方能解之。逆向思维之运用，必先明生克制化之道，乃能得之，陈士铎论之最详，如《外经微言》中"阴阳颠倒篇""顺逆探源篇"；其逆向思维之临床运用俯拾皆是，如《辨证录》中多先论某病"人皆以为"云云，其后又曰"谁知是"云云。

众皆以五运六气之用，但见于时病，然杂病若参以五运六气之变，或收效甚捷，或于辨证不明处豁然开朗。《素问·至真要大论》曰："诸风掉眩，皆属于肝；诸气膹郁，皆属于肺；诸湿肿满，皆属于脾；诸热瞀瘛，皆属于火（心）；诸痛痒疮，皆属于心（火）；诸厥固泄，皆属于下；诸痿喘呕，皆属于上；诸禁鼓栗，如丧神守，皆属于火；诸痉项强，皆属于湿；诸逆冲上，皆属于火；诸胀腹大，皆属于热；诸躁狂越，皆属于火；诸暴强直，皆属于风；诸病有声，鼓之如鼓，皆属于热；诸病胕肿，疼酸惊骇，皆属于火；诸转反戾，水液浑浊，皆属于热；诸呕吐酸，暴注下迫，皆属于热。"后世称此为"病机十九条"，实运气之学于杂病辨证机要之语。运气之余杂病，又须明病家之禀赋，知病起之运气，详病变之时日，但有不可拘泥于病家生辰、发病运气之类，尊古而不泥古，方能灵活运用五运六气。是故张子和戒曰："病如不是当年气，看与何年气运同，便向某年求活法，方知都在《至真》中。"

呜呼！杂病万端，终有源头，经曰："五脏六腑皆令人咳，非独肺也。"其余诸疾，莫不如是，是故活用运气之理，明地域之异，详个人禀赋，知生克制化之道，诚临证之要也。

丙申年

甲亢案

郑某，女，28岁，于2016年11月10日就诊。

主诉：甲亢年余。

病史：患者2015年体检发现甲状腺结节，2016年确诊为甲亢，口服西药治疗，因副作用造成身体极度不适而停药，改寻中医诊疗。

刻症：体质消瘦，面红汗出，双手颤抖，语言行动疾速，体热口渴喜饮，消谷善饥，脾气暴躁，月经后期，小便量多，大便尚可。

舌象：舌质瘦红，少苔。

脉象：脉细数。

检查：FT3、FT4数值均高。

方药：生白芍15g　龟　板6g^(先煎)　鳖　甲10g^(先煎)　生　地15g
　　　五味子5g　生牡蛎20g^(先煎)　麦　冬15g　炙甘草10g
　　　丹　皮15g　玄　参15g　地骨皮10g　桑　叶15g
　　　夏枯草15g　菊　花10g　黄　连2g　黄　柏6g
　　　阿　胶6g^(烊化)

60剂。水煎服，日一剂。

【二诊】于2017年1月8日就诊。

服药后诸症明显好转，月经周期正常，检查：FT3、FT4数值均正常。舌瘦，脉细数。

方药：大　云5g　　怀牛膝5g　　木　瓜5g　　白　芍10g

生　地15g	当　归5g	炙甘草5g	鹿角霜5g
乌　梅3g	天　冬10g	远　志5g	茯　苓5g
清半夏3g	大　贝10g	郁　金5g	吴茱萸1g
鳖　甲5g(先煎)	生牡蛎10g(先煎)	龟　板6g(先煎)	黄　连3g
黄　芩10g	丹　皮5g	天　麻5g	菊　花10g

服药至6月1日，诸证均消失，自觉无不适，舌淡红苔薄白，脉缓和。检查：FT3、FT4数值均正常。上方做药丸，坚持小量服用，以防复发。

老师讲解

　　患者生于丁卯年木运不及，阳明燥金司天，少阴君火在泉。素体阴虚火旺。病在乙未年岁金不及，炎火盛行之年，体质消瘦，阴血不足以充养舌脉，则现舌瘦脉细；阴虚生内热，灼烧津液，胃热炽盛而消谷善饥、舌红少苔；火性炎上，疾而生风，则双手颤抖，语言行动疾速，脉细数……"壮水之主，以制阳光"，治以养阴清热、潜阳息风。方中白芍寒凉柔肝养肝，五味子敛阴生津，龟板、鳖甲、牡蛎乃水生之物，味咸寒而清热养阴，滋阴潜阳；生地、麦冬、玄参、阿胶补养津液，桑叶、菊花秉秋金之气，克制肝木之火，黄连清解胃热，黄柏清下焦之热，并能坚肾阴……二诊进入丁酉少木之年，燥气大行，肝木受邪，燥气伤精，火气来复，方用苁蓉牛膝汤加味，滋养肝肾，养血清热息风。病情稳定，制以丸剂，以防旧疾复萌。

陈越按

　　患者生年燥气盛行，病年虽金运不及，但其年亦为燥金之气所主，且岁金不及，则炎暑盛行，火热伤津亦可生燥；其先病甲状腺结节，所谓结节，盖腺体之燥结也；结节既久，甲状腺功能因结节而不能完全发挥其功能，故而奋起而战，久则甲状腺功能亢进，即今人所谓代偿也；故知此患者甲亢非实证也，究其根源，因于燥气之盛以令肝木之虚，是以养肝木而润燥，兼清风火为其治也。是以知年之所加，气之盛衰，虚实之所起，实乃临证之要也。

丁酉年

肢痛案

李某，女，48岁，于2017年2月17日就诊。

主诉：双膝关节隐隐作痛2年余。

病史：患者双膝关节隐隐作痛2年余，夜间疼痛明显，每于劳累后加剧，体瘦，无其他不适。

舌象：舌质淡红瘦薄，苔薄有裂纹。

脉象：脉沉细弱。

方药：苁蓉牛膝汤化裁。

怀牛膝6g	木 瓜6g	熟 地10g	当 归15g
白 芍10g	炙甘草5g	黄松节10g	天 麻5g
杜 仲10g	枸杞子10g	菟丝子15g	鹿角片5g(先煎)
独 活20g	巴戟天15g	黄 芪10g	防 风5g

15剂。水煎服，日一剂。

老师讲解

患者反馈药服4剂，疼痛即止！患者系农村女性，田间劳力、家务操劳过重，久而耗伤气血，女子以肝血为本，肝主筋，肝血耗损，筋脉失养，则肢节疼痛；肾主骨生髓，乙癸同源，肝血不足，子病及母，肾水不足，则关节疼痛，体瘦、舌瘦、脉弱皆为肝肾精亏血少，无以充养所致。遇丁酉少木之年，肝血不足明显加重，方用牛膝木瓜汤加味，滋补肝肾，濡养筋骨，虽已不痛，建议继续服药，微调慢养。

水肿案

王某，男，81 岁，于 2017 年 3 月 22 日就诊。

主诉：心慌气短数日。

病史：患者数天前开始心慌气短，晨起面部浮肿，下肢水肿，按之凹陷不起，下肢痒，小腹胀满，小便不利，口干不欲饮，睡眠差，怕冷。

舌象：舌质淡红，无苔、有裂纹，中央凹陷。

脉象：脉浮弦，沉取无力。

方药：五苓散合真武汤化裁。

茯 苓 10g	白 芍 6g	白 术 10g	附 子 5g
生 姜 10g	桂 枝 10g	猪 苓 6g	泽 泻 10g
党 参 10g	黄 芪 10g	升 麻 2g	柴 胡 2g
羌 活 3g	独 活 3g	防 风 3g	

10 剂。水煎服，日一剂。

【二诊】于 2017 年 4 月 5 日就诊。

自述服药 3 剂后水肿痊愈！唯觉动则气喘，夜间口有干，小便略不利，小腹稍拘急，舌质淡红少苔裂纹，中央凹陷。脉浮大，沉取无力。

方药：肾气丸合生脉饮化裁。

肉 桂 2g	附 子 2g	山 药 20g	山萸肉 20g
熟 地 30g	丹 皮 3g	茯 苓 15g	泽 泻 6g
五味子 6g	麦 冬 15g	人 参 15g	升 麻 3g

10 剂。水煎服，日一剂。

老师讲解

耄耋之年，肾精虚衰，阴阳俱亏，偶感寒邪，直入水府，危及少阴，急用五苓、真武合方，温阳利水，参芪补气，升柴升陷，羌独引邪外出，先复其阳，数剂阳复水消。复诊以其肾精虚衰、肾不纳气，用肾气丸合生脉饮善后。

泄泻案

余某，男，35岁，于2017年3月9日就诊。

主诉：体质差，反复外感。

病史：患者素体质瘦弱，易腹泻、感冒，自2016年10月开始间断发作脐周拘急不适，伴大便溏泄，小便频数，心悸盗汗，眼昏耳鸣，浑身燥热，四肢不温，咽中有痰，色白难咯。

舌象：舌质淡白、苔薄白、中央凹陷。

脉象：脉双寸无，余皆沉无力。

方药：升阳散火汤化裁。

党　参 10g	白　术 10g	黄　芪 10g	升　麻 3g
柴　胡 3g	陈　皮 3g	当　归 10g	炙甘草 10g
葛　根 5g	羌　活 3g	独　活 3g	防　风 3g
黄　柏 2g	蔓荆子 10g	白　芍 6g	桂　枝 10g
茯　苓 10g	远　志 10g		

7剂。水煎服，日一剂。

【二诊】诸症明显好转，守上方去白芍、桂枝、茯苓、远志，加熟地 10g、巴戟天 10g、益智仁 10g、山药 15g。嘱继续服药，直至痊愈。

 老师点评

患者出生于太木之年，风气盛行，脾土受邪，太阳寒水司天，太阴湿土在泉，秉脾虚寒湿体质，素好腹泻，体质消瘦，遇丙申年五之气太阳寒水客气，终之气厥阴客气而发病，脾虚湿盛，中气下陷，清阳不升，头面失养，"中气不足，九窍不通"，又遇丁酉年木运不及，且阳明燥金司天，抑制肝木升发，阳陷于阴，外无卫阳庇护，内有贼邪郁热，治宜补中益气、升阳散火，方用东垣之补中益气升阳散火汤，党参、黄芪、炙甘草补益中气，白术、陈皮健脾燥湿，茯苓健脾利湿，升麻、柴胡升阳举陷，清阳升则浊阴自降，与葛根、羌活、独活、防风共同发散郁热，桂枝温化寒湿……二诊加用填补肾精之品，使阳升而有根可固，如风筝线，牵拉固定，不致飘忽无根，细思其意，妙不可言！

陈越按

升阳散火汤，《脾胃论》曰："治男子妇人四肢发热，肌热，筋痹热，骨髓中热，发困，热如燎，扪之烙手，此病多因血虚而得之。或胃虚过食冷物，抑遏阳气于脾土，火郁则发之。"《内外伤辨惑论》曰："治男子妇人四肢发困热，肌热，筋骨间热，表热如火燎于肌肤，扪之烙手。夫四肢属脾，脾者土也，热伏地中，此病多因血虚而得之也。又有胃虚过食冷物，郁遏阳气于脾土之中，并宜服之。"其组成为：人参、炙甘草、防风、柴胡、羌活、独活、升麻、葛根、白芍、生甘草。

李氏以其治因血虚或胃虚饮食生冷抑遏阳气而治发热者，观夫全方用药，除人参、炙甘草、白芍外，皆为辛散之品，若血虚发热者，恐有耗血之弊，当合用当归补血汤。盖李氏以升阳散火汤治血虚发热者，实因"饥困劳役"，而中气不足，风木下陷，阳气不得输布而抑郁于内者，其发热者，以气虚为主，血虚次之。若血虚盛者，当以养血为要，《证治汇补·发热》："血虚发热，一切吐衄便血，产后崩漏，血虚不能配阳，阳亢发热者，治宜养血；然亦有阳虚而阴走者，不可徒事滋阴。"《明医杂著·医论》："凡妇人产后阴血虚，阳无所依，而浮散于外，故多发热。治法用四物汤补阴血，而以炙干姜之苦温从治，收其浮散之阳，使归依于阴。"

观夫升阳散火汤诸药，实"火郁发之"典范也。以防风、柴胡、羌活、独活、升麻一种风药发散郁热，柴胡归肝经，从下焦起下陷之清气，带动中焦气机升发。李氏常用柴胡以引少阳春生之气，"春气生则万化安，故胆气春升，则余脏安之，所以十一脏取决于胆也"。《神农本草经》谓柴胡"主寒热邪气，推陈致新"。《本草经疏》曰："升麻禀天地清阳之气以生"，故能"升阳气于至阴之下"，显明灭暗，推陈致新。两药合而用，气机得以通畅运行，柴胡升少阳升发之气上煦心肺，升麻升举清气还归于脾胃，则郁火随之而散。葛根升阳解肌，通行足阳明之经，鼓舞胃气上行，又能生津除渴，如清暑益气汤中用葛根鼓舞胃气上行津液。羌活、独活升阳散郁之余还可燥湿，以治疗脾虚不运所生湿邪。用人参、炙甘草以固中焦，白芍合炙甘草，酸甘化阴，此三味实本方之根基，以防发散太过，正气耗伤。炙甘草、生甘草同用，炙甘草缓而补中，生甘草能泻热；火热者，心之所属，《素问·脏气法时论》曰："心欲耎，急食咸以耎之，用咸补之，甘泻之。"

　　"火郁发之"见于《素问·六元正纪大论》，气机运行不利，郁而化火，热邪伏于体内不得透发，治疗当以透散、展布气机，气机得布，火郁得散。《素问·调经论》曰"寒则泣不能流，温则消而去之"，寒邪收引凝滞，过食寒凉或感受寒邪，耗伤脾胃之阳气，脾胃升降失常，则脾胃之阳气为阴邪阻遏，凝滞而不行。邪火燔灼，则出现四肢发热、肌热、骨髓中热；火邪煎灼津液，筋不得濡养故拘急疼痛；壮火食气且脾胃气虚不得运化水谷精微故人体疲乏嗜睡。"表热如火燎于肌肤，扪之烙手"，可知此热为燥热，热势较盛，故法当补中温散。其重点在于辨发热为外感还是内伤，外感之发热与恶寒并见，其热为翕翕发热，"外感寒邪，发热恶寒，寒热并作，其热也翕翕发热……其热寒热并作，无有间断"，内伤之热为燥热，其发热恶寒交替出现，热作寒已，寒作热已。因寒邪凝滞形成郁火作热除有热象及脾胃虚弱之纳差、乏力等，还可有心烦、舌红、脉紧数按减等火郁之症。故风药所散之郁火乃为寒邪所遏，阳气不得布散之郁火，而风药辛温可宣透气机，故用风药旨在升其阳，运其气，阳气运转，气机得布，郁火得散。且其性温，无更伤脾胃阳气之弊。若见其发热之症，以为外感热病而治以凉药，则中气更加损耗，气机更为阻遏，病情更严重，故切不可不辨外感内伤，见热投凉。若患者久居空调之下，寒邪入里侵袭脾胃，亦会形成郁火。时人贪凉饮冷，多食冷物，脾胃之阳气不得输布运转，也会形成郁火。

痞满案（脊髓型颈椎病）

张某，男，53 岁，于 2017 年 8 月 3 日就诊。

主诉：胃中痞满不适一年。

病史：患者自 2016 年以来全身乏力，肢倦懒动，双下肢尤为严重，腹胀纳差，体胖嗜睡，面垢油腻，胸中烦躁，近日加重，痛苦不堪。

舌象：舌质淡红胖大，苔白厚腻。

脉象：脉沉滑数。

体检：血压 110/140 mmHg，颈部 X 线检查：第 5、6 椎孔狭窄，提示，脊髓型颈椎病。

理疗：行中医脊柱按跻导引术。颈肩部肌肉松解，第 5、6 颈椎关节复位。术后患者即明显感觉轻松舒适，大赞神奇！

方药：藿　香 12g^(后下) 苏　梗 12g　　木　香 10g^(后下) 砂　仁 6g^(后下)
薏　米 15g　　苍　术 12g　　茯　苓 30g　　吴茱萸 10g
党　参 15g　　厚　朴 10g　　神　曲 12g　　法半夏 12g
生甘草 10g

5 剂。水煎 500 mL，日分两次口服。

【二诊】于 2017 年 8 月 9 日就诊。

自觉治疗、服药后诸症均好转，心情愉悦，舌质淡胖苔白稍厚，脉沉滑；继续以上推拿手法治疗，并告知日常生活注意事项，减少损伤。上方稍作加减，继续服药。

内伤杂病临证实录（丁酉年）

脊髓为督脉之循行部位，督脉总督一身阳气，颈椎错位，脊髓受压，督脉循行道路受阻，经络不通则阳气疏散不畅，郭师①以中医脊柱按跷导引术，使关节复位，疏通督脉经络气血。脾主肌肉，运化水湿，中焦脾土运化失司，水湿留滞，则四肢沉困，湿邪易走下焦则下肢沉重明显；中焦气机斡旋失司，清阳不升，浊阴不降，浊阴在上则生䐜胀，故腹胀纳差；适逢丁酉年四之气，太阳寒水客气加临太阴湿土主气，寒湿交加，脾阳受困，诸症加重，治宜健脾祛湿、消胀除满。方中党参、甘草补中益气、健运中焦，苍术健脾燥湿，茯苓、薏苡仁健脾利湿，使湿从小便而去，藿香、砂仁、木香芳香醒脾、化湿和胃，半夏燥湿化痰，厚朴下气除满，神曲消食化滞、健脾除胀，苏梗疏理气机，气机调达则水液运行顺畅，诸药合用，湿邪消散，气机流通则病愈！

腰椎错位滑脱案

王某，男，51岁，于2017年8月9日就诊。

主诉：右侧髋关节周围疼痛。

病史：患者于2016年11月，因搬抬重物腰部扭伤，初疼痛不重而不在意，数天后觉右侧髋关节环跳穴周围疼痛难忍，于当地中医处求诊，服用中药后缓解。2017年4月突然疼痛加重，须服用止痛药方可。近日入住医院X片示：第二、三、四腰椎错位，第五腰椎滑脱；医院建议做腰椎手术，做三、四、五腰椎固定手术。因惧怕手术出院来诊。

刻症：右侧髋关节周围疼痛，并放射至足底，不能蹲下，向右侧弯

---

① 郭师：冯献周的老师郭立严。其师从名医杨济生习岐黄之术，尽得真传，并跟随杨济生服务于多位国家领导人。郭老精于疑难杂症的中医辨治，更在针灸、正脊、经脉导引方面有独到之处。

身疼痛加重，向左侧弯身疼痛减轻。环跳穴、殷门穴、合阳穴部触诊有条索状物及结节，晨起口苦，小便黄；平素易感冒，心烦，怕冷，手指遇风则冷痛。

舌象：舌质淡胖，苔白厚，舌中有裂纹。

脉象：脉右寸无，关尺浮软无力，右关尺浮大、中取弦。

治疗：行郭氏整脊复位按跷法一次，穴位弹拨，针刺环跳穴、承山穴、委中穴、合阳穴、阳陵泉、太冲穴、昆仑穴，当时疼痛大减。

方药：怀牛膝 2袋　　白 芍 3袋　　炙甘草 2袋　　羌 活 1袋

　　　独 活 1袋　　防 风 1袋

　　　2剂，免煎颗粒。开水冲服。

【二诊】 于 2017 年 8 月 10 日就诊。

诸症基本消失，唯髋关节部尚有轻微疼痛，继续手法复位治疗，并处方：

　　　大 云 10g　　怀牛膝 10g　　木 瓜 20g　　当 归 10g

　　　白 芍 40g　　炙甘草 10g　　熟 地 15g　　鹿角片 10g^{（先煎）}

　　　羌 活 10g　　独 活 10g　　防 风 5g　　威灵仙 10g

　　　10剂。日一剂。

老师讲解

　　患者因搬抬重物而致腰椎损伤，脊椎乃督脉循行部位，脊椎两侧则为足太阳膀胱经循行部位，腰椎错位及脱位，直接导致督脉及足太阳膀胱经阻滞不通，不通则痛；由于经气不痛，加之疼痛，则足太阳膀胱经循行部位肌肉筋膜紧张，日久则肌肉筋膜粘连而形成结节及条索状物。故而以弹拨手法令粘连部位松解，则疼痛减轻；整脊复位之后，督脉及足太阳膀胱经通畅无阻，经曰："通则不痛"，因此治疗立竿见影；环跳、承山、委中诸穴皆为足太阳膀胱经穴，针刺之以调节经气，疏通经络；经脉瘀阻日久，则经脉失养，故又与肉苁蓉、怀牛膝、当归、木瓜、熟地、鹿角片之类填精养血通络，白芍、木瓜又有缓急之功；督脉为阳脉之海，瘀堵日久则阳气不升，故又予羌独防之流助阳气升发，又有威灵仙舒经活络，为诸药之先锋，令道路通畅，则药达病所，则病速愈。

汗证四则

案例一

某男，47 岁，于 2017 年 12 月 10 日就诊。

主诉：盗汗年余。

病史：患者盗汗湿衣年余，每晚备一卷卫生纸，手足心热，饮多则尿频；阳痿，早泄，余无不适。

舌象：舌淡红苔白。

脉象：脉寸关浮大，两尺沉细。

方药：
麦　冬 15g	枣　仁 15g	熟　地 30g	山萸肉 15g
黄　连 2g	人　参 10g	丹　参 10g	茯　神 10g
肉　桂 2g	桑　叶 10g	五味子 8g	煅龙骨 15g(先煎)

煅牡蛎 15g(先煎)

15 剂。日一剂。

【二诊】于 2017 年 12 月 24 日就诊。

盗汗明显减轻，舌淡红苔白，左寸关浮大、尺脉沉细之象较初诊减轻，右关稍弦。

麦　冬 10g	枣　仁 10g	熟　地 30g	山萸肉 30g
黄　连 2g	党　参 10g	丹　参 10g	茯　神 10g
桑　叶 10g	肉　桂 2g	五味子 8g	煅龙骨 20g(先煎)
煅牡蛎 20g(先煎)	知　母 4g	盐黄柏 2g	

运气辨证实录

盗汗一证，源于肝肾不足。肾水不足，水浅不养龙而虚阳浮跃，陈士铎云："内阴大亏，何能上济于心乎？心无肾水之济，则心添其热，而肾水更耗，久则肾畏心之取资，坚闭肾宫，而心不得不仍返于心宫，无奈心无液养，而烦躁之念生……"肝阴不足，收敛之性不及，阴虚而风动，疏泄太过；此二者为患，是以夜卧盗汗湿衣，乃予陈士铎防盗止汗汤，泻心中之热，补肾中之水，敛肝之风。用熟地、麦冬、山茱萸、大补真阴以滋肾水而摄浮阳；枣仁、五味子酸敛以制肝风，治其疏泄太过之患；知母、黄柏清肾中之邪热并坚肾阴；黄连清心中之热，党参、丹参、茯神以养心；肉桂以引火归元；桑叶、龙骨、牡蛎息风并能敛汗……冰冻三尺非一日之寒，久病积劳非数剂之功，故而稍作加减而继服之。

案例二

某男，34 岁，于 2017 年 7 月 30 日就诊。

主诉：胸部汗出，发烧。

病史：患者当胸汗出，发烧，汗出而烧不退，怕冷，口疮，甚时唇舌糜烂，服金匮肾气丸减轻，胃脘胀满。大便干，小便黄。

舌象：舌质淡红胖大。

脉象：六脉沉细无力稍数。

方药：
白 芍 30g	炙 草 15g	白 薇 10g	茯 苓 15g
白 术 15g	龙 骨 20g（先煎）	牡 蛎 20g	附 子 5g
玄 参 16g	花 粉 10g	乌 梅 10g	防 风 10g

7 剂。

【二诊】于 2018 年 1 月 7 日就诊。

诸症基本消失，当胸汗出已无，食后胃脘稍有不适，腹部按压时有轻微刺痛感，头昏蒙，大便干，小便可。舌淡红，苔薄白，脉沉细。

方药：附　子₅g　　　干　姜₅g　　　人　参₁₀g　　　当　归₂₀g

大　黄₄g　　　火麻仁₂₀g　　　木　香₃g^(后下)　　芒　硝₃g^(溶化)

📝 老师讲解

《黄帝内经》云："阳加于阴谓之汗。"李中梓曰："心之所藏，在内者为血，发于外者为汗，汗者心之液也。"汗出太过，肝风疏泄太过之故也；当胸汗出，心经之热也；口疮，甚则唇舌糜烂，亦心经之火。治病必求之于本，当知心火亢盛之源以治之；其人六脉沉细无力，服用金匮肾气丸后口疮之证缓解，当知诸般症状源于肾水不足，水浅而不养龙，以至虚火上炎。故用白芍、乌梅合炙甘草酸甘化阴以治风，用龙骨、牡蛎、玄参之咸寒，白薇、白术、甘草之苦甘以治火，附子补肾助阳，并能引火归元；花粉清热以养阴，防风味甘疏风又能补中，茯苓祛湿诸药合用，不离治火之法，"平以咸寒，佐以苦甘，以酸收之"；治风之法，"以辛凉，佐以苦甘，以甘缓之，以酸泻之"，故而七剂药尽而病愈，而其宿疾当缓而图之，处方以收功。

运气辨证实录

案例三

某女，5岁，于2017年8月19日就诊。

主诉：昼夜汗出。

病史：患者夜间多汗，昼时动则汗出，扁桃体肿大。平素易外感，自觉肩背部冷。每于感冒之时易憋醒难眠，大便干，2～3日一行。

舌象：舌边尖红，舌面红点，舌中苔厚。

方药：玄　参₆g　　　白　术₅g　　　山　药₁₀g　　　鸡内金₅g

火麻仁₁₀g　　牛蒡子₅g　　　防　风₅g　　　芦　根₁₀g

桔　梗₂g

10剂。

案例四

某男，32 岁，于 2017 年 9 月 18 日就诊。

主诉：自汗乏力。

病史：患者自汗，困倦乏力，胃中不适数年，偶觉胃中隐隐作痛，不敢饮食生冷，大便溏，小便可。

舌象：舌质淡红胖大有齿痕，舌中凹陷，苔白稍腻。

脉象：脉沉细弱。

方药：升阳益胃汤加减。

黄　芪 90 g	半　夏 45 g	人　参 45 g	炙甘草 45 g
羌　活 30 g	独　活 30 g	防　风 30 g	白　芍 30 g
陈　皮 20 g	茯　苓 20 g	泽　泻 15 g	柴　胡 15 g
白　术 20 g	黄　连 5 g		

诸药共为粗末，水煎服。

陈越按

　　此二例皆自汗之证，虽同病而其机异也，故其治异也。案三之幼女，虽时时自汗，平素易感，医多误之以气虚而妄投玉屏风之属，然其大便干，舌边尖红而有红点，岂是气虚乎？此女自汗而平素易感，盖因于内有郁热，而表性对则寒，同气相求，易于外感，但使其郁热得解，表里相和则无患矣。是以用玄参、牛蒡子、芦根以解内热，白术、山药、鸡内金、火麻仁诸药以和中；防风以疏风，令肝之疏泄复常……药合病机，药尽病愈。

　　案四之中年男子，困倦乏力，胃中隐隐作痛，大便溏泄，舌质淡红胖大而中央凹陷，非脾胃虚弱中气不足而何？是以予李东垣升阳益胃汤，用黄芪、人参、白术甘草以补中益气；陈皮、半夏、茯苓燥湿化痰，羌活、独活、防风、升麻、柴胡等一众风药，升阳气并能胜湿，湿去脾胃运化之功得复，气血化生有源则中气充足；一味黄连以清妄动之阴火。

汗出之症，虽非重病，然病家常为所苦，治之得当，数剂而愈，治之有偏，百草枉然。是以为医者当察其虚实，更明虚实之所起而治之。

厥阴风木案三则

案例一

某女，34 岁，于 2017 年 11 月 25 日就诊。

主诉：面部过敏三年余。

病史：自 2014 年春季开始过敏，面部红肿、瘙痒，治疗期间反复发作，10 月份后症状逐渐消失。2015 年及 2016 年亦是如此，今年发病稍晚，5 月发病，近月余加重，唇周及眼周红肿刺痛、脱皮，甚者脱皮后出血。每日早晨严重，下午及晚上较轻，口干、口苦，恶风怕冷，素汗出少，眠差多梦，四肢逆冷，口渴欲饮。

舌象：舌质暗红。

脉象：右脉洪大而滑，左脉沉而无力。

方药：薄　荷 3g^(后下)　　连　翘 3g　　　生甘草 3g　　　栀　子 2g

桔　梗 2g　　　桑　叶 5g　　　菊　花 5g　　　当　归 6g

桂　枝 5g　　　白　芍 5g　　　木　通 2g　　　麻　黄 4g

杏　仁 4g　　　玄　参 6g　　　生　地 6g　　　竹　叶 4g

荆　芥 3g　　　乌　梅 6g　　　防　风 5g　　　白　芷 2g

丹　皮 5g　　　枣　仁 15g

15 剂。水煎服，日一剂。另服乌梅丸。

【二诊】于 2017 年 12 月 12 日就诊。

服药一剂，皮损明显消退，后虽反复，药尽基本痊愈，舌质稍红少苔，处方以调之。

乌 梅 8g	阿 胶 8g^(烊化)	生 地 15g	当 归 10g
川 芎 3g	白 芍 15g	丹 皮 8g	防 风 8g
荆 芥 8g	薄 荷 3g^(后下)	桂 枝 10g	炙甘草 10g

15 剂。水煎服，日一剂。

案例二

某女，60 岁，于 2017 年 12 月 10 日就诊。

主诉：头痛一周余。

病史：患者一周前因生气而头痛至今，其痛始于太阳穴，而后转至颈项，再传至肩背，又传至乳房，止于足趾痉挛疼痛，疼痛每传至他处则原处不痛，如此往复，余无不适，痛苦面容，二便如常。

舌象：舌淡胖裂纹。

脉象：左脉散大，右脉弦。

方药：枣 皮 15g	白 芍 30g	炙甘草 15g	生 地 15g
川 芎 5g	当 归 10g	柴 胡 3g	枳 壳 4g
木 香 2g^(后下)	香 附 3g	青 皮 3g	伸筋草 3g
丝瓜络 5g	怀牛膝 6g	桔 梗 3g	

10 剂。水煎服，日一剂。

案例三

某男，63 岁，于 2017 年 12 月 10 日就诊。

主诉：腹泻半月余。

病史：两月前食用香蕉后腹泻，每于肠中漉漉有声后泻下，无腹痛，或一日二三泻，或二三日一泻，泻下急迫，常有未及如厕而泻，余无不适，经中西医治疗未见明显疗效。

舌象：舌淡红，苔白。

脉象：脉沉细。

方药：炒白术 10g　　柴　胡 3g　　防　风 5g　　羌　活 3g

　　　神　曲 15g　　车前子 10g^(包煎)　炙甘草 10g　　陈　皮 5g

　　　白　芍 10g　　藁　本 3g　　川　芎 3g　　草　果 5g

10 剂。水煎服，日一剂。

陈越按

　　风为百病之长，肝为五脏六腑之贼。神在天为风，在地为木，在脏为肝，在体合筋。平人六气调和，无风、无火、无湿、无燥、无热、无寒，故一气不至独见。病则或风、或火、或湿、或燥、或热、或寒，六气不相交济，是以一气独见。是以风胜则厥阴肝木病。风与火合，则风助火势，火助风威，风火上炎头面或风火克伐肺经；肝木风胜，则横克脾土，则见腹鸣、腹痛而泄泻；风无处不到，最善侵袭空窍经络，则或痒或见游走之症。

　　案一中少女，每病发于春季，止于秋冬，早晚不过二三月，春季之时，风气正盛，至夏则由温而热，风火上攻，则头面红肿瘙痒，至于秋冬，肃杀收藏，风气渐藏，是以症状消失，其脱皮者，风令之燥也；其素有畏风怕冷，四肢厥逆，虚寒之象也，纵观之乃上热下寒，故以翘荷汤清上焦之风火燥热；再以当归四逆汤养血通脉，温经散寒，治四肢厥逆；丁酉年木运不及，燥气盛行，心火来复，故加竹叶、生地，合木通取导赤散之意，以清心养阴；肺主皮毛，麻黄、杏仁宣发肺气；荆芥既入气分又入血分，辛凉以祛风；丹皮清血中之热；厥阴风盛，酸以敛之，乌梅之用也。

　　案二中老妇，病发于生气，知其痛在肝气郁结；其痛游走，风之象也；舌有裂纹，阴虚之故；左脉散大，肝血不足；右脉之弦，风邪横犯；是以知其素体阴虚，重之以肝气郁结化火，更耗阴血，阴虚风动，乃游走而痛，是以治疗当育阴而疏风，乃重用山萸肉、白芍、炙甘草，酸甘化阴以养肝；生地、川芎、当归，合白芍取四物汤之意，滋水涵木；再加柴胡、枳壳，合白芍、炙甘草而为四逆散，疏肝风，解肝郁；木香、香附二药，木香纵行三焦，香附横行左右，经纬有度；青皮破郁结；伸筋草、丝瓜络引药入经以搜风；"诸气膹郁，皆属于肺"，故加一味桔梗为使。

至于案三中腹泻者，其腹泻之前，腹中漉漉有声，泻时急迫，风之性也，此风陷大肠之证，疏风祛湿则愈。乃予白术、防风、陈皮、白芍取痛泻要方之意，抑木扶脾；再加柴胡、羌活、神曲、车前子，合痛泻要方，取东垣升阳除湿防风汤导其湿，升其阳，疏其风则愈。

此三例，其病虽异，其症亦有不同，其根本皆因于厥阴风木之盛，是以治之皆当散其风则病愈。

戊戌年

腹泻、乙型肝炎案

陈某某，男，37岁，于2018年6月9日就诊。

主诉：腹泻半年余。

病史：自2017年10月开始腹泻日数次，辗转求治历服中药半年多，病势无减反增。患者乙肝病史多年，打过干扰素，多年一直服用抗病毒药；现有肝区不适，西医检查示：肝实质弥漫损伤性改变并肝内实性结节。头痛、头晕、耳鸣、颈肩不适。咽部异物感，咽干，肩胛区酸胀；受凉后脐周疼痛，双下肢酸痛；抑郁易怒；舌质淡胖有齿痕，中央凹陷，六脉沉弱；予升阳益胃汤加味二周，二诊诸证减而不明显，乃予静顺汤加味治之，服药十五剂，今来复三诊，服药后诸证及肝区不适消失，腹泻次数减少，右下腹偶尔游走性疼痛。

舌象：舌质淡胖、水滑，有齿痕，中央凹陷。

脉象：脉沉细，肝脉稍弦。

方药：静顺汤合痛泻要方加味。

附 片 10g	干 姜 10g	地 榆 10g	藁 本 5g
川 芎 4g	炒神曲 15g	盐车前子 10g^(包煎)	炙甘草 10g
生白芍 10g	茯 苓 15g	防 风 10g	炒白术 15g
煨诃子 5g	白 芷 5g	党 参 15g	枸杞子 15g
陈 皮 10g	当 归 10g	茜 草 10g	旋覆花 10g^(包煎)
柴 胡 5g	羌 活 3g	广藿香 10g	白豆蔻 5g^(后下)

20剂。一天一剂，水煎服。一天两次，一次200mL。

　　此患者初诊之时，已在他医处辗转数月，寒温叠进未得良效，反有加重之势；且患者乙肝病史数年，曾有医者告其须肝移植，是以情绪沮丧几近抑郁。因久服抗病毒药，肝肾之损伤不可避免，肝虚之势已成；此次腹泻病发于丁酉之年，木运不及，燥气盛行，邪害肝木；肝木更虚，生发之性失司，中气下陷而湿成，湿聚而木益郁，木郁则横克脾胃则腹痛；中气不足，则清阳不升、九窍不利，而病头晕耳鸣，或咽中异物诸证，乃予东垣升阳益胃汤补中气，升阳气，降阴火。服药两周，腹泻虽减轻，然见效终不如意；乃思今年火运太过，寒水来复，成水寒土湿木郁之证，乃予静顺汤加味治之，服药十五剂，诸证均除更喜情绪欢愉，最担心的血糖化验正常，但余脐下痛，每天早晨腹泻一次，痛即腹泻，泻后好转，中午饭后腹胀，矢气后缓解；舌质淡胖水滑、有齿痕、中央凹陷，继用静顺汤合痛泻要方及许学士治腹泻方加味化裁，温水寒、燠土湿、升肝脾之阳、理气活血。

【二诊】于 2018 年 6 月 30 日就诊。

病史：上次以静顺汤合痛泻要方化裁服药 20 余天，其间方中加木香、大黄，解胶冻样便，后一周大便一天一次，无胶冻样，便稀溏。几日前在外地餐馆吃了烧饼、烩面后，肚脐处疼，矢气多，欲解大便，大便一日两次。昨日大便一次，成型，无腹痛；小便黄；右上腹胀闷不适，时觉全身无力，睡眠可。身体困倦好转，体重未再下降。

舌象：舌淡胖，苔白。边缘齿痕，中央凹陷。

脉象：脉稍有力，仍缓。

方药：苓术汤、白术厚朴汤合静顺汤化裁。

生白术 10g	茯 苓 10g	厚 朴 5g	青 皮 5g
干 姜 5g	姜半夏 5g	草 果 3g	怀牛膝 10g
防 风 5g	诃 子 4g	炙甘草 10g	人 参 5g
枸杞子 10g	地 榆 5g	白 芷 5g	广藿香 10g

淡竹叶 5g　　　通　草 4g　　　生薏苡仁 15g　　生　姜 10 片

大　枣 10g　　　黄　连 2g

15 剂。水煎服。

老师讲解

　　患者乙肝多年，从去年 10 月开始出现腹痛、腹泻，辗转求医，一直未治愈。在我处用运气方治疗，大有好转。失误在于用运气方治疗而忽视了沉寒痼疾的排泄，因为患者反映每次大便有胶冻样的东西，于是治疗期间让患者在药里加木香、大黄，胶冻样的东西泻完，肠道中的邪气得以排泄干净，而腹泻停止。我们的经验教训是：在补虚的同时，不忘清除其中的邪气。所幸大半年的病情，经过一个多月的治疗，腹疼、腹泻的症状基本消失。后续治疗还是运用运气理论，张仲景云："见肝之病，知肝传脾，故当先实脾。"故以养肝健脾的思路继续治疗，并随着季节的变化，运气的更换，随时调节药物。

　　现右腹胀闷不适，时觉全身无力，舌淡胖，边缘齿痕，中央凹陷，苔白，脉稍有力，仍缓。脾虚为风木所伤之象，以治岁木太过，风气流行，脾土受邪，民病飧泄之《三因司天方》苓术汤（茯苓、浓朴、白术、青皮、干姜、半夏、草果、炙甘草、生姜、大枣），及治岁土不及，风气盛行，民病飧泄霍乱，体重腹痛之《三因司天方》白术厚朴汤（白术、浓朴、半夏、桂心、藿香、青皮、干姜、炙甘草、生姜、大枣），疏肝健脾祛湿。今年火运太过，寒水来复，成水寒土湿木郁之证，继予《三因司天方》静顺汤（茯苓、木瓜干、附子、牛膝、防风、诃子、炙甘草、干姜。三之气自小满至大暑，去附子、木瓜、干姜，加人参、枸杞、地榆、白芷、生姜），养肝温肾水之寒。患者小便黄，再以淡竹叶、薏苡仁、通草通利膀胱之热，酌加黄连反佐以燥湿。

【三诊】于 2018 年 7 月 17 日就诊。

病史：近日因过食猪蹄而致胃中不适，大便溏半月余。易饿，心慌头晕，眼睑微肿；肩背部不适。

舌象：舌淡胖，苔白厚。

方药：藿朴夏苓汤合六和汤化裁。

广藿香 10g	制厚朴 10g	陈　皮 10g	茯　苓 15g
生黄芪 10g	生薏苡仁 30g	草　果 4g	焦山楂 10g
炒神曲 15g	姜半夏 6g	苦杏仁 10g	人　参 10g
炒白扁豆 15g	炙甘草 5g	砂　仁 5g^(后下)	香　薷 5g

10 剂。水煎服，一日一剂，一天两次。

老师讲解

　　此患者素有乙肝病史，又腹泻年余未得良效，辗转于此服药月余，大便方正常；日前又因口舌之欲，过食猪蹄而大便溏，其脾胃本虚，当小心调养。《难经》云："损其脾者，调其饮食，适其寒温。"今过食油腻之品，又处湿邪弥漫之时，湿阻中焦，脾胃不运，大便乃溏，故予藿朴夏苓汤合六和汤化裁以治之。

【四诊】于 2018 年 7 月 30 日就诊。

病史：日前因感冒服他药而停服中药至腹泻清水样，恢复服中药后不腹泻，但大便臭秽，肝胆区隐痛胀闷感；咽部有憋闷感，受凉则出现或加重；肩背部困重不适。

舌象：舌质淡胖、中央凹陷，水滑之象减轻。

脉象：脉浮缓、重按无力。

方药：紫菀汤合白术厚朴汤、小泻肝汤化裁。

紫　菀 10g	白　芷 5g	人　参 10g	炙甘草 10g
麦　冬 15g	制五味子 6g	生白术 10g	制厚朴 5g
姜半夏 5g	桂　枝 10g	广藿香 5g	青　皮 5g
干　姜 5g	生黄芪 15g	茯　苓 10g	生白芍 10g

防 风 5g	枳 壳 5g	木 瓜 10g	当 归 10g
升 麻 5g	醋鳖甲 10g^(先煎)	焦六神曲 10g	大 枣 10g

20 剂。水煎服，日一剂，一天两次，每次 200 mL。

📝 **老师讲解**

久病脾虚不生肺金，肺虚为热所伤，则病"肩背瞀重，鼽嚏，血便注下"，故用紫菀汤；今为四之气，厥阴风木客气，太阴湿土主气，察其脉浮缓，风邪侵袭之象也，乃合用土运不及、风气盛行之白术厚朴汤，加白芍、枳壳并用又取小泻肝汤之意消右胁下胀闷感，合用鳖甲、升麻、深入厥阴引邪外出、软坚解毒。

【五诊】 于 2018 年 8 月 15 日就诊。

病史： 患者诉精神差，全身乏力，出汗多，怕风怕冷。口不渴不苦，恶心，觉口中无味，胃口差。肝区胀气，常矢气，腹痛时有便意但不欲解，大便前稀后稠有丝状污秽，小便可。小腿酸。

舌象： 舌淡胖有齿印，中间凹陷，舌苔腻。

脉象： 沉缓无力。

方药： 温脾汤合补中益气汤加减。

人 参 10g	炙甘草 10g	干 姜 10g	附 片 10g
肉 桂 5g	苍 术 5g	防 风 10g	炒白术 10g
茯 苓 10g	生白芍 10g	柴 胡 3g	升 麻 4g
生黄芪 30g	陈 皮 5g	当 归 10g	生槟榔 10g
草豆蔻 5g	砂 仁 5g^(后下)	盐益智仁 10g	木 香 5g^(后下)
厚 朴 5g	生大黄 6g^(后下)	生 姜 20g	

10 剂。水煎服。

📝 **老师讲解**

患者腹痛、胃肠不适反复发作，大便有黏液，此肠中陈寒积滞不去。用温脾汤（附子、大黄、当归、干姜、人参、炙甘草）去芒硝加肉桂，温补脾阳，攻下冷积。精神差，全身乏力，出汗多，怕风怕冷，舌淡胖有齿印，中间凹陷，舌苔腻，此脾虚不固，用补中益气汤益气健脾升阳。腹痛，加白芍以柔肝止痛；木香、厚朴、槟榔行气止痛；又四之气，湿困风乘，患者恶心，口中无味，胃口差，以苍术、防风、茯苓祛湿；草豆蔻、砂仁、益智仁、生姜芳香化湿开胃。

【六诊】 于 2018 年 9 月 11 日就诊。

病史：小腹下坠感消失，右下腹隐痛，下午觉饿、全身乏力，胸前正中慌、闷不适。吃饭后打嗝反酸，晨起欲呕。鼻中干，鼻塞，起夜小便 3 次，受凉后腹泻。

舌象：淡胖，齿印，中间凹陷，舌苔稍腻。

脉象：沉缓无力，右手关脉稍弦。

方药：补中益气汤合痛泻要方化裁。

柴　胡3g	升　麻3g	生黄芪30g	当　归10g
人　参10g	炒白术15g	陈　皮5g	防　风5g
生白芍10g	炙甘草10g	白豆蔻5g(后下)	砂　仁5g(后下)
盐益智仁10g	生山药15g	乌　药5g	肉　桂5g
紫苏叶5g	炒神曲15g	苦杏仁5g	生薏苡仁10g
大　枣10g	生　姜20g		

15 剂。水煎服。

老师讲解

患者受凉腹泻、全身乏力，舌淡胖，齿印，中间凹陷，舌苔腻，此脾虚中寒，继续用补中益气汤益气健脾升阳；四之气，湿困风乘，合痛泻要方以柔肝健脾、止痛止泻；加白豆蔻、砂仁、益智仁、山药、乌药、肉桂、大枣、生姜温脾肾、化湿开胃，杏仁、薏苡仁祛湿，苏叶理气宽中。

五运六气之学，盖究天之六气——风、寒、暑、湿、燥、火合于地之五行而致病之理，《华严经》云："一花一世界，一叶一菩提。"人处天地气交之中，受外界之五运六气影响，人体之内亦有五运六气之变，此合于天人相应也。是以，黄元御曰："人之六气，不病则不见，凡一经病，则一经之气见。平人六气调和，无风、无火、无湿、无燥、无热、无寒，故一气不至独见。病则或风、或火、或湿、或燥、或热、或寒，六气不相交济，是以一气独见。"此患者久病之人，病程长，数易其方，或依司天之气而投静顺汤，或以五脏之变而用苓术汤、白术厚朴汤、紫菀汤，此皆出于陈无择《三因司天方》，其用皆宗于运气之变，无论外感内伤，究其根源，不过是六气之偏，五运之太过不及而已。

脂肪肝案

胡某某，男，35岁，于2018年8月20日就诊。

主诉：脂肪肝数年。

病史：体检发现脂肪肝数年，近日再次体检为重度；高血压，现口服降压药（具体不详）控制；素饮酒多，熬夜；酒后易反酸烧心；腰酸；大便溏，小便可。

舌象：舌淡红胖大、苔厚腻。

脉象：左寸关滑而有力，尺无；右脉沉而有力。

方药：大柴胡汤化裁。

柴 胡 15g	黄 芩 10g	姜半夏 10g	枳 壳 4g
酒大黄 4g	赤 芍 10g	茯 苓 15g	陈 皮 10g
竹 茹 5g	防 风 10g	生白术 10g	制厚朴 10g
干 姜 5g	草 果 5g		

10剂。水煎服，日一剂。

老师讲解

患者饮酒素多，酒为湿热之品，容易停聚中焦；又多熬夜，肝气不足，疏泄失职，更令湿热之邪反壅滞于肝胆，其舌胖大、苔厚腻、边尖红，脉滑即是明证，治宜疏肝利胆，燥湿化痰，故用大柴胡汤清泻少阳湿热，加竹茹取温胆汤之意以理气化痰，和胃利胆；加白术、厚朴、干姜、草果取白术厚朴汤之意，以温脾祛湿；加防风以风能胜湿，且防风为风中润药，疏风而不燥，并令诸药灵动不滞。

周小欢按

肝为阴木，胆为阳木，木之性喜调达而恶抑郁。若人素喜饮酒，多食肥甘厚味之品，湿热内生，久则土壅木郁，且胆为清虚之府，更不喜湿浊相扰。胆木抑郁，最易生热，盖其藏少阳之相火，《灵枢·经脉》曰："胆足少阳之脉……是动则病口苦，善太息，心胁痛，不能转侧，甚则面微有尘，体无膏泽，足外反热，是为阳厥。是主骨所生病者，头痛，颔痛，目锐眦痛，缺盆中肿痛，腋下肿，马刀侠瘿，汗出振寒，疟，胸、胁、肋、髀、膝外至胫、绝骨、外踝前及诸节皆痛，小趾次趾不用。为此诸病，盛则泻之，虚则补之，热则疾之，寒则留之，陷下则灸之，不盛不虚，以经取之。盛者，人迎大一倍于寸口，虚者，人迎反小于寸口也。"因此，胆木抑郁，久则变生今人之所谓胆囊炎、胆囊息肉、脂肪肝诸疾，其病因在湿热困于少阳，大柴胡汤与小柴胡汤皆可解少阳之郁，但小柴胡汤中有人参，较之大柴胡汤长于扶正去邪；大柴胡汤较之小柴胡汤减人参，而加枳实、大黄、芍药，《神农本草经》谓大黄主"留饮宿食，荡涤肠胃，推陈致新，通利水谷道，调中化食，安和五脏"；大黄配枳实也有承气汤之意，可清泻热结，若要清泻少阳胆腑之热结，则需柴芩为引。

消渴案

案例一

廖某某，男，30岁，于2018年7月13日就诊。

主诉：糖尿病两年余。

病史：患者自2016年始出现口干、体力明显下降、口渴多饮、食欲亢进等症状；经医院确诊为糖尿病，口服降糖药及注射胰岛素治疗；经朋友介绍，来我处就诊，予麦门冬汤合白虎汤化裁，服药半月，自觉诸多症状明显缓解。又自服半月，今来复诊：目前停用降糖药及胰岛素一周，空腹血糖7～8 mmol/L，餐后10 mmol/L；现自觉下肢无力，大便偏干，余无不适。

舌象：舌质暗淡有瘀斑，有齿痕，舌根部苔黄腻。

方药：黄芪茯神汤合紫菀汤、静顺汤化裁。

生黄芪50g	茯　苓20g	制远志10g	炒酸枣仁10g
紫　菀5g	白　芷5g	人　参5g	炙甘草5g
地骨皮5g	苦杏仁5g	桑白皮5g	木　瓜10g
附　片5g	川牛膝5g	防　风10g	干　姜10g
黄　连10g	麸炒苍术10g	黄　柏4g	生薏苡仁20g
广藿香10g			

30剂。水煎服，一天一剂。

老师讲解

患者生于1983年，火运不及，厥阴风木司天，少阳相火在泉；病发于2016年，水运太过，少阳相火司天，厥阴风木在泉；生年病年皆为风火之年，风火相煽炎于上，火邪克犯阳明燥金，则肺胃燥热，肺虚则母病及子，下劫肾水；胃中燥热则口干欲饮，怕热、食欲亢进，阳明燥金为火邪所犯，唯西方之神可救之，故予白虎加人参汤；风火炎于上，遇火运太过之年，乃合用运气方麦门冬汤以清火养肺；服药 30 剂，症状减轻，15 天时患者自己停服降糖药、胰岛素后空腹血糖稍高于正常，但新添下肢无力之症状，乃思患者生年火运不及，寒乃盛行，为土所复则"足不能任身"，又因此症近日所添，盖因今火运太过，寒水司天，时近四之气，"厥阴风木加临太阴湿土，风湿交争，民病大热少气，肌肉痿，足痿"，故方用火运不及之年运气方黄芪茯神汤合今岁太阳司天之静顺汤；并用紫菀汤以治肺虚为热所伤；今正处湿热之际，患者身处湿热之地，乃加苍术、黄柏、生薏苡仁、藿香以去时令之湿。

案例二

王某，男，36 岁，于 2018 年 11 月 18 日就诊。

主诉：三年前因胰腺炎导致血糖急高，经中药治疗而愈，停药二年多，近日有反复。

病史：早上血糖 7～8 mmol/L，口不干饮水多，容易疲劳，饮食、二便可。

舌象：舌红苔薄白，舌中有裂纹。

脉象：寸弦尺脉弱。

方药：乌梅木瓜汤化裁。

木 瓜 8g	乌 梅 8g	炒麦芽 10g	生甘草 5g
炒白芍 8g	麸炒枳壳 4g	炒黄连 4g	当 归 8g
熟地黄 10g	天花粉 6g	肉 桂 3g	

15 剂。水煎服，日一剂，一日两次。

📝 老师讲解

《四圣心源》曰："消渴者，足厥阴之病也。厥阴风木与少阳相火，相为表里……手少阳三焦以相火主令，足少阳胆从相火化气……足少阳逆于胸膈，故上病消渴。缘风火合邪，津血耗伤，是以燥渴也。"厥阴为风木之脏，内寄相火，若木火燔炽，故上热而消渴。但尺脉沉弱，此亦为下虚之象。《金匮要略》曰："肝之病，补用酸，助用焦苦，益用甘味之药调之。"《三因极一病证方论》乌梅木瓜汤化裁，乌梅、木瓜酸敛肝风，熟地、当归、白芍养肝血滋肾阴，炒黄连、枳壳焦苦及生甘草泻火热，天花粉生津液润阳明之燥热。黄连引心火下行合肉桂温肾水上达，以通心肾使水火交融。

中风后遗症案

倪某某，女，64 岁，于 2018 年 6 月 19 日三诊。

主诉：中风后遗症。

家属代诉：于 2018 年 4 月 12 日早上中风并入院治疗，病情稳定后出现左侧肢体痿废不用，左嘴角及左眼皮抬不起来；怕冷，左腿尤甚；脑梗史，糖尿病史；咳嗽有痰；小便黄；大便成型，色黑；舌淡，胖；舌苔黄白厚腻，予补阳还五汤合静顺汤；5 月 29 日二诊，服药 15 剂，咳嗽有痰明显缓解，足部明显有力，左胳膊医院诊断为"半脱臼"；效不更方继用前方加生地、麦冬、竹叶；6 月 19 日三诊，服药 15 剂，整体情况明显好转，左腿练习走路时脚尖能翘起，会用力；咳痰较之前明显好转，仅偶尔有之；左胳膊再次检查，非脱臼而是肌肉下垂，偶尔疼痛；口不渴；二便可。

舌象：舌淡胖，裂纹。

方药：补阳还五汤合麦门冬汤、静顺汤化裁。

生地黄 15g	麦 冬 15g	淡竹叶 5g	生黄芪 200g
知 母 6g	当归尾 6g	赤 芍 5g	地 龙 5g
川 芎 3g	葛 根 10g	红 花 3g	桃 仁 3g
茯 苓 5g	石 斛 15g	川牛膝 10g	防 风 10g
制五味子 6g	人 参 10g	炙甘草 5g	枸杞子 10g
白 芷 3g			

15 剂。水煎服，一天一剂。

【四诊】于 2018 年 7 月 8 日就诊。

服药 15 剂反馈：整体明显好转，现可以搭小推车走路；易饥饿，空腹血糖 8~9，餐后血糖 15~16；左边胳膊肌肉下垂，抬起会痛；左腿一直冰冷且硬；情绪好的时候感觉左腿能使得上力气；大便正常，小便一天十几次。舌淡胖，苔白。

方药：生血起废汤、润燥丹、静顺汤合至仁汤化裁。

生黄芪 60g	人 参 10g	生白术 10g	赤 芍 10g
天花粉 10g	茯 苓 15g	盐车前子 6g(包煎)	防 风 5g
炙甘草 5g	肉 桂 10g	盐益智仁 5g	熟地黄 30g
柴 胡 3g	玉 竹 60g	山茱萸 10g	当 归 10g
炒芥子 10g	麦 冬 15g	制五味子 5g	附 片 10g
川牛膝 5g	干 姜 5g		

15 剂。水煎服，一天一剂。

老师讲解

患者中风，病发于戊戌年二之气，戊戌年火运太过，火热生风，风火相煽，上犯脑窍，其素有脑梗瘀血之患，相加为患；经住院治疗，病情稳定，但左侧肢体痿废不用，怕冷，其舌淡嫩水滑之象，此寒水之象，缘何？戊戌年火运太过，肺金受邪，寒水来复；又有今年司天之寒水，住院输液之寒水；寒水之盛令今不见其风火之象，故予寒水司天之政方静顺汤以治寒水之盛，合用王清任补阳还五汤治气滞血瘀之机，服药十五剂，寒水之象减轻，但见舌有裂纹，阴虚之象，故守前方加生地以养阴，《神农本草经》云："生地，味甘，寒。主治折跌，绝筋，伤中，逐血痹，填骨髓，长肌肉。作汤除寒热积聚，除痹。"加麦冬、竹叶取运气方麦门冬汤之意治其火运太过。待四诊之时，整体情况明显好转，左侧肢体已能用力活动，但仍有下肢冰凉之患，《辨证录》云：

"有人身未颠仆，左手半边不仁，语言謇涩……血虚之故。血不能养筋脉，有似乎中耳。夫中气病速，而易于奏功；中血病缓，而难于取效。盖中气阳证，中血阴证，阳速而阴迟耳。"又其素有消渴之证，今寒水已除，旧疾乃显，故用陈士铎生血起废汤合润燥丹养阴生血起废，静顺汤合至仁汤祛风利湿化裁以治之。

【五诊】于 2018 年 8 月 2 日就诊。

家属代诉：患者病情好转，现左肩膀不能活动，左侧手指弯曲受限、疼痛。左侧肩膀、手、脚冰凉，上午困倦欲寐，每天可拄拐走一个小时，消谷善饥，无流口水。说话清晰，声音欠洪亮。半个月前去医院尿检有尿路感染，服用治疗尿路感染的中药痊愈。现在空腹血糖值 6 到 7 左右，餐后 11 左右，服用降糖药、注射胰岛素治疗。高血压病史，服降压药控制良好。舌淡胖大裂纹，舌中凹陷，苔白腻，舌下静脉稍曲张。

方药：静顺汤合生血起废汤、润燥丹。

附　片 10g (先煎)	干　姜 5g	炙甘草 5g	茯　苓 15g
川牛膝 5g	木　瓜 8g	生白术 15g	生薏苡仁 30g
炒芥子 15g	熟地黄 15g	赤　芍 15g	当　归 15g
山茱萸 10g	人　参 10g	生黄芪 30g	柴　胡 3g
天花粉 10g	玉　竹 30g	羌　活 5g	秦　艽 5g
防　风 5g	桂　枝 10g		

20 剂，颗粒剂，一剂分两袋，一天两次，温开水冲服。

老师讲解

患者左侧肢体痿废不用，怕冷，其舌淡胖大、苔白腻，此寒水之象，继予太寒水司天方静顺汤化裁（茯苓、木瓜、附子、牛膝、甘草、干姜）以治寒水之盛。

素有消渴之证，消谷而善饥，故用陈士铎生血起废汤（玉竹、熟地、山茱萸、当归、茯苓、白芥子）合润燥丹（熟地、芍药、柴胡、天花粉），其中熟地、山萸肉、玉竹、天花粉滋肾水涵木，又用芍药、当归以平其肝木；柴胡、白芥子以疏通肝气，而消其两胁之痰，水足而木得其养，自能条达，痰去而气自流通。又用至仁丹（人参、白术、黄芪、茯苓、薏仁、甘草）去半夏、肉桂益其气。其中参、芪以补气，苓、术以健土，薏仁利湿，令土旺而气自郁蒸，气有根蒂，脏腑生气勃发，而经络皮肉何至有不通之患哉。更加羌活、防风、秦艽、桂枝诸风药祛风通络止痛。

头晕案：脊髓型颈椎病

王某某，女，35岁，于2018年10月12日就诊。

主诉：头晕半月余。

问诊了解：于9月16日开始，出现走路头晕，头重脚轻、走路不稳，伴恶心有胀感，颈项部不适，腘窝疼痛；急躁易怒，口苦黏腻，手脚冰凉，易手心出汗；多梦易惊，小便可，大便溏。

舌象：舌淡苔白厚。

脉象：脉沉缓。

方药：半夏白术天麻汤、温胆汤、泻肝汤合方化裁。

生半夏 10g	炒白术 10g	天 麻 8g	陈 皮 10g
茯 苓 10g	生白芍 10g	枳 壳 5g	竹 茹 5g
桔 梗 4g	黄 芩 8g	桑 枝 10g	桂 枝 10g
独 活 5g	威灵仙 5g	厚 朴 5g	泽 泻 10g
干 姜 5g	乌 梅 8g		

15剂。日一剂，水煎服。

老师讲解

这是我治疗过的第三例脊髓型颈椎病，病程没有常某长，临床症状也没有常某重，脊髓型颈椎病患者在早期的时候会感到下肢发紧乏力，走路的时候步伐较乱，抬腿的时候像灌了铅似的很沉，就好像踩着棉花一样会出现跛行步态。上肢亦可出现酸沉乏力的情况，有时拿持的物品可能会从手中滑落。四肢有触电般的感觉，而且伴随头痛、头晕等不适，患者有时可出现尿频尿急，排尿不尽，排便无力等情况。颈椎 X 线片可见颈椎弧度消失或反弓，椎间隙变窄，椎体及关节突向前滑脱，椎体边缘唇样增生等。查颈椎 CT 或核磁共振可见颈椎间盘向后突出，压迫脊髓。

患者病发于四之气，太阴湿土主气，厥阴风木客气，《素问·至真要大论》"诸风掉眩，皆属于肝；诸痉项强，皆属于湿；诸湿肿满，皆属于脾"；脾湿生痰，湿痰壅遏，风痰上扰，蒙蔽清阳，故眩晕、头痛；痰阻气滞，升降失司，故胸膈痞闷、恶心呕吐；舌苔白腻；脉来弦滑，主风主痰。治当化痰熄风，健脾祛湿。半夏白术天麻汤方中半夏燥湿化痰，降逆止呕；天麻平肝熄风，而止头眩，两者合用，为治风痰眩晕头痛之要药。李东垣在《脾胃论》中说："足太阴痰厥头痛，非半夏不能疗；眼黑头眩，风虚内作，非天麻不能除。"故以两味为君药。以白术、茯苓为臣，健脾祛湿，能治生痰之源。佐以橘红理气化痰，俾气顺则痰消。患者急躁易怒，此肝旺之象，又大便溏，以大泻肝汤，白芍敛阴止汗，柔肝止痛，平抑肝阳；黄芩轻清泻肝火；患者多梦易惊醒，以温胆汤理气化痰，和胃利胆，半夏辛温，燥湿化痰，和胃止呕。竹茹，取其甘而微寒，清热化痰，除烦止呕。半夏与竹茹相伍，一温一凉，化痰和胃，止呕除烦之功备；桔梗、枳壳一升一降，宣降气机；加桑枝、桂枝、独活、威灵仙以通四肢经络，去除经络之痰；厚朴、泽泻燥湿消痰，下气除满，泄热，化浊降气、乌梅天麻治厥阴之风，干姜、白术温太阴之湿寒。

【二诊】于 2018 年 10 月 25 日就诊。

病史：诸症减轻，走路不稳如踩棉花不减。舌淡苔白厚；脉沉缓。

方药：东垣半夏白术天麻汤合茯苓四逆汤化裁。

生半夏10g	炒白术20g	天 麻10g	附 片10g
苍 术10g	茯 苓20g	生黄芪30g	人 参10g
炒神曲10g	干 姜10g	青 皮10g	厚 朴10g
草 果5g	炙甘草5g	黄 柏4g	泽 泻10g
鹿 角5g^(先煎)	羌 活5g	藁 本5g	葛 根20g

10剂。水煎服。

老师讲解

上方微效，法不变方微调，改用东垣半夏白术天麻汤合茯苓四逆汤温阳化湿祛风痰，加厚朴、草果醒脾去湿，鹿角、藁本、羌活、葛根通督升阳，半夏、茯苓、泽泻、厚朴、黄柏降浊阴，阳升阴降则头目自清！

【三诊】于2018年11月6日就诊。

病史：服药15剂，并辅以整脊推拿，现诸症明显缓解，腘窝疼痛基本消失，下肢凉。

舌象：舌质淡红、胖大、苔白。

脉象：六脉沉弱、尺脉尤甚。

方药：效不更方，继用李东垣半夏白术天麻汤化裁以治之。

辅以整脊按摩。

眩晕案

谢某某，女，27岁，于2018年12月19日就诊。

主诉：眩晕。

病史：头晕，看手机电脑时间长突然头蒙，坐的位置低会眩晕；眠差，近两日稍好；休息不好后头部疼痛；严重时侧头眩晕，恶心，甚时呕吐涎沫；眩晕时心烦、紧张；晨起头重脚轻，有轻微走路不稳，踩棉花感，运动后缓解；下午头晕稍重，晚上更甚，劳累后加重；月经连绵不绝，一年仅干净月余；大便溏，不黏；小便调；素食两年；鼻炎。

舌象：舌淡胖，苔薄白，舌边有齿痕。

方药：东垣半夏白术天麻汤合益气聪明汤化裁。

人　参 10g	炒白术 15g	炙黄芪 30g	麸炒苍术 5g
附　片 5g	茯　苓 15g	陈　皮 5g	清半夏 5g
天　麻 10g	黄　柏 2g	干　姜 5g	炒神曲 10g
当　归 10g	蔓荆子 5g	木　香 2g(后下)	大　枣 15枚
鹿　角 5g(先煎)	菊　花 8g		

10剂。水煎服，日一剂，一日两次。

📝 **老师讲解**

　　患者舌淡胖，苔薄白，舌边有齿痕且便溏，此为脾虚，脾虚则运化水湿不利，从而生化痰湿，痰浊蒙蔽清阳，加之肝风内动，风痰上扰所致。《黄帝内经》："诸风掉眩，皆属于肝。"风性主动，肝风内起，因此头眩物摇；又因痰湿上犯，浊阴上逆，故眩晕严重，自觉天旋地转，并见呕吐呃逆。后世医家又云："无痰不作眩，无风不作眩，无虚不作眩。"患者月经连绵不绝，一年仅干净月余，此为漏症也，其必有血虚；《证治汇补》云其内因："诸风掉眩，皆属肝木。以肝上连目系而应于风，故眩为肝风，然亦有因火、因痰、因虚、因暑、因湿者。"血虚眩晕，血为气配，气之所丽，以血为荣，凡吐衄崩漏产后亡阴，肝家不能收摄荣气，使诸血失道妄行，此眩晕生于血虚也。中气不足清阳不升致痰浊上泛，脾不统血肝虚风生，风痰上扰致眩，故用东垣半夏白术天麻汤化裁补中气升阳降浊，养血熄风。李东垣在《脾胃论》中曰："足太阴痰厥头痛，非半夏不能疗，眼黑头眩，风虚内作，非天麻不能除。"二者合用，治疗风痰眩晕头痛的要药。加鹿角通督，附子通经。合益气聪明汤益耳目之虚。《本草纲目》云："菊花，昔人谓其能除风热，益肝补阴。盖不知其尤多能益金、水二脏也，补水所以制火，益金所以平木，木平则风息，火降则热除，用治诸风头目，其旨深微。"

菊花，春生、夏茂、秋花、冬实，备四气、经风霜，叶枯不落，花槁不零，得金水之精英，味兼甘苦而性平。补水以治火，益金以平木而风熄火降。驱头风、止头痛、眩晕，清头脑第一；养眼血收泪、祛翳膜，明眼目无双；变老人皓首白发同地黄酿酒；解醉汉昏迷易醒共葛花煎汤；散湿痹去皮肤死肌，安肠胃除胸膈烦热；利一身血气，逐四肢游风。合石膏、川芎治风热头痛，同杞子治阴虚目疾。陈士铎谓大量用配元参、麦冬善平胃中之火力胜白虎。吴鞠通桑菊饮乃治风温名方。六味丸加杞菊为滋肝补肾之剂。黄去肺热，白宣肺虚，去风热用生，入补剂酒蒸。

陈越按

半夏白术天麻汤有二，李东垣《脾胃论》中载曰："黄柏（二分），干姜（三分），天麻、苍术、茯苓、黄芪、泽泻、人参（以上各五分），白术、炒曲（以上各一钱），半夏（汤洗七次），大麦面、橘皮（以上各一钱五分）。上药咀，每服半两，水二盏，煎至一盏，去渣，带热服，食前。此头痛苦甚，谓之足太阴痰厥头痛，非半夏不能疗。眼黑头眩，风虚内作，非天麻不能除；其苗为定风草，独不为风所动也。黄芪甘温，泻火补元气；人参甘温，泻火补中益气；二术俱苦甘温，除湿补中益气；泽、苓利小便导湿；橘皮苦温，益气调中升阳；炒曲消食，荡胃中滞气；大麦面宽中助胃气；干姜辛热，以涤中寒；黄柏苦大寒，酒洗以主冬天少火在泉发躁也。"程钟龄《医学心悟》载曰："半夏一钱五分，天麻、茯苓、橘红各一钱，白术三钱、甘草五分，生姜一片，大枣二枚，水煎服"，主风痰上扰。

李氏之方，其病多因脾气虚弱，运化失司，水湿内停，聚而成痰，痰阻清阳而致。《素问·五运行大论》曰："其不及，则己所不胜，侮而乘之。"土虚木横，肝木乘脾土，遂成肝风内动，挟痰上扰清空之证。《素问·至真要大论》云："诸风掉眩，皆属于肝。"风性善行而数变，主动摇，肝风内动，则头眩物摇；又痰浊上逆，浊阴不降，阻遏清阳，故眩晕之甚，自觉天旋地转，遂作恶心呕吐。痰湿中阻，则胸闷。舌苔白腻，脉弦滑，皆为风痰上扰之象。程氏之方但取李氏半夏白术天麻汤中数味，其治邪实为主。

六经中风案

刘某某，男，44岁，于2018年11月1日就诊。

主诉：胸胁肩胛部及腰背部肌肉硬疼、发凉数年。

病史：2010年前后因夏日大汗后吹空调，翌日醒来觉颈肩部肌肉僵硬、恶寒。就诊于某西医医院，症状无缓解，乃求诊于某中医处。服用大戟、甘遂、芫花等，症状不减反增，渐觉腰背部肌肉发凉、挛缩。又遍寻京城名医，历服桂枝汤、桂枝加龙骨牡蛎汤、补中益气汤等，未获良效。

刻症：胸部、胁肋部、肩胛部及腰背部肌肉硬疼、结节、发凉，患者自言若有物缚之；颈部肌肉僵硬；腹部肌肉及小腿循足厥阴肝经、足少阳胆经部肌肉跳动，以左侧肢体尤甚；偶觉足三里穴周围疼痛；右侧环跳穴部不适；四肢关节屈伸不利，肩关节尤甚；左乳下偶有针扎样疼痛；会阴部凉，夏日觉阴部潮湿；夏日自汗、恶风；现畏寒恶风、困倦乏力，身体怠惰；眼昏；鼻腔干燥，呼吸觉鼻腔凉风习习；两耳下轻微胀痛；易怒，无口干口苦；性功能减退，早泄；腹胀，偶觉腹中咕噜有声；大便稀溏，一日二至三行；小便黄。

舌象：舌质淡胖、苔白略厚、有齿痕。

脉象：脉沉弦、略滑数。

方药：附子续命汤合排风汤化裁。

白鲜皮 5g	麸炒苍术 5g	独活 3g	茯苓 10g
柴胡 3g	羌活 5g	藁本 5g	炒蔓荆子 3g
草豆蔻 3g	盐黄柏 2g	葛根 10g	细辛 3g

制吴茱萸 3g　　制厚朴 4g　　麻　黄 4g　　人　参 5g

黄　芩 2g　　赤　芍 5g　　官　桂 5g　　川　芎 3g

防　风 5g　　附　片 5g　　炒神曲 10g　　干　姜 5g

苦杏仁 4g

15 剂。水煎服，日一剂。

老师讲解

　　患者发病日久，久治不愈，盖始因之病情延误，又兼误下引邪深入，后者又未查病之因，机之变也。夫患者生于乙卯年（1975 年），岁金不及，阳明司天，运气相同，燥气过胜，肝木受邪，故其素禀肝虚之质；发病之年金运太过，肝木受邪；病发于大汗后受风寒之气，而见颈项强直，恶寒无汗，此葛根汤之证也，不过二三剂即愈，然病情迁延至今，风寒之邪已遍布五脏六腑六经。《素问·风论篇》论曰："风气与太阳俱入，行诸脉俞，散于分肉之间，与卫气相干，其道不利，故使肌肉愤而有疡，卫气有所凝而不行，故其肉有不仁也。……肺风之状，多汗恶风，色皏然白，时咳短气，昼日则差，暮则甚……心风之状，多汗恶风，焦绝，善怒吓，赤色……肝风之状，多汗恶风，善悲，色微苍，嗌干，善怒，时憎女……脾风之状，多汗恶风，身体怠惰，四肢不欲动，色薄微黄……肾风之状，多汗恶风，面庞然浮肿，脊痛不能正立，其色炲，隐曲不利，诊在颐上……胃风之状，颈多汗恶风，食饮不下，膈塞不通，腹善满，失衣则䐜胀，食寒则泄……"此言其脏腑中风之貌。

　　试以六经言之则曰：太阳中风，头项强痛而恶寒，甚则延及腰背等足太阳膀胱经循行之所；厥阴少阳中风则腹部肌肉及小腿循足厥阴肝经、足少阳胆经部肌肉跳动；太阴中风则腹中胀满、泻下；少阴中风则早泄……明诸症皆因于风寒入于内，治疗之时，有来路，则有去路，无论用何方，首当令风邪外出；五脏之风令之从六腑而出，六经之风，令之从厥阴太阳而出；久病必虚，邪退一步，则补之一步，当以驱邪为要，补益为辅。方用附子续命汤合陈无择排风汤化裁。《备急千金要方》附子续命汤药味为麻黄、桂枝、防风、川芎、人参、甘草、白芍、干姜、附子。水煎，温服取汗。风中脾络，须从络达表。桂枝、麻黄驱太阳表邪以开腠理，防风为风药之长，川芎为血分风药，二味引风达外，交于太阳，故用麻、桂为君，芎、防为臣；然风中由于中虚，故以人参、炙草、干姜、白芍补之，使正旺而邪易散；更用附子之温经透络，助阳为佐，以交通表里；里外交治，风自不能逗留矣。宋代《太平惠民和剂局方》排风汤治"男子、妇人风虚冷湿……服此汤安心定志，聪耳明目，通脏腑诸风疾"。

简而言之，以麻黄附子细辛汤之附子温阳逐邪外出，细辛开十二经之通路，麻黄开太阳之表令风邪外出，余则随证加减而已。

胸痹案

郭某某，男，54岁，于2018年6月5日就诊。

主诉：胸闷，肩部疼痛数月。

病史：患者2017年4月因头晕、虚里悸动于医院检查示：冠心病、高血压，一直服用西药治疗高血压，现已平稳；虚里悸动，服麦门冬汤，症状消失，但出现心尖部及背部间歇性疼痛；夜间3～4点以及早8点，左肩疼痛尤甚，偶尔现针刺样疼痛。先后在他处服柴胡剂、理中剂、桂枝剂等无明显改善，仍有疼痛；时舌强语謇，咽部异物感，右肋疼痛，偶有干呕，纳可，二便可。乃与栝蒌薤白白酒汤加味，服药之后，虽然症状有所减轻，但疗效未达预期。四诊之时，心前区仍有不适，伴胸闷。

舌象：舌淡胖，中央凹陷，水滑。

脉象：脉沉细，右脉稍滑。

方药：静顺汤加味。

| 附　片 14g | 干　姜 15g | 炙甘草 20g | 木　瓜 10g |
| 茯　苓 20g | 怀牛膝 10g | 防　风 10g | 煨诃子 4g |

白　芷 5g　　　人　参 10g　　　桂　枝 15g　　　瓜蒌皮 10g

枳　壳 4g　　　丹　参 10g　　　砂　仁 5g　　　檀　香 10g^(后下)

15 剂。水煎服，日一剂，早晚分服。

📝 老师讲解

　　《金匮要略》曰："胸痹之病，喘息咳唾，胸背痛，短气，寸口脉沉而迟，关上小紧数，栝蒌薤白白酒汤主之。"此患者予栝蒌薤白白酒汤之后，初诊用之，二诊之时症状明显减轻，再用则效果不甚明显。乃仔细审查知今岁火运太过，寒水司天；岁火太过，肺金受邪，寒水来复，观其舌淡胖大，苔厚而有水滑之象，其脉沉细，正为寒水来复之象也，乃与戊戌年之静顺汤，方中附子、干姜、人参、茯苓、炙甘草合为茯苓四逆汤，治太阳寒水来复；舌中央凹陷，中气不足也，人参、炙甘草以补中；木瓜、牛膝养肝和营；桂枝通心阳。

【二诊】于 2018 年 6 月 16 日就诊。

病史：诉其咽部梗阻感消失，两胸上方及背胀疼减轻仍有，每天早上九十点左右两胸上方及背胀疼即消失，心尖搏动处偶有闷、隐痛，捶打可减轻，纳眠可，二便正常。

舌象：舌胖苔白厚，中央水滑，舌下静脉迂曲。

脉象：左脉沉弱无力，右较前有力，右尺沉。

方药：静顺汤、丹参饮合栝蒌薤白白酒汤化裁。

附　片 10g　　　防　风 5g　　　白　芷 5g　　　羌　活 5g

丹　参 15g　　　砂　仁 5g^(后下)　檀　香 5g^(后下)　茯　苓 20g

生白术 15g　　　炙甘草 5g　　　桂　枝 15g　　　瓜蒌皮 15g

陈　皮 10g　　　薤　白 10g　　　人　参 15g　　　生　姜 10 片

黄　酒 200mL

10 剂。水煎服。一天一剂。

患者仍舌淡胖大，苔厚而水滑，其脉沉细，为寒水过盛之象，继与静顺汤合羌活化裁，治寒水之胜、并以参、苓、术、草补气健脾利湿；患者胸痛上午消失（上午十点为一日中阳气渐盛之时），心前不适捶打减轻，并舌苔白腻水滑，为痰浊阻滞，心阳不振，故以瓜蒌、薤白、黄酒、陈皮、桂枝温心阳，化痰湿，通心脉。舌下静脉迂曲，为心血瘀阻之象，以丹参饮（丹参、砂仁、檀香）化浊理气活血。《长沙药解》中论及黄酒和白酒均"辛温宣达，能行经络而通痹塞，暖寒滞而止痛楚。"然而"黄者重浊而走血分，白者轻清而走气分"，故选用黄酒"温血脉而散凝瘀"。

胃胀、惊悸案

高某某，女，51岁，于2018年12月10日就诊。

主诉：胃胀反酸，易惊多梦数月。

病史：心烦多梦、惊悸健忘，有恐惧感；前胸后背游走性疼以及痛胸前区隐痛数月；腰痛数年；血压高数年，口服降压药控制；胃胀、嗳气，饮水及饭后加重，纳差，轻微反酸；今年春季有3个月崩漏病史；二便调。

舌象：舌淡苔白，有裂纹。

脉象：左脉关尺细弱，右关脉沉。

方药：归脾汤合一贯煎化裁。

生白术 10g	人 参 5g	当 归 10g	炙甘草 10g
茯 苓 15g	制远志 10g	炒酸枣仁 10g	木 香 2g（后下）
龙眼肉 15g	生 姜 10片	大 枣 20枚	麦 冬 10g
北沙参 10g	熟地黄 10g	枸杞子 10g	川楝子 5g

枳　壳5g　　　瓜蒌皮10g　　　薤　白10g

14剂。水煎服，日一剂，一日两次。

老师讲解

　　患者症见失眠多梦、惊悸健忘、恐惧感，以及胃胀反酸、胸背部游走性疼痛诸多症状，究其原因，不过阴血不足尔。患者今春曾病漏下，气血亏虚，脾胃虚弱；脾为气血化生之源，脾胃虚弱，气血化生乏源，则心血无所充养；心血不足，子病及母，则肝血暗耗；肝血不足则虚风妄动，阴虚则生火，风火上炎而扰于心，灼耗心血，血不养神，神不守舍则失眠多梦、惊悸；肝虚则心胆无所养，而心胆气虚证见恐惧；风木横克木土，气机升降失常则胃中饮邪停胃而胀满、反酸烧心，嗳气，饮水后加重；风邪善动，游走于经络四肢百骸，则游走性疼痛。症状繁多，究其根源，不过心肝脾阴血不足也。治宜健脾养心，调肝疏风。方用归脾汤合一贯煎化裁。方中以参、术、茯苓、甘草温补气健脾；当归、龙眼肉补血养心，酸枣仁、远志宁心安神；更以木香理气醒脾，以防补益气血药腻滞碍胃。组合成方，心脾兼顾，气血双补。熟地滋阴养血以补肝肾；沙参、麦冬、当归、枸杞子配合君药滋阴养血生津以柔肝；更用少量川楝子疏泄肝气。全方共奏滋阴疏肝之功。加枳术汤加茯苓去心下水饮，合栝蒌薤白汤行气解郁、通阳散结、祛痰宽胸。

【二诊】于2019年1月8日就诊。

病史：服药后患者无惊悸，胃胀消失，仍有心烦彻夜难眠，多梦；头痛，反酸，前胸后背游走性疼痛以及痛胸前区隐痛；反复追问诱因，患者犹豫再三方道生气时加重；二便调。

舌象：舌淡胖苔白，有裂纹。

脉象：左脉关尺细弱，右脉沉迟。

方药：栀子豉汤合流气饮化裁。

炒栀子8g　　　淡豆豉10g　　　炒白芍15g　　　当　归15g

炒酸枣仁15g　制远志5g　　　柴　胡3g　　　清半夏10g

白　芷 5g　　　木　香 5g^(后下)　　厚　朴 10g　　青　皮 5g

生槟榔 5g　　　香　附 8g　　　石菖蒲 5g　　　茯　苓 10g

桂　枝 8g　　　羌　活 5g　　　防　风 5g　　　藁　本 5g

15剂。水煎服，日一剂，一日两次。

老师讲解

　　患者服药后，除惊悸之状消、胃中胀满症状减轻外，胸背部游走性疼痛症状没有明显改善，问诊之时但见其坐立不安，焦躁心烦之象明显；待问其诱因，犹豫再三方道生气之后发作；再问其失眠时是否心烦，亦犹豫再三方说带孙女，孩子闹腾，怎能不心烦。医者临证，最怕患者隐瞒病情，或隐瞒发病原因即诱因，此患者服药后疗效欠佳，盖其隐瞒发病诱因为主要原因。生气而情志抑郁不疏，肝木疏泻失常，郁而化热，上扰心神则心烦失眠；《素问·六元正纪大论》云："木郁之发，太虚埃昏，云物以扰，大风乃至，屋发折木，木有变。故民病胃脘当心而痛，上支两胁，膈咽不通，食饮不下，甚则耳鸣眩转，目不识人，善暴僵仆。"其病胸背游走性疼痛亦因木郁之发也，疏其肝，顺其气则愈。故方用木香流气饮调顺荣卫，通流血脉，快利三焦，安和五脏以治"治诸气痞滞不通，胸膈膨胀，口苦咽干，呕吐少食，肩背腹胁走注刺痛，及喘急痰嗽，面目虚浮，四肢肿满，大便秘结，水道赤涩"。合栀子豉汤加疏风药宣散郁热，加白芍、当归、酸枣仁、远志以养肝心阴血疗虚烦不眠。

顽固性盗汗案

侯某某，女，33岁，于2018年6月19日就诊。

主诉：多年盗汗、月经有较大血块。

病史：每月有数日夜间盗汗，汗出湿衣；心悸胸闷；多噩梦，醒后难以入睡；食后容易腹胀，有呃逆感，饮食生冷则腹泻；面色萎黄、晨起乏力；痛经，月经量可，大量血块；经前乳房胀痛，痛及腋下，查体有乳腺增生；自二十岁始头发白，现加重；下肢冰凉；大便每日 2～4 次，不成形或稀水便；夜尿 1～2 次。

舌象：舌质暗红，舌边明显瘀斑，舌底静脉瘀曲，苔白厚。

方药：血府逐瘀汤、桂枝茯苓丸合平胃散、二陈汤化裁。

枳　壳4g	赤　芍6g	柴　胡3g	炙甘草3g
干　姜3g	黄　连2g	瓜蒌皮6g	人　参5g
姜半夏4g	茯　苓10g	麸炒苍术5g	制厚朴5g
木　香3g(后下)	石菖蒲5g	制远志5g	牡丹皮6g
桂　枝5g	桃　仁10g	当　归10g	生地黄10g
红　花3g	旋覆花10g(包煎)	乌　药8g	醋香附3g
醋五灵脂5g(包煎)	川　芎5g	知　母6g	羌　活3g
独　活3g	百　合10g		

15 剂。一天一剂。

老师讲解

　　此患者病情复杂，且病程长久，上极巅顶有脱发，下极足部冰凉覆被而不解，既有眠差而多梦，又有心悸，胸中烦热；还有经前乳房胀痛，乳腺结节，痛及腋下以及心下有包块压痛之感；中焦脾胃有饮食生冷则腹泻，胃中胀满等症状，下有月经大量血块。可以说五脏六腑皆有问题，但是做西医检查，除乳腺结节外全身没有任何器质性病变，这样的病就凸显出传统中医治疗的优势了。这病，首先要找到切入点，我的切入点就是舌苔，舌质暗红，两侧瘀斑，舌底明显静脉瘀曲，所以瘀血阻滞就是个切入点。

　　此女以夜间盗汗淋漓湿衣为主诉，或见盗汗则曰阴虚，治以养阴清热，缪矣！便览此女诸证，其源皆为瘀血为患也。阳加于阴则为汗，夜间阳气入里，因瘀血阻滞，气机不畅，阳气郁而化火，火迫津行而为汗；气机不畅，胸中大气瘀滞不转则心悸胸闷；气机不畅，肝主疏泄之职失司，横逆脾胃，脾胃失于运化，则生湿，湿聚成痰停于心下，则心下压痛；脾胃运化失常，气血化生乏源则面色萎黄，乏力诸证现；其月经大量血块，痛经，经前乳房胀痛，乳腺增生亦因于血瘀气滞；此女尚有饮食生冷则腹泻、怕冷，尤其下肢覆棉被而不解，此非阳虚，乃阳气不达之故也，凡以上诸证，乃一身之血瘀气滞，痰湿阻滞经络不通也。乃以王清任诸血府逐瘀汤合桂枝茯苓丸化裁以治一身之瘀血，合平胃散、二陈汤以治痰湿阻滞，并用小陷胸汤治痰热互结之心下压痛；再以旋覆花汤斡旋胸中大气；书不尽言言不尽意，且用上方以观后效。

【二诊】于2018年8月1日就诊。

病史：患者自诉总体感觉好很多。手脚已经不感觉冷了，记忆力变好，胃肠情况也好，小便正常，大便还是不成形，一天两次。

刻症：手脚心会感觉发热，早起容易乏，睡眠质量好很多，但容易醒。

舌象：舌质暗，两侧明显瘀斑，苔黄厚，舌底静脉瘀曲黑紫。

方药：血府逐瘀汤合桂枝茯苓丸、小陷胸汤化裁。

清半夏5g	瓜蒌皮5g	茯苓10g	桂枝5g
制远志5g	黄连2g	柴胡3g	桔梗4g
川牛膝5g	枳壳4g	竹茹5g	赤芍5g
生地黄6g	当归10g	川芎5g	桃仁5g
红花5g	麸炒苍术5g	制厚朴5g	羌活3g
生黄芪10g	旋覆花10g^(包煎)	牡丹皮5g	石菖蒲5g
炙甘草5g	水蛭3g		

20剂。日一剂。

 老师讲解

效不更法，仍以活血化瘀法继用血府逐瘀汤合桂枝茯苓丸化裁治之，并易乌药、五灵脂、香附、独活而加水蛭，以求不过伤气分之弊，而专入血分加强消瘀血于无形；并用小陷胸汤祛上焦之热痰；二陈汤祛中焦脾胃痰湿；加竹茹合成温胆汤而清少阳三焦之痰热，除烦助眠。

高血压、高血糖案

王某某，男，56岁，于2018年9月28日就诊。

主诉：高血糖五年，高血压一年。

病史：高血糖五年，一直口服降糖药控制；去年八月发现高血压，未服药；血糖高时口渴，口中黏腻，眼昏；食欲极佳；体胖；大便一日两次。

舌象：舌淡红、苔厚腻略黄。

脉象：脉滑数，左脉强于右脉。

方药：大柴胡汤合苍术白虎汤化裁。

柴　胡 15g	黄　芩 10g	清半夏 10g	麸炒枳实 5g
生白芍 10g	酒大黄 5g	麸炒苍术 20g	生石膏 10g
茯　苓 10g	知　母 6g	生甘草 5g	陈　皮 10g
乌　梅 8g			

一日一剂。

老师讲解

　　此患者年近花甲，大腹便便，体胖面赤，多食渴饮，苔厚腻微黄，脉滑数有力，少阳阳明痰湿热证无疑，大柴胡汤合苍术白虎汤加二陈汤治之。

【二诊】于2018年11月26日就诊。

病史：服中药后降糖药减少为一片，空腹血糖正常，餐后略高，感身体轻松，昏沉感及口中黏腻感消失；口渴减轻，血压仍略高，易瞌睡，小便正常，大便一日两次。

舌象：舌淡红苔白腻。

脉象：滑数。

方药：乌梅木瓜汤合平胃二陈汤化裁。

陈 皮10g	厚 朴10g	麸炒苍术10g	茯 苓10g
清半夏8g	炙甘草10g	干 姜2g	草 果5g
乌 梅15g	炒槟榔10g	炒白芍15g	木 瓜10g
麸炒枳壳8g	炒黄连6g	天花粉15g	

60剂。水煎服，日一剂，一日两次。

老师讲解

患者服药后诸证减轻，身宽体轻，现舌苔白厚，脉象滑数，必有痰湿内阻，脾为太阴湿土，居中州而主运化，其性喜燥恶湿，湿邪滞于中焦，则脾运不健，且气机受阻，故见脘腹胀满、食少无味；湿为阴邪，其性重着黏腻，故为肢体沉重、怠惰嗜卧。湿邪中阻，下注肠道，则为泄泻。脾运不健气机受阻，少阳逆于胸膈胃失和降，而呕恶烦汤。

经曰："湿淫于内，治以苦热，佐以酸淡，以苦燥之，以淡泄之。"方以苍术、厚朴、干姜、草果、黄连等苦热之品以燥湿；佐以槟榔、乌梅、木瓜、白芍、枳壳、陈皮等酸淡之品淡渗利湿而调肝，疏泻畅达则湿邪自消；茯苓之淡渗利湿以泻之；酌加半夏、炙甘草以调中；土湿木郁而生热，火热上行而口渴欲饮加天花粉。

天花粉，退五脏郁热，如心火盛而舌干口燥，肺火盛而咽肿喉痹，脾火盛而口舌齿肿，痰火盛而咳嗽不宁。若肝火之胁胀走注，肾火之骨蒸烦热，或痈疽已溃未溃，而热毒不散，或五疸身目俱黄，而小水若淋若涩，是皆火热郁结所致，惟此剂能开郁结，降痰火，并能治之。又其性甘寒，善能治渴，从补药而治虚渴，从凉药而治火渴，从气药而治郁渴，从血药而治烦渴，乃治渴之要药也。

《四圣心源》："消渴者，足厥阴之病也……风木之性，专欲疏泄，土湿脾陷，乙木遏抑，疏泄不遂，而强欲疏泄，则相火失其蛰藏。手少阳三焦以相火主令，足少阳胆从相火化气。手少阳陷于膀胱，故下病淋癃；足少阳逆于胸膈，故上病消渴。缘风火合邪，津血耗伤，是以燥渴也。"方用乌梅木瓜汤调疏泄乙木之过抑，合平胃二陈汤加干姜、草果理土湿脾陷，乌梅、黄连、天花粉治风火耗伤之津血，以除燥渴也。

【三诊】 于 2019 年 1 月 27 日就诊。

病史：诸症基本消失。现食肉后口苦；饮食后腹部胀满症状消失；血压血糖基本正常；口微渴。

舌象：舌质淡红、苔白厚腻。

脉象：左寸滑数，右寸关滑大。

方药：白术厚朴汤合乌梅木瓜汤化裁。

麸炒苍术 5g	姜半夏 5g	广藿香 5g	青 皮 8g
炙甘草 5g	麸炒枳壳 5g	生白芍 8g	制厚朴 5g
乌 梅 8g	木 瓜 8g	草 果 4g	黄 连 6g

15 剂。水煎服，日一剂。

📝 老师讲解

症状基本消失，但余饮食肉类后口苦，口微渴，此痰湿阻滞中焦也；痰湿阻滞，郁而化热，上炎于口，故口苦，微渴；仍依前法予乌梅木瓜汤酸甘化阴，调中止渴；并合用己亥年运气方白术厚朴汤以健脾疏肝。

【四诊】 于 2019 年 4 月 12 日就诊。

病史：诸症基本消失。乏力症状较前减轻，现口渴，尿急。余无异常。

舌象：舌淡胖苔白厚腻。

脉象：沉滑。

方药：白术厚朴汤、乌梅木瓜汤合栝楼瞿麦丸化裁。

麸炒苍术 10g	姜半夏 5g	广藿香 10g	青　皮 8g
炙甘草 5g	麸炒枳壳 5g	生白芍 8g	制厚朴 5g
乌　梅 8g	木　瓜 8g	草　果 6g	黄　连 8g
天花粉 6g	茯　苓 10g	附　片 2g	炒山药 15g
瞿　麦 6g	防　风 5g		

30 剂，免煎颗粒。

老师讲解

效不更法，患者仍舌淡胖苔白厚腻，加防风并增加化湿药用量以增加祛湿之功效；患者口渴、小便不利以栝楼瞿麦丸治之。《金匮要略·消渴小便不利十二》曰："小便不利者，有水气，其人若渴，栝蒌瞿麦丸主之。"《医宗金鉴》："小便不利，水蓄于膀胱也。其人苦渴，水不化生津液也。以薯蓣、花粉之润燥生津，而苦渴自止；以茯苓、瞿麦之渗泄利水，而小便自利；更加炮附宣通阳气。上蒸津液，下行水气，亦肾气丸之变制也。然其人必脉沉无热，始合法也。"

【五诊】于 2019 年 6 月 19 日就诊。

病史：停用西药数月，血压，血糖正常。乏力、尿急消失，近日新口干不思饮，味苦黏腻。

舌象：舌胖大，苔黄厚腻。

脉象：滑稍数。

方药：藿朴夏苓汤化裁。

广藿香 10g	厚　朴 10g	姜半夏 10g	茯　苓 10g
泽　泻 6g	生薏苡仁 20g	白豆蔻 5g	苦杏仁 10g
猪　苓 6g	通　草 3g	蜜麸炒苍术 10g	黄　柏 4g
黄　芩 4g	生栀子 4g	天花粉 15g	川牛膝 10g

60 剂，颗粒剂。

己亥年土运不及，风木盛行，脾土受邪，仲夏之季，天热地湿，人在气交，感湿热之邪气，口干不思饮，味苦黏腻，舌胖大，苔黄厚腻。脉滑稍数，均为湿热之象。与藿朴夏苓汤宣通气机、渗湿利水。方中藿香、白蔻仁芳香化湿；苍术、厚朴、茯苓、半夏燥湿运脾，使脾能运化水湿，不为湿邪所困；杏仁开泄肺气于上，使肺气宣降，则水道自调；猪苓、泽泻、苡仁、通草、川牛膝通利水道，利湿于下，则湿有去路。加栀子、黄芩、黄柏苦寒以折三焦之热，天花粉凉润以清热止渴。

顽固呕吐案

刘某，女，18岁，于2018年9月30日就诊。

主诉： 反复呕吐月余。

病史： 患者因发热等症经中医治疗好转，现余症每于饭后则呕吐，动则加重，饮水吐水，呕吐物初为食物及水，稍久则伴随反酸；时身热口苦心烦；畏寒头痛，恶风自汗、目干咽痒，手足冰凉；胃脘疼痛，连及两胁；右腰背疼痛；大便四日一行，黏滞不爽；月经先后不定期，痛经。

舌象： 舌淡红，苔白略厚，剥苔自幼有之。

脉象： 脉沉细而弦，右关强于左关。

方药： 《千金方》茱萸汤加味。

醋吴茱萸 6g	酒黄芩 6g	人　参 5g	姜半夏 5g
茯　苓 10g	陈　皮 5g	官　桂 5g	炒白芍 8g
炙甘草 6g	酒当归 10g	炒白芷 5g	生　姜 30g
大　枣 12g			

7剂。水煎服，日一剂。

此女先有寒热，现呕吐水食、恶风自汗者，厥阴风寒挟胃气逆于上也。

呕吐一证今之医者，或责之湿邪阻滞、痰饮为患，或责之饮食停滞，或责之情志不畅、肝胃不和，抑或责之脾胃虚弱，独遗厥阴风木之患也。夫风之为病，依《素问·风论篇》所论，必恶风自汗；《素问·至真要大论》云："岁厥阴在泉，风淫所胜……民病洒洒振寒，善伸数欠，心痛支满，两胁里急，饮食不下，膈咽不通，食则呕，腹胀善噫，得后与气，则快然如衰，身体皆重……厥阴司天，风淫所胜……民病胃脘当心而痛，上支两胁，膈咽不通，饮食不下，舌本强，食则呕，冷泄腹胀，溏泄，瘕水闭，蛰虫不去，病本于脾。"《伤寒杂病论辨》云："呕而胸满者，吴茱萸汤主之。"又云："干呕，吐涎沫，头痛者，吴茱萸汤主之。""趺阳脉微而弦，法当腹满，若不满者，必大便难，两胠疼痛，此为虚寒，当温之，宜吴茱萸汤。""食谷欲呕者，属阳明也，吴茱萸汤主之。得汤反剧者，属上焦也，小半夏汤主之。""何谓脏结？师曰：脏结者，五脏各具，寒热攸分，宜求血分，虽有气结，皆血为之。假令肝脏结，则两胁痛而呕，脉沉弦而结者，宜吴茱萸汤。"其四肢冰凉，脉沉细，论曰："伤寒，手足厥逆，脉细欲绝者，当归四逆加人参附子汤主之；若其人内有久寒者，当归四逆加吴茱萸生姜附子汤主之。"

此用方是《千金方》茱萸汤合《审视瑶函》卷三吴茱萸汤加当归，即柴胡桂枝汤去柴胡加吴茱萸！一味药物的易变，使整个方剂的六经归属及证机完全改变，《本经疏证》云："仲师用黄芩有三耦焉。气分热结者与柴胡为耦，血分热结者与芍药为耦，湿热阻中者与黄连为耦；黄连能治湿生热。"为什么黄芩配吴茱萸呢？吴茱萸入厥阴，开达阴结升阴降阳，黄芩清散少阳郁热，柴胡易吴茱萸后，显然主治范围从往来寒热的少阳兼太阳，变为寒热错杂之厥阴兼阳明。主治：①主男子虚热、寒冷。②主妇人寒劳气逆及胸腹苦满而急、绕脐痛、寒心、吞酸、手足逆冷、脐四边坚。悸气踊起、胃中虚冷、口中多唾或口干、手足烦。③苦渴湿痹、风气动作、顽痹不仁、骨节尽痛、腰背如折、恶寒。④大呼即惊、多梦、梦见鬼神，此皆五脏虚。《审视瑶函》卷三亦有吴茱萸汤：半夏（姜制）吴茱萸、川芎、炙甘草、人参、白茯苓、白芷、广陈皮各等分上锉为末。主厥阴经头风头痛，四肢厥冷，呕吐涎沫。

临床中虚热与寒冷集于一身，厥阴病也。由中寒而发，水寒土湿木郁。故投之以吴茱萸汤。

厌食案

叶某某，女，60 岁，于 2018 年 8 月 27 日就诊。

主诉：厌食数年。

家属代诉：患者从 2013 年开始食欲不佳，2015 年加重。

病史：口腔溃疡 30 多年，鼻炎近 4 年，乙肝病毒携带者。

刻症：食欲减退明显，厌食。晨起口苦，饮多口苦，食水果亦口苦。大小便正常，外阴有时瘙痒。自觉思想压力很大。

舌象：舌质暗淡，苔腻稍黄，舌下静脉瘀曲。

方药：血府逐瘀汤合补中益气汤化裁。

当 归 5g	生地黄 6g	桃 仁 5g	红 花 5g
枳 壳 4g	赤 芍 10g	川 芎 5g	桔 梗 3g
木 香 3g（后下）	川牛膝 4g	白 芷 3g	姜半夏 5g
升 麻 3g	茯 苓 10g	人 参 5g	生黄芪 10g
桂 枝 10g	干 姜 5g	黄 连 2g	牡丹皮 5g
柴 胡 3g	大 枣 10g		

15 剂。水煎服，日一剂。

老师讲解

此患者舌质暗、舌下静脉瘀积，这些指征是久瘀的舌象。肝气不舒、肝气郁滞都会导致瘀血，瘀血也会导致肝气瘀滞，往往互为因果，因此肝气不舒，容易肝乘脾，影响到消化功能失常，进而厌食，这是一个原因。另外，其舌苔腻稍黄有湿热象，这是脾胃虚中气不足，所以食之无味，也会厌食。李东垣说："中气不足，九窍不通。"脾土虚则不生肺金，鼻为肺之门户，所以鼻炎多年。至于口苦，五脏六腑皆令人口苦，患者肝气郁滞，导致肝胆湿热而出现口苦；其脾胃虚而无力克制肝木，也导致胆汁上溢而口苦；加上患者思想压力大，心神抑郁，苦为心之味，郁而化火，也会口苦，甚至口腔溃疡。治宜疏肝养血、补中益气，再加清热凉血、芳香醒脾通窍类药。故用血府逐瘀汤活血化瘀，又能滋肾水而润肝木；补中益气汤治脾胃不调，口不知味厌食，加白芷不仅通窍活血，又可与木香共奏芳香醒脾之功以开胃消食、增强食欲。考虑患者口苦口腔溃疡多年，加半夏去燥湿化痰，黄连清心火，丹皮泻肝火，加牛膝引火下行。再加干姜温中，取半夏泻心汤之意，更能提振脾阳，加强运化，更利于恢复食欲。

【二诊】 于 2018 年 10 月 30 日就诊。

病史：服药后口腔溃疡明显好转，食欲增强，精神状态好转；情绪仍欠佳；入睡快，易醒，醒后一小时能再次入睡；口苦口干，不欲饮；饥饿时易低血糖，进食后易胃中不适；面色暗黄；左胁肋下胀满不适；医院查胃下垂 5 厘米；偶有头晕，冬季手脚冰凉；晚上腰部困重；烘热汗出；阴部瘙痒；肛门痒，早晨小便黄。

舌象：舌质淡红、苔白少津、中央裂纹。

脉象：左脉弦细滑有力，右脉缓而无力。

方药：补中益气汤合乌梅四物汤、酸枣仁汤、甘麦大枣汤化裁。

炙黄芪 8g	人 参 5g	生白术 5g	炙甘草 5g
茯 苓 5g	当 归 10g	赤 芍 5g	川 芎 5g
乌 梅 8g	泽 泻 4g	浙贝母 4g	陈 皮 5g
升 麻 3g	独 活 3g	炒酸枣仁 8g	知 母 4g
草豆蔻 3g	黄 连 1g	山茱萸 8g	防 风 5g
盐益智仁 5g	淮小麦 30g	生麦芽 10g	桂 枝 5g

大　枣20g

15剂。水煎服，日一剂。

患者服药后，诸症明显缓解，然其中气不足之象仍显，中气下陷则胃下垂，舌面中央凹陷；中气下陷，厥阴风木不升，阴火内生，肝木疏泄失职，则见胁下胀满，眠差易醒，口腔溃疡反复发作；肝木失于疏泄，湿阻中焦，流于带脉则腰部困重。并见苔白而厚；中气不足，九窍不利，故见二阴瘙痒，痒者，风也，厥阴风木下陷，与湿邪相搏也。仍依前法用补中益气汤化裁。补中益气汤升阳举陷，桂枝、独活、防风、川芎等一众风药辛散以助肝阳之升；乌梅、当归、酸枣仁、山萸肉诸药以滋肝阴，令厥阴风木之升有源；泽泻、浙贝、草豆蔻等祛下焦之湿；赤芍以清肝经郁热；知母养阴清虚热；黄连苦以坚阴。

【三诊】于2018年12月1日就诊。

病史：服药后诸症状较前明显好转，已正常进食，进食胃稍有胀满感，口腔溃疡发作少，易愈合，饥饿时仍易血糖低，阴痒大减，小便正常。

炙黄芪20g	人　参10g	生白术5g	炙甘草5g
茯　苓5g	当　归10g	赤　芍5g	川　芎5g
乌　梅8g	泽　泻4g	浙贝母4g	陈　皮5g
升　麻3g	独　活3g	炒酸枣仁8g	知　母4g
草豆蔻3g	黄　连1g	山萸黄8g	防　风5g
盐益智仁5g	淮小麦30g	生麦芽10g	桂　枝5g
大　枣20g			

15剂。水煎服，日一剂，一日两次。

患者服药后诸症较前明显好转，效不更方，嘱炙黄芪改为20g，人参10g，以增强补气健脾之功效。

虚损案

白某，女，30岁，于2018年6月6日就诊。

主诉：头晕，乏力，少气9月余。

病史：患者从去年9月份以来，时感疲惫，少气乏力，头晕，眼干涩，耳鸣，听力下降，鼻塞，嗅觉减退等，在我处中药治疗，与益气聪明汤合升阳益胃汤化裁一月，诸症痊愈。一月余前因怀孕，到某医院检查，胚胎发育不良，而行人工流产术，术后症状再次出现。

刻症：头晕，头痛，活动稍多即心慌少气，腿软无力，出虚汗。烦躁，入睡难，眼干涩，耳鸣，听力下降，鼻塞，嗅觉减退。不欲饮食，口干，饮水不多。颈项疼痛，右侧为甚。月经量少，小便黄，大便尚可。血压：90/50 mmHg。

舌象：舌淡有齿痕，苔薄白。

脉象：脉沉软弱。

方药：补中益气汤加味。

生黄芪300g	柴 胡3g	升 麻3g	人 参15g
生白术15g	陈 皮5g	当 归10g	炙甘草10g
生五味子6g	麦 冬15g	淡竹叶5g	淫羊藿20g
仙鹤草30g	山茱萸15g	熟地黄10g	广藿香5g
砂 仁5g	盐黄柏2g	生 姜10g	大 枣20g

10剂。水煎服，一天一剂，分三次服。

 老师讲解

患者素体虚弱，又小产后损伤气血，出现头晕，头痛，活动稍多即心慌少气，腿软无力，出虚汗，烦躁，入睡难，眼干涩，耳鸣，听力下降，鼻塞，嗅觉减退，不欲饮食，口干，饮水不多，颈项疼痛，右侧为甚，月经量少，舌淡有齿痕，苔薄白，脉沉软弱。俱是脾土虚弱，气血亏虚之象。李东垣有云："脾胃虚则九窍不通。"中气不足，清阳不升，气血不养官窍，则头晕头痛，耳目不聪，鼻塞嗅觉减退，口干口淡不欲食。又气少则津液不行，津液不行则血亏，故筋骨皮肉血脉皆弱，是气血俱赢弱矣。与补中益气汤，其中重用黄芪，大补中气；加二仙补虚治脱力，山萸肉酸敛固脱，熟地黄滋补肾精，使升补中气而下有根本；《黄帝内经》云："必先岁气，勿伐天和"，今年火运太过，炎暑流行，三之气少阳相火主令，火胜则易伤津，故以竹叶、黄柏清热，麦冬、五味子生津，并以缓和补药之温热，藿香、砂仁化湿，以针对时令湿气过盛；姜、枣调和胃气。总以调脾胃，建中气，使气血生化有源，五官九窍，四肢百骸才能得以充分濡养。

【二诊】于 2018 年 6 月 26 日就诊。

病史：服药十余剂，症状明显缓解，现仍稍有晕、乏力，纳差，胃中不适，耳鸣较重，口中苦，呼吸自觉不顺畅；小腹部胀满不适，眼睛干涩，颈椎部久坐则不适；二便可。

舌象：舌淡红，苔白。

方药：补中益气汤化裁。

生黄芪 60g	柴 胡 3g	升 麻 3g	人 参 10g
生白术 15g	陈 皮 5g	当 归 20g	炙甘草 10g
葛 根 10g	淫羊藿 20g	广藿香 5g	枸杞子 10g
茯 苓 10g	砂 仁 5g（后下）	盐黄柏 4g	姜半夏 4g
制厚朴 4g	防 风 5g	羌 活 5g	麦 冬 15g
熟地黄 10g	巴戟天 5g	盐车前子 6g（包煎）	淡竹叶 5g

10 剂。水煎服，一天三次，每次 200 mL。

老师讲解

效不更方，仍用补中益气汤化裁以补中益气，酌加葛根、羌活、防风以舒经活络，解在经之湿；加厚朴、茯苓合前方之半夏、藿香而为藿朴夏苓汤治时令之湿；加车前子补肾并能利湿，令湿从小便而去。

【三诊】 于 2018 年 8 月 26 日就诊。

病史：本已恢复，因季节变换而腹泻一周，近二十天眩晕，气短懒言，下肢无力等症状再次加重；自汗；不欲饮食，口中异味；偶有耳鸣；多梦；坐立时右侧颈肩有掌大一块酸沉；月经有血块。

舌象：舌质淡红，苔白。

脉象：六脉沉弱。

方药：升陷汤化裁。

生黄芪200g	桔 梗2g	知 母4g	升 麻4g
柴 胡3g	当 归20g	麦 冬15g	人 参10g
山茱萸30g	制五味子10g	葛 根10g	盐黄柏2g
仙鹤草30g	炙甘草10g	陈 皮10g	大 枣50g

10 剂。水煎服，一天三次，每次 200 mL。

 老师讲解

中气下陷一证，欲令之恢复如常，非一日之功。本已恢复，因儿病劳累，季节变换而腹泻，又致气阴两伤，大气下陷又复出现，是以气短懒言、头晕耳鸣、自汗、四肢无力等症状再次加重。治仍补中益气、升阳举陷，方用张锡纯升陷汤化裁。加当归合黄芪为当归补血汤，补气养血；人参、麦冬、五味子、山茱萸大补气阴；盐黄柏清下焦之热；仙鹤草又名脱力草，故用之佐参芪以建补气之功。

【四诊】 于 2018 年 10 月 2 日就诊。

诸症好转，现仍有怕冷，手足易凉，肢困乏力活动后有气短，头蒙，耳鸣，夜梦多，吃火锅辛辣则便秘，手足心出汗。已连续三年出现的冬天低烧，今年还没有。月经量减少，吃螃蟹后腰疼。

舌象：舌淡暗齿痕，苔白。

脉象：沉弱。

方药：深师大建中汤化裁。

桂　枝 10g　　生白芍 10g　　炙甘草 10g　　生黄芪 30g

当　归 10g　　人　参 10g　　肉苁蓉 10g　　附　片 2g

知　母 6g　　茯　苓 5g　　炒酸枣仁 10g　　生白术 10g

龙眼肉 15g　　木　香 2g^(后下)　砂　仁 3g^(后下)　桑　叶 5g

大　枣 20枚　　生　姜 10片

15 剂。水煎服。

老师讲解

　　患者本已近愈，劳累而复，上诊药后乏力、怕冷、便秘等症明显好转，精神气色明显恢复。现仍有畏寒肢冷，头蒙，耳鸣，夜梦多，活动后有气短，肢困乏力，手足心出汗。此为五脏虚损，气虚血弱。《难经》曰："治损之法，损其肺者益其气，损其心者补其荣血，损其脾者调其饮食，适其寒温，损其肝者缓其中，损其肾者益其精。"用《千金方》深师大建中汤去化裁，以人参，白术、黄芪、甘草益气补土生金；当归、枣仁、龙眼肉、茯苓补其荣血养心安神；肉苁蓉益其肾精，附片少火生气补火生土；今已仲秋，燥加知母、桑叶以清热润燥。加砂仁、木香，勿使诸补药壅滞。

精神紧张即欲大便案

心某，女，34岁，于 2018 年 6 月 11 日就诊。

主诉：精神紧张即欲大便 11 年。

病史：常年大便不太成形，精神一紧张即欲大便，脸色黄，长斑，乳腺增生，容易生气；最近刷牙经常出血，有口气；月经量少，开始色褐，月经周期 25 天；去年因上午大便 2～3 次，下午便秘，中医调理一个月，好转，但精神紧张即欲大便并没有改善，平素腰酸、怕冷。

舌象：舌胖淡，苔薄白。

方药：升阳益胃汤加减。

茯　苓 10g	人　参 10g	枸杞子 15g	地　榆 5g
白　芷 5g	菟丝子 15g (包煎)	防　风 5g	生白芍 8g
炒白术 10g	炙甘草 5g	姜半夏 5g	当　归 10g
柴　胡 5g	麦　冬 10g	羌　活 3g	独　活 3g
淡竹叶 5g	黄　连 2g	生黄芪 15g	生　姜 10g
大　枣 20g			

30 剂。一天一剂，水煎服。

老师讲解

患者生于 1984 年，土运太过，肾水受邪，是个土湿水寒的体质。风木来复，一紧张就欲大便，为风木疏泄脾土太过；面部长斑，为脾胃虚有湿，怕冷为肾水有寒，故以升阳益胃汤疏肝气，补脾胃，升清阳；加当归养肝血、加菟丝子补肾；又辰戌岁，太阳司天，取静顺汤加减，温肾水之寒。使温升而无竭源之弊；麦冬、竹叶、黄连取《三因》麦门冬汤之意，针对戊戌年火运太过而设，使温补而无上火之虑。

五运六气是一种气立学说，其主要研究外界天地所产生的信号（如风、寒、暑、湿、燥、火）对人体的影响。外界时空的变化会直接影响到五脏六腑的功能。五脏六腑的功能失常，也会表现出外界风、寒、暑、湿、燥、火等的征象，治气立病一般以伤寒、温病、时病等的理论为指导。因饮食、情致、劳逸过度、气立病久治不愈等引起人体五脏六腑的损伤即为神机病，治神机病除脏腑辨证以外，多用李东垣脾胃理论、黄元御土枢四象理论、脏器法时论等，调理神机多用于慢性疾病的治疗，效果较好。

《神农本草经》云"菟丝子，去面皯"，加白芷、防风治疗女性面部黄褐斑，多年用来效果比较理想，但临床仍需要辨证用药，如气虚加党参、黄芪；血虚加当归、熟地等。单纯讲药效，而不辨证论治者，并非传统中医的思路。传统中医按药物的四气五味、药性组方，当然，一些药物的特殊功效，也不能忽略，在辨证施治的基础上，只要此药物性味不违背该处方的治疗原则，加入，有时会取得意想不到的效果。

反酸烧心案

辛某某，女，57 岁，于 2019 年 1 月 5 日就诊。

主诉：眼昏畏光，心慌气短，反酸烧心数日。

病史：眼昏畏光，心慌气短，失眠；口热、苦、干、黏，有口腔溃疡，消渴；食道灼热感，胃部反酸烧心，嗳气，偶有疼痛；服莲子心等凉药后易腹痛腹泻；小便正常，大便干。

舌象：舌尖红，舌淡胖大，苔白厚腻。

脉象：右关脉滑，左脉弦细。

方药：人参安胃汤合补肝汤、栀子豉汤。

乌　梅 8g	人　参 5g	炒白芍 8g	炒栀子 8g
淡豆豉 10g	炒黄连 3g	浙贝母 10g	制吴茱萸 2g
炮　姜 5g	炒白术 10g	麸炒枳实 5g	当　归 8g
旋覆花 10g^(包煎)	桃　仁 5g	茯　苓 10g	炙甘草 10g
炒酸枣仁 10g	菊　花 8g	枸杞子 10g	石菖蒲 5g
佩　兰 5g	紫苏叶 8g	苦杏仁 10g	

10 剂。水煎服。

 老师讲解

仲圣曰："厥阴之为病，消渴，气上撞心，心中疼热，饥而不欲食，食则吐蚘，下之，利不止。"厥阴为肝木之所主，肝木精血亏虚，木枯生火，风火相煽于上，则口渴欲饮，饮不解渴，而成消渴之证；风火扰于心神，则心烦不眠；横克脾胃，则胃中灼热，携阳明之气上逆则反酸而食管灼热疼痛，即"气上撞心，心中疼热"，甚则"饥而不欲食"；若饮食寒凉之品以则腹泻腹痛；膝为筋之府，关节为筋之所聚，肝主筋，肝木阴血不足，血不养筋，则关节疼痛。如此诸症，皆起于厥阴之虚也；察其所犯诸症，正和厥阴病寒热错杂之特点；故治宜以厥阴入手最为直接；叶氏有泻肝安胃法，察其所用之药，有乌梅、白芍等养血柔肝，亦可称之为补肝安胃法也，补肝阴即泻肝阳矣。故依此法而用李东垣人参安胃汤合补肝汤、栀子豉汤以治之，亦不失仲景治肝明训："夫肝之病，补用酸，助用焦苦，益用甘味之药调之。"

【二诊】于 2019 年 1 月 26 日就诊。

病史：服药后反酸、口黏症状明显好转；心悸、眠差、口渴多饮、食道灼热等症状明显减轻；气短；头蒙，偶有一过性失神；眼睛干涩昏花；腹部隐痛，矢气多，无胀满；双手麻木，后半夜尤甚，活动后缓解；偶有胁肋部及背部不适；大便恢复正常；小便可。

舌象：舌质淡红胖大、有齿痕，苔白略厚，舌尖略红。

脉象：脉沉弱。

方药：白术厚朴汤合越鞠丸化裁。

麸炒苍术 5g	制厚朴 4g	姜半夏 4g	茯　苓 5g
桂　心 2g	广藿香 5g	青　皮 6g	干　姜 2g
炙甘草 5g	乌　梅 8g	黄　连 2g	防　风 3g
生白芍 5g	菊　花 8g	枸杞子 10g	麸炒枳壳 4g
旋覆花 10g	当　归 8g	柏子仁 10g	石菖蒲 5g
川　芎 3g	醋香附 8g	炒栀子 8g	木　香 4g
泽　泻 4g			

30 剂，免煎颗粒。日一剂。

📝 **老师讲解**

　　服药后诸症明显缓解，效不更法，仍依前法，并顺己亥年运气之变而予土运不及运气方白术厚朴汤合越鞠丸，调脾和肝。酌加枸杞子、菊花以养肝明目；木香、旋覆花以斡旋气机，大气一转，气血周流，诸症自愈。

【三诊】 于 2019 年 3 月 8 日就诊。

病史：胃酸、胃溃疡、眼胀消失，反酸较前明显好转。

刻症：仍失眠，眼睛干涩、畏光，饮食生冷或受凉后胃疼、腹痛；膝盖等关节怕冷，遇冷后背不适；大小便正常。患者患有肠息肉。

舌象：舌淡苔白，边有齿痕。

脉象：左脉细缓，尺甚；右脉沉。

方药：益气聪明汤合酸枣仁汤化裁。

炙黄芪 15g	炙甘草 10g	炒白芍 8g	黄　柏 2g
人　参 5g	升　麻 3g	葛　根 10g	炒蔓荆子 5g
草豆蔻 5g	肉　桂 4g	盐益智仁 10g	熟地黄 6g
山茱萸 8g	炒酸枣仁 8g	川　芎 3g	知　母 4g
茯　神 10g	乌　梅 8g	清半夏 5g	

30 剂，免煎颗粒。日一剂，一日两次。

📝 **老师讲解**

　　李东垣曰："《五脏生成篇》云：诸脉者，皆属于目，目得血而能视。"《灵枢·大惑论》云："心事烦冗，饮食失节，劳役过度，故脾胃虚弱，心火太盛，则百脉沸腾，血脉逆行，邪害孔窍，天明则日月不明也。夫五脏六腑之精气，皆禀受于脾土，而上贯于目。脾者诸阴之首也，目者血气之宗也。故脾虚则五脏之精气皆失所司，不能归明于目矣。心者君火也，主人之神，宜静而安，相火代行其令，相火者胞络也，主百脉皆荣于目。既劳役运动，势乃妄行。及因邪气所并，而损其血脉，故诸病生焉。凡医者不理脾胃，及养血安神，治标不治本，不明正理也。阳主散，阳虚则眼楞急，而为倒睫拳毛。阴主敛，阴虚不敛，则瞳子散大，而为目昏眼花。"

东垣又云："饮食自倍，脾胃乃伤。"患者好饮食生冷，久则脾胃乃伤，今食生冷或受凉后胃疼、腹痛，又失眠，眼睛干涩、畏光，故以益气聪明汤和酸枣仁汤治之，补其脾胃，滋其肝肾，令其耳目聪明，参、芪甘温以补脾胃；甘草甘缓以和脾胃；干葛、升麻、蔓荆轻扬升发，能入阳明，鼓舞胃气，上行头目。中气既足，清阳上升，则九窍通利，耳聪而目明矣；白芍敛阴和血，黄柏补肾生水。肝开窍于目，肝虚不能上荣于木，则眼昏而涩；耳为肾窍，故又用二者平肝滋肾也。肝藏血，血舍魂；心藏神，血养心。肝血不足，则魂不守舍；心失所养，加之阴虚生内热，虚热内扰，故虚烦失眠、心悸不安。以酸枣仁汤养血安神，清热除烦；乌梅酸涩入肝敛阴；舌淡苔白厚腻，边有齿痕，饮食难消化食物亦胃部不适，为脾虚湿盛运化不足，以草豆蔻、半夏健脾祛湿；以肉桂温肾阳。

腹部胸胁胀痛不适案

司某某，女，81岁。

主诉：腹部胸胁胀痛不适2月余。

病史：患者胸胁胀痛不适2月余，打嗝，泛酸、烧心、嗳气，口干苦，心烦失眠；纳差；夜间自感腿脚无处安放，并伴抽筋，大小便正常。有糖尿病病史。

舌象：舌淡苔白厚燥。

脉象：浮滑有力。

方药：半夏泻心汤、乌梅木瓜汤、旋覆代赭汤、百合知母汤合方化裁。

| 人 参 5g | 黄 连 6g | 黄 芩 8g | 干 姜 2g |
| 枳 实 5g | 炒白芍 8g | 乌 梅 8g | 木 瓜 10g |

炙甘草 5g　　制吴茱萸 1g　　百　合 15g　　知　母 6g

旋覆花 20g^(包煎)　赭　石 5g　　清半夏 5g　　焦栀子 8g

淡豆豉 10g　　大　枣 20g

7剂。水煎服，日一剂，一日两次。

📝 老师讲解

《伤寒论》："厥阴之为病，消渴，气上撞心，心中疼热，饥而不欲食，食则吐蛔，下之，利不止。"患者有糖尿病病史，又口干苦，此厥阴病也，厥阴之上，风气主之，风木化火，横克脾胃，携阳明之气上逆则两胁肋胀痛，打嗝，泛酸、烧心、嗳气，口干苦。《外经微言》："肝气不平，肝中之火过旺也。肝火过旺，由肝木之塞也。外闭内焚，非烁土之气即耗心之血矣。"夫火旺宜为心之所喜，然温火生心，烈火逼心，风火扰于心神，则心烦不眠；心中烦热懊恼，反复颠倒不能入眠者，胸中有热也。《黄帝内经》曰："肝之合筋也，其荣爪也。"又肝为风木之脏，其气主升主动，肝木阴血不足，血不养筋故自感腿脚无处安放，并伴抽筋。

《四圣心源》曰："脾为己土，以太阴而主升；胃为戊土，以阳明而主降。升降之权，则在阴阳之交，是谓中气。胃主受盛，脾主消化，中气旺则胃降而善纳，脾升而善磨，水谷腐熟，精气滋生，所以无病。脾升则肾肝亦升，故水木不郁；胃降则心肺亦降，故金火不滞。火降则水不下寒，水升则火不上热。平人下温而上清者，以中气之善运也。"寒热错杂以乌梅木瓜汤平息肝风；栀子豉汤宣发上焦郁热；半夏泻心汤辛开苦降，转运中气；旋覆代赭汤降胃气；百合知母汤养肺胃之阴。

【二诊】于2019年1月15日就诊。

病史：患者打嗝、嗳气及胸胁胀痛不适消失，饮食较前好，泛酸、烧心、口干苦较前减轻，仍有心烦失眠；大小便正常。

舌象：舌淡苔厚腻。

脉象：脉浮滑有力。

方药：喻氏神术散合栀子豉汤、旋覆代赭汤化裁。

苍　术 5g	厚　朴 5g	清半夏 5g	陈　皮 5g
炙甘草 5g	广藿香 5g	草　果 3g	生槟榔 4g
炒神曲 10g	焦山楂 10g	石菖蒲 5g	炒栀子 8g
旋覆花 20g(包煎)	赭　石 5g(先煎)	淡豆豉 10g	炒白芍 8g
枳　实 4g	黄　连 3g	生　姜 10g	大　枣 10g

10剂。水煎服，日一剂，一日两次。

老师讲解

　　患者服药后，诸症状较前减轻，戊戌年太阴湿土在泉，湿胜而见舌苔白厚而腻，去其凉润滋腻之品，而用神术散合枳术丸化裁合栀子豉汤加黄连辛开苦降以治湿土之郁热；以旋覆、代赭、槟榔降肺胃之气。

胃胀烧心、胁肋酸胀案

李某某，男，63岁，于2019年1月12日就诊。

主诉：胃胀烧心，胁肋酸胀2月余。

病史：患者于2018年中秋节前饮食生冷后出现胃胀烧心，经中西医治疗数月无明显效果。在新郑中医院行食管镜检查，示散在性白色斑块。

刻症：食管至胃部胀，烧心，遇冷加重，甚则两胁肋及双肩有酸胀感；口中黏腻，饮水多；大小便正常。

舌象：舌质淡红苔白厚腻。

脉象：弦滑。

方药：枳术丸、黄芽汤、栀子厚朴汤合方化裁。

麸炒枳实 8g	苍　术 10g	人　参 5g	茯　苓 15g
干　姜 10g	炙甘草 10g	清半夏 15g	陈　皮 10g

香　附8g　　桂　枝10g　　栀　子8g　　厚　朴10g

草豆蔻5g　　生　姜20g　　大　枣20g　　黄　连2g

15剂。水煎服，日一剂，一日两次。

老师讲解

李东垣《内外伤辨惑论》："夫胃为水谷之海，饮食入胃，游溢精气，上输于脾；脾气散精，上归于肺；通调水道，下输膀胱。水精四布，五经并行，合于四时五脏阴阳，揆度以为常也。苟饮食失节，寒温不适，则脾胃乃伤；喜怒忧恐，劳役过度，而损耗元气。……然而与外感风寒所得之证颇同而理异。内伤脾胃，乃伤其气；外感风寒，乃伤其形。"《证治汇补》曰："水者，阴物也。积水不散，留而为饮。有愤郁而停者，有困乏而停者，有思虑而停者，有痛饮而停者，有因热而伤冷者。"

饮食自倍，脾胃乃伤；恣饮生冷，水饮内停，阻滞气机，升降失常而生痰；肝木为湿邪所困，抑郁不疏，横逆上窜胁胀及肩，郁而化热则烧心、口中黏腻而饮水多，舌质暗红苔白厚；方用枳术丸、黄芽汤、栀子厚朴汤合方化裁。枳术丸重于治疗食内伤；《金匮要略》言："心下坚，大如盘，边如旋盘，水饮所作，枳术汤主之。"桂枝、茯苓通阳化饮；并用《四圣心源》黄芽汤化裁温中益气，配黄连、栀子、厚朴辛开苦降、清烦热、除痞满。二陈汤加草豆蔻燥湿化痰，理气和中。香附理气疏肝。

【二诊】 2019年2月16日就诊。

病史：初服五剂，症状基本消失，后又略有反复，但症状已明显减轻，双臂无力感消失。

刻症：半夜起床及晨起遇凉后食管不适，躺下尤甚，每次持续10至30秒；素多痰；小便略痛，饮水少则小便黄；大便可。

舌象：舌质淡红略胖，苔薄白。

脉象：右脉略弦。

方药：半夏厚朴汤合苓桂术甘汤、苓甘五味姜辛汤化裁。

姜半夏 10g	茯　苓 15g	制厚朴 10g	紫苏叶 10g^(后下)
麸炒苍术 10g	炙甘草 5g	干　姜 10g	细　辛 3g
醋五味子 5g	肉　桂 10g^(后下)	炒栀子 8g	淡竹叶 5g
生　姜 3片			

15剂。水煎服日一剂。

老师讲解

　　服药后诸症减轻，然其食管不适之症，遇凉而犯，且与体位有关而兼见右脉略弦，仍为水饮之患。仲圣曰："病痰饮者，以温药和之。"方用苓桂术甘汤合苓干五味姜辛汤等化裁。脾虚而阴火生，下犯小肠经而见小便赤涩，酌加淡竹叶、炒栀子清热。

痔疮案

腾某，女，40岁，于2018年11月1日就诊。

主诉：痔疮一周。

病史：因饮食辛辣后，大便后出现肛门处有一肉芽突出，瘙痒发热，轻微疼痛；大便干。

舌象：舌淡红、胖大、苔薄略黄。

方药：黄元御茯苓石脂汤合陈士铎益后汤化裁。

茯　苓 10g	升　麻 3g	牡丹皮 10g	赤　芍 15g
生黄芪 15g	桂　枝 10g	川　芎 5g	当　归 20g
干　姜 5g	地　榆 10g	炙甘草 6g	

7剂。水煎服，日一剂。

老师讲解

　　此病名为痔漏，清臣曰："痔漏多由酒色过度，未破为痔，已破为漏，痔轻而漏重，痔实而漏虚。治痔之法，不过凉血解热。"痔者，多责之湿热，此患者病发前曾饮食辛辣之品，病发于大便久坐而出，中气之下陷也，其症见瘙痒发热，是湿热无虞。常言十人而九痔，病此者众矣，然治之则反复难愈，何也？盖今之医者但执专方以疗专病，而懒于探痔之源也。《素问·气厥论》曰："小肠移热于大肠，为虑瘕，为沉痔。"夫手太阳小肠经与手少阴心经互为表里，丙火之经腑也，其从手走头而化寒水，此为常也，若手之三阳不升，则下陷而病矣。五脏六腑，病则传其所胜，以丙火而化庚金，是以移热于大肠。魄门处大肠之末，丙火传金，陷于至下之地，是以痔生于肛也。然病在于二肠，而究其根原，实因于脾。《素问·生气通天论》："因而饱食，筋脉横解，肠澼为痔。"饮食不节而伤于脾，脾虚而生湿，诚如黄元御所言："脾土湿陷，则肝木下郁而血不上行，故脱失于大便。凝则为虑瘕，流则为沉痔。沉虑者，皆肝血之下陷，无二理也。"又曰："《灵枢·邪气脏腑病形》：肾脉微涩，为不月、沉痔。血流于后，则为沉痔，血凝于前，则为不月，不月即虑瘕也。《金匮要略》：小肠有寒者，其人下重便血，有热者，必痔。痔与下重便血，皆丙火之下陷。火衰而陷者，则下重便血而不痔；火未衰而陷者，则下重便血而痔生。"陈士铎亦论曰："人有肛门内外四旁，忽然生长红瘰，先痒后疼，后成为痔，日久不愈，此症皆湿热所成也……湿热在大肠不能久留，势必尽趋于肛门，而肛门为大肠锁钥，未免有关闭防范之意，不容湿热直出于门外，蓄积久湿热毒，肛门独受之矣。有毒必然外形，不生痔于肛门之内，必生痔于肛门之外。"概而言之，其病发于脾虚湿盛，阳气下陷，己土不得左旋而升之，故丙火下陷，移热魄门。治宜健脾祛湿以令阳气得以生发，病源既除，诸症自愈，方用黄元御茯苓石脂汤合陈士铎益后汤化裁，以茯苓、干姜以温阳利湿，桂枝、升麻以助肝阳生发；丹皮、赤芍、地榆以清郁热；川芎、当归以理气活血，气机通畅则痔消；黄芪、炙甘草以补中益气，助阳气之生发。

内伤杂病临证实录（戊戌年）

腹泻二十四年案

李某，男，44岁，于2018年11月17日就诊。

主诉：反复腹泻20余年。

病史：发病于1994年，在校读书时因饮食不洁，导致腹泻，严重时每日腹泻7～8次，体重明显下降，之后肠胃不适反复发作至今。2015年腹泻住院诊断肠道真菌感染，2016年二度住院，2017年求治中医艾灸扎针，病情均未见改善。其间服用过大剂量抗真菌类药物，但效果不明显，已被多家医院的西医拒绝收治。

刻症：唇干，早起咽干，鼻涕多，易堵塞。晨起腰背酸痛；凌晨3～5点夜尿一次，解后不易入睡；每日大便3次，黏腻、便前有隐痛。四肢发凉。

舌象：舌淡红，苔白厚腻。

脉象：网诊，未触及。

方药：附子山萸萸汤合静顺汤化裁。

附　片 10g	山萸萸 10g	木　瓜 5g	乌　梅 8g
姜半夏 3g	肉豆蔻 3g	丁　香 1g$^{(后下)}$	广藿香 5g
茯　苓 10g	防　风 5g	煨诃子 5g	炙甘草 5g
干　姜 5g	当　归 8g	炒白芍 8g	阿胶块 8g$^{(烊化)}$
炒白术 15g	党　参 15g	炒黄柏 2g	砂　仁 3g$^{(后下)}$

20剂。每天一剂，水煎服。

老师讲解

　　二十余年反复不愈之陈病痼疾，必有病邪根深内植，考患者发病于1994甲戌年：年运土运太过，太阳寒水司天，太阴湿土在泉。《黄帝内经》曰："六甲年，敦阜之纪，岁土太过，雨湿流行，肾水受邪，民病腹痛清厥，意不乐，体重烦冤……甚则肌肉痿，足痿不收，行善瘈疭，脚下痛，中满食减，四肢不举。为风所复，则反腹胀，溏泄肠鸣……太阳司天，太阴在泉，病身热头痛，呕吐气郁，中满瞀闷，少气足痿，注下赤白，肌腠疮疡，发为痈疽。"

病机为土湿水寒木郁，病在脾肾肝，经曰："寒淫于内，治以甘热，佐以苦辛，以咸泄之，以辛润之，以苦坚之；湿淫所胜，平以苦热，佐以酸辛，以苦燥之，以淡泄之。"仲圣曰："夫肝之病，补用酸，助用焦苦，益用甘味之药调之。"

陈无择《三因极一病证方论》有附子山茱萸汤，缪问解此方曰："敦阜之纪，雨湿流行，肾中真气被遏，则火之为用不宜，脾土转失温煦，此先后天交病之会也。经谓：湿淫于内，治以苦热。故以附子大热纯阳之品，直达坎阳，以消阴翳，回厥逆而鼓少火，治肾而兼治脾。但附子性殊走窜，必赖维持之力而用始神，有如真武汤之于白芍，地黄饮之于五味是也。此而不佐以萸肉之酸收，安必其入肾而无劫液之虑？不偕以乌梅之静镇，难必其归土而无烁肺之忧。得此佐治，非徒阳弱者赖以见功，即阴虚者亦投之中綮矣。然腹满溏泄，为风所复，土砖受戕，则治肝亦治急也，脏宜补，既有萸肉以培乙木；腑宜泻，更用木瓜以泄甲木。所以安甲乙者，即所以资戊己也。肉果辛温助土，有止泻之功，再复以半夏之利湿，丁、木香之治胃，木瓜、乌梅之疗痿，生姜、大枣之和中，眼光四射矣。"

静顺汤方：白茯苓、木瓜干、附子、牛膝、防风、诃子、甘草、干姜。缪问《三因司天方》方解："太阳司天之岁，寒临太虚，阳气不令，正民病寒湿之会也。防风通行十二经，合附子以逐表里之寒湿，即以温太阳之经。木瓜酸可入脾之血分，合炮姜以煦太阴之阳。茯苓、牛膝，导附子专达下焦。甘草、防风，引炮姜上行脾土。复以诃子之酸温，醒胃助脾之运，且赖敛摄肺金，恐辛热之僭上刑金也。"

加白术培土安中，白芍土中泄木、阿胶养血柔木。

【二诊】于 2018 年 12 月 7 日就诊。

病史：晨起腰背酸痛消失；左面青斑较前变淡；鼻塞、四肢发冷、起夜后不易入睡的情况较前明显改善；蹲久起身易腰背酸痛，两眼冒金花，迎风流泪；每日大便 2～3 次，黏腻。

舌象：舌淡苔白厚。

方药：附子山茱萸汤合顺静汤化裁。

附　片 10g	山茱萸 20g	木　瓜 5g	乌　梅 15g
姜半夏 5g	肉豆蔻 5g	丁　香 3g	广藿香 5g
茯　苓 10g	防　风 8g	煨诃子 5g	炙甘草 5g
炮　姜 10g	当　归 8g	炒白芍 8g	阿　胶 8g（烊化）
炒白术 15g	党　参 15g	炒黄柏 4g	砂　仁 5g（后下）
熟地黄 30g	醋五味子 6g	盐补骨脂 10g	肉　桂 5g

15 剂。水煎服，日一剂，一日两次。

老师讲解

患者服药后，诸症状较前明显减轻，效不更方稍加用量，加陈士铎五神丹以增兼补脾肾之力。

【三诊】于 2018 年 12 月 23 日就诊。

病史：服药后，失眠症状消失；偶有夜尿；睡醒后腰背疼痛症状消失；轻微唇干；流涕、咳痰症状明显缓解；头晕症状消失；便溏黏腻，本次就诊补充素有肠鸣，大便有污垢。

舌象：舌质红少苔有裂纹。

方药：附子山萸汤合静顺汤化裁。

附　片 10g	山茱萸 20g	木　瓜 5g	乌　梅 15g
姜半夏 5g	肉豆蔻 5g	丁　香 3g	广藿香 5g
茯　苓 10g	防　风 8g	煨诃子 5g	炙甘草 5g
炮　姜 10g	当　归 8g	炒白芍 8g	阿　胶 8g（烊化）

炒白术 15g　　　党　参 15g　　　炒黄柏 4g　　　砂　仁 5g^(后下)

熟地黄 30g　　　醋五味子 6g　　　盐补骨脂 10g　　　肉　桂 5g

花　椒 5g　　　酒大黄 5g

30 剂。水煎服，日一剂。

老师讲解

　　患者服药后诸症明显缓解，今又补充肠鸣一症。夫肠鸣者，《证治准绳·杂病》谓肠鸣有五："一曰脾虚，经云：脾虚则腹满肠鸣，飧泄，食不化；二曰中气不足，经云：中气不足，肠为之苦鸣；三曰邪在大肠，经云：肠中雷鸣，气上冲胸，邪在大肠；四曰土郁，经云：土郁之发，肠鸣而为数后是也；五曰热胜，经云：少阴在泉，热淫所胜，病腹中肠鸣，气上冲胸，治以咸寒是也。"

　　此患者发病日久，其机水寒土湿木郁，故其肠鸣为脾虚中气不足而兼木郁也；其病机依旧，仍依前方继服。其肠鸣而大便见污垢之物，是沉寒痼疾随温化而动于外，乃酌加大黄取温脾汤之意以治腹中寒积洗涤污垢之物。加川椒，《长沙药解》："川椒味辛，性温，入足阳明胃、足厥阴肝、足少阴肾、足太阴脾经。暖中宫而温命门，驱寒湿而止疼痛，最治呕吐，善医泄利。"《本草纲目》："椒，纯阳之物，乃手足太阴，右肾命门气分之药。其味辛而麻，其气温以热。禀南方之阳，受西方之阴，故能入肺散寒治咳嗽；入脾除湿治风寒湿痹、水肿泻痢；入右肾补火，治阳衰溲数，足弱久痢诸症。"

【四诊】于 2019 年 1 月 21 日就诊。

病史：现肠鸣基本消失，心浮气躁感觉减轻；右膝刺痛症状基本消失；头部昏蒙、鼻涕分泌物较少，基本不鼻塞，但鼻涕颜色仍有黄脓；原入睡困难、早醒明显改善，现觉睡不够；咽部如有物堵；唇红而干脱皮；下肢凉；大便每日 3～4 次，早上第一次稍好，后 2～3 次便溏，臭秽；夜尿一般 6～7 小时一次，近两日小便黄；舌质淡红胖大有齿痕，中后部苔白厚腻，有裂纹；双脉弦、偏数、双尺脉稍弱。

方药：天魂汤合乌梅丸、温脾汤化裁。

人　参 5g	炙甘草 5g	茯　苓 5g	干　姜 5g
黄　连 2g	炒白芍 6g	附　片 5g^(先煎)	川　椒 3g
桂　枝 8g	牡丹皮 4g	当　归 10g	熟地黄 10g
炒白术 10g	防　风 8g	乌　梅 8g	麸炒枳实 4g
煨诃子 8g	盐益智仁 10g	草豆蔻 5g	炒神曲 15g
柴　胡 3g	升　麻 3g	藁　本 5g	酒大黄 5g
生黄芪 15g			

60剂。水煎服，日一剂。

老师讲解

　　大寒已过，进入己亥年。己亥年土运不及，风气盛行，厥阴风木司天，素体脾胃虚弱者，更易为运气之变影响。患者素中气不足而兼水寒土湿木郁之质，逢己亥之年，仍宜固护中州为主而兼温阳散寒，疏肝利湿。方用黄元御天魂汤合乌梅丸、温脾汤化裁，以人参、黄芪、白术等补中益气；肉桂、附子、干姜、川椒等温脾肾之阳而散寒除湿；酌加防风、柴胡、升麻、藁本等应春之升阳气；乌梅、诃子、黄连收肝风而敛大肠，当归、白芍、熟地、丹皮养肝肾之阴血而清血中之热，大便臭秽，积滞停聚，则有大黄、枳实等清除胃肠积滞……夫用药宜有升有降，有散有敛，以人为本，又能顺天时而为，方不失其治。

慢性阻塞性肺炎案

马某某，女，38岁，于2018年4月6日就诊。

主诉：咳喘三年。

病史：患者慢阻肺病史三年。2015年冬天因受凉感冒而咳嗽，医院检查为支原体肺炎，输液治疗后减轻，未予重视；2017 年 10 月明显加重，医院诊断为"慢性阻塞性肺炎"。口服西药（具体不详）无效。自 2015 年至今咳喘时轻时重，受凉及冬天加重。本次自春节后逐渐加重，咳喘乏力，喉中痰鸣如水鸡声。卧时咳嗽加重，坐时稍缓解。恶寒，口干，咳嗽则汗出、恶心，甚则遗尿。大便稍干，饮食生冷则腹泻。

舌象：舌尖红，苔白厚，舌底静脉瘀曲。

脉象：脉沉细稍数。

方药：金水六君煎合射干麻黄汤加减。

熟地黄15g	当 归15g	陈 皮5g	姜半夏5g
茯 苓10g	炙甘草10g	苦杏仁10g	干 姜5g
细 辛3g	制五味子6g	麦 冬15g	紫 菀10g
桑白皮10g	蜜款冬花10g	桔 梗4g	枳 壳5g
生石膏10g	人 参10g	射 干10g	乌 梅8g

15 剂。水煎服，一日一剂，一天两次，每次 200 mL。

老师讲解

慢性阻塞性肺炎，以咳嗽、痰多、迁延不愈为主。《黄帝内经》曰："五脏六腑之咳，皆聚于胃，关于肺。"治疗应找准病机，着重解决致病脏腑或邪气太过而不及的问题。中医治咳喘多从肺虚、肾虚、火热、痰郁、中焦阻塞等方面治疗。

患者因于外感风寒而病发于 2015 年冬月。2015 年金运不及，太阴湿土司天，太阳寒水在泉；金运不及，炎暑流行，肺金受邪，寒水来复，发病之时正直太阳寒水主客，肺金为寒水所束，迁延日久，肺金不能生水。2017 年木运不及，燥气盛行，肝木受邪，肝气虚而子病及母，肾水愈亏；肾水常寒，肾虚而寒水上犯而为痰饮。患者咳则遗尿，久咳必及肾，肾为肺之子，母病及子，《伤寒杂病论·辨咳嗽水饮黄汗历节病脉证并治》云："肾咳不已，则流于膀胱，脉与肾同，其状则咳而遗溺也。"故治宜金水相生之法，乃与金水六君煎补肺益肾。其咳嗽重时卧时加重，坐时减轻，如《伤寒杂病论》所言："咳而气逆，喉中作水鸡声者，射干麻黄汤主之。"故合以射干麻黄汤以治之。并用加麦冬与前熟地合而为陈士铎子母两富汤，治肾虚肺燥，久咳不愈。干姜、细辛、五味子以温肺化饮，去除寒象；半夏、陈皮燥湿化痰；射干、乌梅以平肝；杏仁、桔梗、枳壳以复肺之升降；人参以补中益气。

痛风、高血压案

孟某，男，37岁，于2018年6月13日就诊。

主诉：痛风、高血压。

病史：患者于去年4月21日大脚趾肿痛难忍，发热，尿酸高，服西药两月余症状消失；今年4月28日体检发现尿酸500 μmol/L；5月觉足跟痛，不可着地，曾服中西药治疗，无明显疗效。今年4月突觉心烦懊恼，量血压舒张压120 mmHg，然后服降压药，又服中药，既而痛风复发；血压高以下午为甚，太阳穴附近胀痛憋闷感；足底脱皮瘙痒，挠破有水，足背瘙痒挠破后缓解；去年至今口中异味明显，偶有心悸。纳可，二便可。

舌象：舌淡胖，苔白。

方药：牛膝木瓜汤合麦门冬汤化裁。

怀牛膝 10g	木 瓜 10g	生白芍 10g	杜 仲 10g
菟丝子 10g(包煎)	枸杞子 15g	油松节 10g	炙甘草 10g
麦 冬 15g	白 芷 5g	淡竹叶 5g	姜半夏 5g
天 麻 5g	苦杏仁 10g	白豆蔻 5g(后下)	生薏苡仁 15g
麸炒苍术 10g	盐黄柏 2g	粉萆薢 10g	防 己 10g

10剂。一天一剂，水煎服，一天两次，每次200 mL。

【二诊】于2018年6月25日就诊。

病史：头部憋胀感、口中异味及足部瘙痒明显缓解；睡眠差时后脑部仍有疼痛不适。西医检查与 4 月相比：尿酸稍高，甘油三酯降低。

舌象：舌淡红胖大，苔薄白。

方药：牛膝木瓜汤合麦门冬汤化裁。

怀牛膝 10g	木 瓜 10g	生白芍 10g	杜 仲 10g
菟丝子 10g(包煎)	枸杞子 15g	油松节 10g	炙甘草 10g
麦 冬 15g	白 芷 5g	淡竹叶 5g	姜半夏 5g
天 麻 5g	苦杏仁 10g	白豆蔻 5g(后下)	生薏苡仁 15g
麸炒苍术 10g	盐黄柏 2g	粉萆薢 10g	防 己 10g

10 剂。一天一剂，水煎服，一天两次，每次 200 mL。

老师讲解

患者平素体质尚可，主诉为痛风，高血压。有明确的发病时间点：2017 年 4 月因足趾疼痛而发现为痛风，今年 4 月病高血压。2017 年为丁酉年，木运不及，肝虚为燥热所伤，前贤云："燥气流行，肝木受邪，民病胁、小腹痛，目赤痒，耳无闻，体重烦冤，胸痛引背，胁满引小腹；甚则喘咳逆气，背、肩、尻、阴、股、膝、髀、足；为火所复，则暴痛。"患者足趾及爆痛难忍之源因于此。另外，足肿在太阴与阳明经，太阴主湿而阳明主燥，足肿为湿热之故；今为戊戌火运太过之年，火运太过，暑热盛行，火生热，热极生风，风火炎上，所以高血压，并见太阳穴周围胀闷跳动；所以治疗据木虚脾湿以及今岁火运太过，用牛膝木瓜汤合麦门冬汤化裁以治之。

【三诊】于 2018 年 9 月 5 日就诊。

病史：自服药以来，口中异味、足部瘙痒已痊愈，血压平稳；因集训停药后又有血压升高，两侧太阳穴仍偶有憋胀感，若觉憋胀则血压不高，若憋胀不明显，则血压升高，血压高以早晨及下午为甚；近两日心悸；立秋后出现过敏反应，表现为过敏性鼻炎，眼痒，耳朵痒，但症状不重。

舌象：舌质淡胖，苔薄白。

方药：血府逐瘀汤化裁合升降散加桑叶、菊花、薄荷、知母。

柴　胡3g	枳　壳4g	赤　芍8g	牡丹皮8g
桃　仁5g	红　花5g	广郁金10g	炒僵蚕6g
桑　叶10g	菊　花10g	薄　荷3g(后下)	川牛膝10g
知　母6g	蝉　蜕4g	熟大黄4g	

3剂。水煎服，日一剂。

老师讲解

　　秋令已至，收敛之气始行，然阳明之气不降，少阳胆木亦不降，是以早上及下午少阳、阳明之时血压升高；皮肤瘙痒、干燥阳明燥气之象也；查其舌有卷敛之象，肝气不疏之故也，肝气不疏，郁而化火，故以血府逐瘀汤化裁疏肝气血之郁，升降散中僵蚕、蝉蜕加牡丹皮、赤芍、知母、桑叶、菊花、薄荷以祛血中之风燥邪，大黄加知母、枳壳、赤芍降少阳、阳明之气。

颈肩酸痛案

黄某，女，39岁，于2018年6月10日就诊。

主诉：颈肩酸痛不适数月。

病史：颈肩部疼痛不舒，后头部有麻木感数月；头晕有空感。右侧腰部疼痛，自去年9月始头发白，胳膊睡觉时会有麻木之感，偶有痉挛；思虑多，怕冷，心烦易怒，健忘，大便干，多喝水或者运动后大便稍好，经常熬夜；第七颈椎左侧疼痛，明显筋结。

舌象：舌胖，苔白，舌尖红。

脉象：右脉沉细，尺部无力，左脉稍滑。

方药：牛膝木瓜汤合《三因》麦门冬汤化裁。

怀牛膝 10g	木 瓜 10g	生白芍 15g	杜 仲 10g
枸杞子 15g	油松节 10g	菟丝子 15g^(包煎)	天 麻 10g
麦 冬 15g	白 芷 5g	淡竹叶 5g	人 参 5g
紫 菀 10g	熟地黄 15g	附 片 5g	葛 根 20g

15 剂。水煎服，一天一剂，一天两次，每次 200 mL。

老师讲解

中医临证，需要有一个多维的、立体的思维方式。凡病发，中医分为内因、外因、内外因。外因一方面是时空的环境，另一方面是人生活的小环境；人活在宇宙天地中，必然会被打上时空的烙印。如果说此患者的病是职业病，长期做文案工作引起的，那么她做文案工作那么多年，偏偏在去年发病，今年加重，这就要去追寻去年以及今年的五运六气。五运六气不仅仅是在说外在的天气时空这个大外因，还包括空调、风扇等小的外因导致的寒也是寒，风扇吹的风也是风，风寒暑湿燥火六气不可局限于天气的因素，还需要考虑到现在的人为因素；内因为神机，也就是患者的体质状态。

现患者头晕而有空感、心烦、舌尖红、舌苔有裂纹、双手麻木以及偶有抽搐等症状皆因于肝阴血不足而生火、生燥；因为这些症状是去年以及今年出现，肯定和这两个时间段内的五运六气有关系。去年木运不及，肝虚遇燥气，"民病胁、小腹痛，目赤痒，耳无闻，体重烦冤，胸痛引背，胁满引小腹；甚则喘咳逆气，背、肩、尻、阴、股、膝、髀、足痛"。所以患者有颈肩不适等症状。治宜以牛膝木瓜汤治肝虚为燥气所伤，合用今年的运气方《三因》麦门冬汤治火运太过以及三之气的少阳相火主气所致的心烦、舌尖红等症状。经颈部触诊，发现颈椎有轻微错位及颈部筋结，通过手法复位及拨筋治疗，头颈肩症状明显缓解。

骨痹案（强直性脊柱炎）

靳某某，男，35 岁，于 2018 年 10 月 13 日就诊。

主诉：腰背部疼 5 年余。

病史：腰背部疼痛不适 5～6 年，晨起腰部僵硬，活动后减轻，有沉重酸胀感，以夏冬两季为甚。患者自述 B27 阳性。

舌象：舌红苔黄。

脉象：脉弦滑。

方药：润河汤合麻黄附子细辛汤化裁。

生黄芪 15 g	熟地黄 15 g	山茱萸 15 g	麦　冬 15 g
制五味子 5 g	炒白术 15 g	防　风 3 g	茯　苓 10 g
附　片 5 g	细　辛 3 g	麻　黄 4 g	藁　本 5 g
羌　活 5 g	独　活 5 g	鹿　角 5 g (先煎)	

20 剂。日一剂，水煎服。

老师讲解

强直性脊柱炎西医以晨僵、背脊痛，以及 HLA－B27 阳性升高为诊断标准，被归入免疫性结缔组织病，是一种慢性、进行性和炎性疾病、病变部位主要在骶髂关节、脊柱、脊柱旁软组织及四肢关节。病理改变为椎间纤维环和纤维环附近结缔组织的增生骨化，椎间动关节和四肢关节滑膜的炎症和增生。

中医认为肾主骨生髓，脊为督脉，因此本病的发生，与肾和督脉有密切关系。肾虚感邪，痹阻督脉而致病，既病之后又因正气无力驱邪外出，而致邪气留连，如此恶性循环，致脊柱的疼痛日趋蔓延，终致脊柱强直、弯曲、变形等症。其症腰尻疼痛，上连项背，下达髋膝，僵硬拘紧，转侧不利，俯仰艰难。归肾痹、骨痹、筋痹、顽痹。所谓痹者，肾肝虚时重感于风寒湿之气也。

《黄帝内经》载："黄帝问曰：痹之安生？岐伯对曰：风寒湿三气杂至，合而为痹也。其风气胜者为行痹，寒气胜者为痛痹，湿气胜者为着痹也。岐伯曰：荣者水谷之精气也，和调于五脏，洒陈于六腑，乃能入于脉也。故循脉上下贯五脏，络六腑也。卫者水谷之悍气也。其气慓疾滑利，不能入于脉也。故循皮肤之中，分肉之间，熏于肓膜，散于胸腹，逆其气则病，从其气则愈，不与风寒湿气合，故不为痹。"

督脉起于会阴，并于脊里，上风府，入脑，上巅，循额。督脉为阳脉之海，总督一身之阳气，太阳经循行两侧，肾水注入督脉，阳气推动进而周流全身，所以督脉为河车之路。肾水不足河中水源枯竭，阳气无力推动，河车之路干涩难行，则运河瘀堵不通，不通则痛。是以河车之路所到之处百病丛生。

故治此患者用润河汤佐以祛风散寒除湿之法。以麻黄细辛附子汤外散中通内温去太阳、少阴之寒气；加藁本、羌活、防风助其祛风除湿之功，鹿角温补肾阳而通督脉。

傅氏治背骨痛方亦载于《石室秘录》之"长治法"中，名为"润河汤"，谓背脊骨痛者，乃肾水衰耗，不能上润于脑，则河车之路干涩而难行，故作痛。《石室秘录》曰："此方补气则有黄芪、白术，补水则有熟地、山萸，去湿则有茯苓，去风则有防风，引经则有附子，而又麦冬以生肾水之母，自然金旺水生，水足则河车之路不干，不干则润金滋肾可知，又何痛之作楚。既不痛矣，又何背之不直哉。然此方不能奏近功于旦夕，必须多服、久服乃效，所以入之于长治之门也"。证之临床，确有其效。

润河汤填补肾精，附子、熟地、山萸肉温肾填精，麦冬补肾水之母肺金，金水相生，水足则河车之路不干，不干则润金滋骨可知，又何痛之作楚；五味子酸敛，可令补肾填精诸药之精华收藏于肾中，为佐药；黄芪、白术补中益气，再合以风中之润剂防风，携肾水沿河车之路通行，濡润车道，防风又可祛风而不伤干涩的河车之路；茯苓，淡渗利湿，令全方升中有降。因此全方附子、熟地、山萸肉、麦冬、五味子令肾水充足，黄芪、白术、防风携肾水向上通行河车之路，茯苓则升已而降，是以河车之路不干，不干则润金滋骨可知，又何痛之作楚，既不痛矣，又何背之不直哉。

【二诊】 于 2018 年 11 月 2 日就诊。

病史：服药后症状减轻，坐起时疼痛感明显减轻；口臭。

舌象：舌淡红苔白厚。

方药：润河汤合麻黄附子细辛汤化裁。

酒山茱萸15g	熟地黄15g	生黄芪15g	醋五味子5g
炒白术15g	防 风3g	茯 苓10g	附 片5g
细 辛3g	麻 黄4g	藁 本5g	鹿 角5g
知 母10g	骨碎补10g	威灵仙10g	

20 剂，免煎颗粒。一日一剂。

> **老师讲解**

效不更方，继服前方，因舌淡红而苔厚口臭，故易麦冬为知母，以增强其养阴清热之功，保肺清金以使治节，《沈注金匮要略》桂枝芍药知母汤："此久痹而出方也，乃脾胃肝肾俱虚，足三阴表里皆痹，难拘一经主治，故用桂枝、芍药、甘、术调和营卫，充益五脏之元；麻黄、细辛、防风、生姜开腠行痹而引风寒外出，以附子温阳燥湿驱除内寒为佐也；知母保肺清金以使治节；去羌活、独活，加威灵仙、骨碎补者，经谓风、寒、湿三气合而为痹也。"

《药品化义》："灵仙，性猛急，盖走而不守，宣通十二经络。主治风、湿、痰、壅滞经络中，致成痛风走注，骨节疼痛，或肿，或麻木。风胜者，患在上，湿胜者，患在下，二者郁遏之久，化为血热，血热为本，而痰则为标矣，以此疏通经络，则血滞痰阻，无不立豁。骨碎补《药性论》主骨中毒气，风血疼痛。"《本草正》曰："疗骨中邪毒，风热疼痛，或外感风湿，以致两足痿弱疼痛。"

痹证案（左膝关节疼痛）

秦某某，女，45 岁，于 2018 年 10 月 2 日就诊。

主诉：左膝关节疼痛 1 年余。

病史：患者因工作原因每天站立走动 14 个小时，现在左膝盖疼痛，劳累加重，左侧大腿后、前、外侧牵扯样疼痛，足后跟痛 2 天，与天气无关。绝经三年，身上、手、足凉，夜间睡觉脚抽筋。大便一天 2 次，稀溏，无腹痛。无乏力，无口干，饮水少，夏天出汗少。

X 线检查：左侧膝关节间隙变窄，多处骨质增生。

舌象：舌淡白，齿痕，舌下静脉曲张。

脉象：脉沉细微弦。

方药：当归四逆加吴茱萸生姜汤合牛膝木瓜汤化裁。

当　归 10g	桂　枝 10g	生白芍 10g	大　枣 15g
生　姜 20g	制吴茱萸 3g	川牛膝 10g	木　瓜 10g
附　片 5g	杜　仲 10g	枸杞子 10g	油松节 10g
菟丝子 15g (包煎)	山茱萸 15g	防　风 5g	独　活 5g
炒白术 10g	生黄芪 30g	生薏苡仁 30g	黄　酒 15g

15 剂。水煎服。

📝 老师讲解

患者出生于 1973 年 11 月，火运不及，太阳寒水在泉，畏寒身肢冷，为阴寒体质。《素问·脉要精微论》："膝者筋之府，屈伸不能，行则偻附，筋将惫矣。"肝主筋，血不养筋则夜间抽筋，肝血虚有寒则四肢厥冷；肾气早衰则断经，肾主骨，肾气虚则易生骨关节病。此肝肾精血不足而有寒，治疗以补肾养肝，散寒通痹止痛为主。以当归四逆加吴茱萸生姜汤补肝血养筋，祛厥阴风寒。去年发病为木运不及，阳明燥金司天，肝虚为燥所胜，用牛膝木瓜汤补肝养筋，温阳补肾，通利关节；关节痛劳累以后加重，为气血不足，加黄芪补气，白术、薏苡仁祛湿并止泻；少加风药独活、防风祛风胜湿通络，黄酒入药活血。

【二诊】于 2018 年 12 月 22 日就诊。

病史：夜间抽筋消失，左大腿疼痛基本消失。

刻症：左膝疼痛遇冷加重，久立、久行疼痛亦加重，手脚冰凉，怕冷，大便正常。

MRI 检查示：考虑左股骨头缺血性坏死。

舌象：舌淡苔白，边有齿痕。

脉象：脉沉微弦。

方药：大防风汤化裁。

党　参10g	炒白术10g	防　风10g	炙黄芪10g
熟地黄10g	杜　仲10g	炒白芍5g	怀牛膝5g
羌　活5g	附　片5g	肉　桂3g	炙甘草5g
川　芎5g	当　归5g	干　姜3g	茯　苓10g
石　斛10g	生薏苡仁15g	木　瓜10g	

30 剂。水煎服，日一剂，一日两次。

老师讲解

《黄帝内经》有云："风寒湿三气杂至，合而为痹也。其风气胜者为行痹，寒气胜者为痛痹，湿气胜者为著痹也。""五脏各有合，病久而不去者，内舍于其合也。故筋痹不已，复感于邪，内舍于肝，脉痹不已，复感于邪，内舍于心，肌痹不已，复感于邪，内舍于脾，皮痹不已，复感于邪，内舍于肺，骨痹不已，复感于邪，内舍于肾。所谓痹者，各以其时重感于风寒湿之气也。"

肝主筋，肾主骨，筋肉、骨节有赖气血之充养。若肝肾亏虚，气血不足，腠理疏松，则风寒湿邪乘虚侵入，留滞肌肤、经络、关节，痹阻血脉而成痹。寒湿入骨遇冷则疼痛加重，久立伤骨，久行伤筋是故疼痛亦加重；治当祛邪与扶正兼顾，法宜补肝肾，益气血，祛风湿，止痹痛。

故用《罗氏会约医镜》大防风汤化裁。防风辛温轻散，润泽不燥，为风药中之润剂，功能祛风胜湿，散寒止痛，并可通经活络，风湿病之周身骨节疼痛，四肢拘挛者，每用为要药；与羌活相伍，长于祛风湿，通经络，利关节，止痹痛；配以附子通行十二经，补火助阳，温经散寒，祛湿止痛。更以熟地、杜仲、牛膝温补肝肾，强壮筋骨；党参、黄芪、白术、甘草、茯苓，行四君子汤之效加黄芪、茯苓，补气健脾渗湿，资助化生之源以壮气血；当归、白芍、川芎合熟地，属四物汤，取其补血行血，又寓"治风先治血，血行风自灭"之意；少用肉桂、附子配入补气血药中，既能鼓舞气血之生成又可引火归元温补阳气。附子、干姜、甘草理中，薏苡仁、木瓜祛经络之湿痹；《神农本草经》："石斛主伤中，除痹，下气，补五脏虚劳羸瘦，强阴，久服厚肠胃。"综观全方，具有祛邪不伤正，扶正不碍邪之特点，对于肝肾气血不足，风寒湿痹之证，颇为相宜。

干燥证案

犹某，男，29 岁，于 2017 年 7 月 12 日就诊。

主诉：咽干、乏力，易上火两年余，加重数月。

病史：患者 2015 年前后因扁桃体发炎，输液一周无效，自此出现乏力、多汗、咽部不适，泡沫痰等症状，经中西医治疗，无明显效果；现除上述症状外，尚有：易上火，易淋巴结肿大，反复口腔溃疡；咽干、嘴唇干、眼干；口渴喜饮；晨起腹胀，每日大便二三行、不成形，小便少。

舌象：舌质淡胖，苔白。

方药：紫菀汤合补脾胃泻阴火升阳汤化裁。

<table>
<tr><td>紫 菀 5g</td><td>白 芷 3g</td><td>人 参 5g</td><td>生黄芪 10g</td></tr>
</table>

炙甘草 5g	地骨皮 10g	苦杏仁 5g	桑白皮 4g
柴　胡 8g	黄　芩 4g	升　麻 4g	防　风 5g
生石膏 5g	黄　连 2g	广藿香 10g	麦　冬 10g
玄　参 6g	淡竹叶 5g		

10 剂。水煎服，日一剂。

老师讲解

　　患者病发于 2015 年，金运不及之年。金运不及，炎暑流行，邪害肺金，肺虚已成定局；子病及母，脾胃乃虚，中焦不运，阳气不升，阴火妄动，脾胃虚弱是以出现乏力、自汗、大便溏泄等症状，阴火妄动乃出现咽干、唇干、眼干、上火等症状；今年火运太过，肺金受邪，又身处燥金之地，肺脏娇嫩，岂能受此戕害？故治宜运气方紫菀汤以治肺虚为火所伤，合补脾胃泻阴火升阳汤以补中焦，助脾运，令阳气得升，阴火得伏，则痊愈有望。

【二诊】于 2018 年 7 月 19 日就诊。

病史：服药三剂口腔溃疡基本痊愈，其他症状均明显缓解，但自觉第三服药之后症状停留于第三剂之时，现仍有乏力、透明泡沫痰，鼻腔稍有干燥，咽部偶有异物感；眼睛干涩畏光，阳痿早泄；余可。

舌象：舌质淡红，苔薄白。

方药：清燥汤合聪明益气汤化裁。

人　参 5g	麦　冬 6g	制五味子 3g	生黄芪 10g
当　归 5g	生地黄 6g	生白芍 8g	黄　连 3g
盐黄柏 2g	炒白术 5g	茯　苓 5g	陈　皮 3g
猪　苓 2g	泽　泻 4g	炙甘草 5g	炒神曲 10g
柴　胡 3g	升　麻 3g	葛　根 10g	炒蔓荆子 5g

7 剂。水煎服，日一剂。

干燥证乃外燥内湿，肺燥脾湿；前用李东垣补脾胃泻阴火升阳汤，见效迅速，证明辨证治疗思路正确，今改用李东垣清燥汤以去脾湿润肺燥，合用聪明益气汤以治眼睛干涩，耳朵憋闷，与补脾胃泻阴火升阳汤有异曲同工之妙。仲景以重剂取效迅速，陈士铎以重剂屡起沉疴，谁知李东垣用药轻灵，以四两拨千斤之力拨动神机，其效亦神乎？前贤云："人之病，病疾多；医之所病，病道少。"此为医者存门户之见，不博览群书，习众家之所长，何以立于杏林？焉有患者之福？

耳鸣误药致病案

马某某，男，35 岁，于 2018 年 7 月 3 日就诊。

主诉：服某中药后全身不适。

病史：患者素有耳鸣，过敏性鼻炎，晨起喷嚏，鼻腔干燥，甚则夜间干醒，鼻炎四季皆有，秋季尤甚。胃中隐隐作痛月余，有灼热感，胃镜示：胃窦多发溃疡，食管下段炎，慢性浅表性胃炎。眠差，健忘，脾气急躁，乏力，食欲好，性欲旺，早泄，脚底干燥有脚气，面部油腻，头发油，手臂小肠经一带有皮下脂肪瘤。服用某温燥之品后出现全身不适：发燥、干，失眠加重，心慌、头晕、鼻干但有清鼻涕。大便三四年来都不成形、近期干，小便黄、气味大。

舌象：舌淡红胖大，前部苔燥，中后部苔黄腻。

方药：升阳益胃汤合半夏泻心汤加减。

生黄芪 8g	生白术 5g	麸炒苍术 5g	制五味子 6g
麦 冬 15g	人 参 5g	炙甘草 5g	干 姜 2g
清半夏 2g	黄 连 3g	黄 芩 4g	柴 胡 3g

葛　根5g	防　风5g	藁　本3g	白　芷3g
川　芎3g	赤　芍5g	陈　皮4g	茯　苓5g
泽　泻4g	生地黄6g	盐黄柏2g	炒神曲10g
大　枣2枚	生　姜3片		

一天一剂，水煎服。一剂煎两次，煎出600 mL，分三次服。

老师讲解

　　患者为三十五岁男性，素有饮食不节，嗜酒之习，李东垣曰："饮食自倍，脾胃乃伤。"脾胃损伤，劳役过度，中气不足，而出现耳鸣、鼻炎，经治疗后，尤其是服用大剂量温燥之补益药品之后，诸多症状加重，并出现鼻腔干燥、眠差、大便不成形、小便黄而气味大等诸多症状。《灵枢·口问》说："故邪之所在，皆为不足。故上气不足，脑为之不满，耳为之苦鸣，头为之苦倾，目为之眩。中气不足，溲便为之变，肠为之苦鸣。下气不足，则乃为痿厥心悗。"《灵枢·口问》："耳者，宗脉之所聚也，故胃中空则宗脉虚，虚则下溜，脉有所竭，故耳鸣。"李东垣说："《难经》云：肺气通于鼻，则能知香臭矣。夫阳气宗气者，皆胃中生发之气也，其名虽异，其理则一。若因饥饱劳役，损伤脾胃，生发之气即弱，其营运之气不能上升，邪害空窍故不利，而不闻香臭也。"《难经·七十五难》曰："故中气不足则溲便常变，而或为黄赤，或为短涩，多有情欲劳倦，过伤精气而然，昧者概认为火，鲜不误矣。"不能治其虚，安问其余？前医或清热泻火、或疏肝解郁，或大剂量温补，非其所治，以至于迁延至今。

　　耳鸣，鼻炎，鼻腔干燥、大便不成形，小便黄而异味，皆九窍不通之为病；其胃中灼热，性欲旺盛，皆因中气不足，阳气不升，阴火妄动为患也。故治宜李东垣升阳益胃汤化裁，以人参、黄芪、白术、炙甘草以补中气，用半夏泻心汤辛开苦降，治胃中寒热互结；合陈皮、茯苓去湿，以柴胡、葛根、羌活、独活、藁本等以升清阳；白芷以通鼻窍，麦冬、五味子以养肺阴，加川芎、赤芍以活血，加干地黄以养肾阴，泽泻、盐黄柏以清下焦之湿热，加神曲以调理肠胃。

【二诊】于 2018 年 8 月 6 日就诊。

病史：患者一个月来陆续服用 18 剂药，胃痛已愈，晨起流鼻涕打喷嚏以及睡眠明显改善，仍有多梦；耳鸣及鼻炎无太大改善；小便黄，大便能成形。

舌象：舌质暗，苔白，舌底静脉瘀曲。

方药：李东垣清燥汤合半夏泻心汤、通窍活血汤化裁。

生黄芪 15g	炒白术 10g	麸炒苍术 5g	制五味子 6g
麦 冬 20g	人 参 10g	炙甘草 5g	干 姜 5g
清半夏 2g	黄 连 3g	黄 芩 4g	柴 胡 3g
葛 根 5g	防 风 5g	石菖蒲 10g	白 芷 3g
川 芎 3g	赤 芍 5g	桃 仁 5g	红 花 5g
陈 皮 4g	茯 苓 5g	泽 泻 4g	生地黄 6g
盐黄柏 4g	炒神曲 10g	大 枣 2枚	生 姜 3片

香葱 10 棵为引，水煎服，日一剂。

老师讲解

服药后诸证明显缓解，说明立法无误，效不更法，仍以补中益气健脾升阳为主，佐以滋阴清燥，补泻兼施；其耳鸣日久，久病入络，久病必瘀，故合用王清任通窍活血汤，以散头面七窍之瘀血，以观后效。

身冷案

李某，女，30 岁，于 2018 年 7 月 10 日就诊。

主诉：身冷数十年。

病史：自幼体弱，易四肢冰凉，2009 年流产后体质更差，乏力怕冷，四肢冰凉，身重腿沉，胸前痤疮，久坐症见小腹疼痛发热、僵硬不舒，按揉后缓解；行经三日，量少色深。

舌象：舌淡胖，苔白，舌底静脉瘀曲。

方药：静顺汤合白术厚朴汤、桂枝茯苓丸化裁。

茯　苓 15g	制厚朴 5g	木　瓜 10g	桂　枝 10g
附　片 5g	广藿香 10g	川牛膝 5g	青　皮 5g
防　风 5g	牡丹皮 5g	煨诃子 5g	赤　芍 10g
炙甘草 5g	桃　仁 10g	干　姜 5g	小茴香 5g
人　参 5g	当　归 10g	枸杞子 10g	羌　活 5g
白　芷 5g	黄　连 2g	生白术 15g	

15剂，免煎颗粒。一天两次。

老师讲解

　　患者生于1988年，生年火运太过，太阳寒水司天，太阴湿土在泉；火运太过，肺金受邪，寒水来复。因此火运太过之年生人，其体质可能有两种倾向，一者，火运太过，素体火盛；一者为寒水来复之体质。患者自幼体质欠佳，容易四肢冰凉，明显为寒水来复之体；2009年流产后身体素质下降，虚胖；2009年土运不及，风气盛行，湿土司天，寒水在泉，其运气时空状态与生年相似，其加重盖因寒水湿土之盛，令中焦不运，气血化生之源而至乏力、身重；精神差，一如《伤寒杂病论》之少阴病"但欲寐"，少阴阳虚之征也；寒水在上，湿土在下，火游其间，民病中热，故见前胸痤疮，久坐小腹中发热；其月经量少，色深，少腹部僵硬不舒，舌底静脉瘀曲，水寒土湿木郁而气滞血瘀之故也；故治以寒水司天之政六气方静顺汤合岁土不及运气方白术厚朴汤、桂枝茯苓丸以治之。

【二诊】于2018年8月18日就诊。

病史：服药后身冷症状基本消失，现自觉湿气重，欲继续调理以备孕。现觉腹胀，腹股沟僵硬，按压敲打时疼痛；腰部凉；身体困重，头部昏蒙；乏力，自汗；偶有耳鸣眼昏；容易胖，自觉身上肌肉僵硬。

舌象：舌淡胖苔白。

脉象：六脉沉缓无力。

方药：静顺汤合白术厚朴汤化裁。

茯　苓 15g	木　瓜 8g	附　片 10g	川牛膝 10g
防　风 5g	羌　活 5g	干　姜 10g	炙甘草 10g
生白术 15g	制厚朴 10g	肉　桂 5g	广藿香 5g
青　皮 5g	当　归 15g	川　芎 5g	生黄芪 15g
巴戟天 10g	菟丝子 15g(包煎)	制吴茱萸 3g	赤　芍 5g
大　枣 10g			

15 剂。水煎服，日一剂。

📝 老师讲解

　　患者服药后身冷症状基本消失，观其舌脉仍是水寒土湿木郁之象，故仍用静顺汤加吴茱萸温肾水暖肝木，羌、防、桂风以胜湿，以白术厚朴汤健脾祛湿，并加黄芪、当归补气养血；巴戟天、菟丝子温肾填精。中焦运转，肝木复其疏泄之职，则土湿得解，肾水亦温也。

己亥年

痿证案（多发脑梗、神经元病）

杨某，男，60岁，于2019年8月10日就诊。

主诉：颈肩手臂疼痛、肌肉萎缩数年。

病史：患者生于1959年2月21日，素脾胃欠佳，2015年5月病发脑梗，住院治疗，并发神经元病，服用硫酸氢氯吡格雷片、阿托伐他丁钙片、甲钴胺片、维生素B、C、E等治疗至今。

刻症：眩晕痰多，咳痰无力；颈项后背部拘紧，四肢烦疼，四肢拘紧屈伸不力；颈项肩手臂疼痛肌肉萎缩；嗜睡眠深，但夜间寅时常醒，寐后流涎；焦虑烦躁；怕冷，四肢尤甚；小便黄；大便偏干数日一行。

舌象：舌质红，前半部少苔有裂纹，中后部苔厚腻略黄。

方药：补中起痿汤合四金丸化裁。

麦　冬6g	酒苁蓉10g	熟地黄15g	当　归8g
生白芍8g	竹沥半夏6g	陈　皮3g	茯　苓10g
炙甘草5g	红　参15g	生白术30g	炙黄芪30g
生山药15g	砂　仁5g	石　斛15g	天花粉6g
玄　参10g	怀牛膝8g	天　麻8g	鹿　角5g
菟丝子10g	醋五味子6g	酒山茱萸10g	秦　艽8g
木　瓜8g	生薏苡仁20g		

15剂，免煎颗粒。

《素问·痿论篇》："五脏因肺热叶焦，发为痿躄，此之谓也。岐伯曰：阳明者五脏六腑之海，主润宗筋，宗筋主束骨而利机关也。冲脉者，经脉之海也，主渗灌溪谷，与阳明合于宗筋，阴阳总宗筋之会，合于气街，而阳明为之长，皆属于带脉，而络于督脉。故阳明虚，则宗筋纵，带脉不引，故足痿不用也。帝曰：治之奈何？岐伯曰：各补其荥而通其俞，调其虚实，和其逆顺，筋脉骨肉，各以其时受月，则病已矣。"

其病患于2015乙未年，金运不及，火气盛行，火盛金虚则肺痿，肺热叶焦则金不生水则骨痿，水亏木枯而筋痿，土燥化绝使肉痿，肾虚水泛而生痰；水亏木枯则风生，风火化燥津阴更亏而恶性循环，日益病重。时至今日，肢体拘痉不利，大便干而数日一行，舌质红少苔有裂纹，此真阴不足；其流涎痰多，咳都无力，脾肺气虚而痰湿不运也；又兼易怒烦躁，盖肝木盛又肾水不足，木枯生火之故也。怕冷乃精血亏损，不可阳虚论治。

叶师谓："夫痿证之旨，不外乎肝肾肺胃四经之病。盖肝主筋，肝伤则四肢不为人用，而筋骨拘挛。肾藏精，精血相生，精虚则不能灌溉诸末，血虚则不能营养筋骨。肺主气，为高清之脏，肺虚则高源化绝，化绝则水涸，水涸则不能濡润筋骨。阳明为宗筋之长，阳明虚则宗筋纵，宗筋纵则不能束筋骨以流利机关。此不能步履，痿弱筋缩之症作矣。"

《赤水玄珠·痿》："《内经》皮、肉、筋、骨、脉五痿，既分属五脏，然则独取阳明，只可治脾、肺、皮肉之痿。若肝之筋痿，心之脉痿，肾之骨痿，受病不同，岂可仅取阳明而已乎？故治筋痿，宜养其肝，脉痿宜养其心，骨痿宜滋味其肾，未可执一而论。"

故以炙甘草、红参、生白术、炙黄芪、生山药、砂仁、石斛、麦冬润阳明厚脾土以生肺金；天花粉润肺降气导痰、清五脏郁热；玄参入心肾，尤走肺脏，补水无根浮游之火佐熟地除阴虚火动。合陈无择加味四金丸治肝肾脏虚，热淫于内，致筋骨痿弱，不自胜持。起居须人，足不任地，惊恐战掉，潮热时作，饮食无味，不生气力，诸虚不足。佐二陈汤去郁阻之痰，使秦艽、生薏苡仁通经疏络而止痛。

【二诊】于2019年8月26日就诊。

病史：服药后头晕明显减轻，他症仍存。舌质前淡红苔薄白，中后部苔厚腻略黄。

方药：补中起痿汤合四金丸化裁。

竹沥半夏6g	陈 皮3g	生白术15g	茯 苓10g
炙甘草5g	熟地黄15g	当 归8g	麦 冬15g
玄 参10g	生白芍8g	石 斛15g	酒苁蓉15g
怀牛膝8g	木 瓜8g	鹿 角5g	菟丝子10g
醋五味子6g	酒山茱萸10g	秦 艽8g	炙黄芪30g
防 风8g	红 参10g		

15剂，免煎颗粒。另同服冯氏蜘桂丸，一日两次，一次2g。

📝 **老师讲解**

效不更法，北京地区已进秋凉之季，故去天花粉之甘寒，易薏米、砂仁、天麻为防风、冯氏蜘桂丸，以补土疏风通络。

消渴腹胀案

田某某，女，56岁，于2019年3月4日就诊。

主诉：高血糖、腹中胀满2年余。

病史：自2017年出现胃中胀满不适以及血糖升高，曾服用中西药治疗，症状有所缓解，今年又有加重趋势。

刻症：口渴欲饮，饮不解渴；口苦；饮食生冷则胃中凉，且伴随腹痛腹泻诸症，素有胃部下坠感；眼昏眼花；怕冷，无手足凉，困倦乏力，烘热汗出；偶有入睡困难；小便频数而黄，尿道有不适感；大便溏。

舌象：舌质暗红胖大中央凹陷，舌苔黄略厚。

脉象：脉沉细无力。

方药：乌梅木瓜汤合补中益气汤、白术厚朴汤化裁。

乌 梅 8g	木 瓜 8g	炒神曲 10g	炙甘草 5g
草 果 5g	人 参 5g	炒白术 10g	制厚朴 4g
姜半夏 5g	肉 桂 3g	陈 皮 5g	干 姜 5g
赤 芍 5g	黄 连 2g	生黄芪 20g	藁 本 5g
防 风 5g	升 麻 3g	茯 苓 5g	泽 泻 4g
川 芎 3g	当 归 8g		

10剂，免煎颗粒。日一剂。

老师讲解

患者素体脾胃虚弱，中气不足，李东垣谓："脾胃一伤，五乱互作，其始病遍身壮热，头痛目眩，肢体沉重，四肢不收，怠惰嗜卧，为热所伤，元气不能运用，故四肢困怠如此。脾胃兼化，其病治之，各从其宜，不可定体；……五脏不和，谷气闭塞而下流，即清气不升，九窍为之不利……十二经元气皆不足也。"此言脾胃虚弱，可令五脏六腑十二经脉皆病也。此患者病消渴之初，即有脾胃虚弱，一直服药控制，而今年突然加重，盖因己亥年土运不及，风气盛行，又有厥阴风木司天，乃见风木克犯脾土；查其舌脉，舌体胖大而中央凹陷，六脉沉细无力，中气下陷之象也。中气下陷，厥阴风木不升，阴火内生；中气下陷，九窍不通，溲便谓之变，则小便频数而黄，且伴随尿道不适，甚则胃中下坠感；脾虚而风木克犯脾土则腹痛腹泻；厥阴风木不升，上不能养目，则眼睛干涩昏花；阴火内生，风火相煽，上走诸窍则口干口苦而消渴；风之性，善行而数变，风携阴火流窜，乃见烘热汗出；其治宜补中气、升阳气、泻阴火为大法，余则知犯何逆，随证治之。方用补中益气汤合运气方白术厚朴汤及乌梅木瓜汤化裁。

病史：服药后症状有所缓解。腹胀较前明显减轻，现仍胃脘有不适，口干苦，吃寒凉食物容易大便溏，小便频涩。

舌象：舌质暗红胖大中央凹陷，舌苔白腻略厚。

脉象：脉沉无力。

方药：乌梅木瓜汤合补中益气汤、白术厚朴汤化裁。

乌 梅 8g	木 瓜 8g	炒神曲 10g	炙甘草 5g
草 果 5g	人 参 10g	土炒白术 15g	厚 朴 4g
姜半夏 5g	肉 桂 3g	陈 皮 5g	干 姜 10g
赤 芍 5g	黄 连 2g	生黄芪 40g	藁 本 5g
防 风 5g	升 麻 3g	茯 苓 10g	泽 泻 6g
川 芎 3g	当 归 8g	巴戟天 10g	菟丝子 10g

20 剂，免煎颗粒。日一剂。

老师讲解

患者服药后诸症缓解，效不更法，前方加巴戟天，菟丝子温阳补肾，增加人参、黄芪、白术、干姜、茯苓的用量以增强益气温中散寒之功。

【三诊】于 2019 年 4 月 8 日就诊。

病史：服药后症状大有改善。偶有轻微腹胀，精神较前佳，轻微口干。大便稍溏，小便频涩。余无不适。

舌象：舌质暗红胖大中央凹陷，色苔白腻略厚。

脉象：脉沉乏力。

方药：乌梅木瓜汤合补中益气汤，白术厚朴汤化裁。

乌 梅 8g	木 瓜 8g	炒神曲 10g	炙甘草 5g
草 果 5g	人 参 10g	土炒白术 15g	厚 朴 4g
姜半夏 5g	肉 桂 5g	陈 皮 5g	干 姜 10g
生山药 10g	黄 连 2g	生黄芪 40g	藁 本 5g

防　风5g　　　升　麻3g　　　茯　苓10g　　　川　芎3g

当　归8g　　　巴戟天10g　　　菟丝子10g　　　盐益智仁10g

颗粒剂15剂，日一剂，每天两次。

老师讲解

　　患者服药后症状大有改善，效不更法，前方减赤芍、泽泻，加山药、益智仁补脾固肾涩精。

【四诊】 于2019年4月29日就诊。

病史：服药后乏力症状减轻，尚有轻微肚腹胀闷不适，血糖尚不稳定，大便每天一到两次。小便频，肩周疼痛。

舌象：舌质暗红胖大中央凹陷，苔薄白腻。

脉象：脉沉乏力。

方药：乌梅木瓜汤合补中益气汤，白术厚朴汤合缩泉丸化裁。

乌　梅8g　　　木　瓜6g　　　炒神曲10g　　　炙甘草5g

人　参10g　　　厚　朴4g　　　姜半夏5g　　　肉　桂8g

干　姜15g　　　黄　连2g　　　防　风5g　　　升　麻3g

茯　苓10g　　　川　芎3g　　　当　归8g　　　生白术15g

巴戟天10g　　　菟丝子10g　　　草豆蔻10g　　　盐益智仁10g

生山药20g　　　羌　活5g　　　乌　药5g　　　丁　香3g

炙黄芪60g

15剂，免煎颗粒。日一剂，每天二次。

老师讲解

　　患者服药后症状稳定，唯有轻微不适症状，效不更法，前方加缩泉丸以温肾祛寒，使下焦得温而寒去，则膀胱之气复常，约束有权，溺频则可痊愈。加丁香以补火助土以温脾胃。

糖尿病多汗乏力案

王某，男，57岁，于2019年9月18日就诊。

主诉：多汗，乏力，血糖高。

病史：多年糖尿病经中药治疗血糖正常，停药月余，近日复发，空腹血糖7.9；肢困乏力、视物如朦，口干唇燥，口腻乏味，渴不欲饮，尿有泡沫，干后尿质若油污。稍劳作头项胸汗流如注。

舌象：苔厚白腻，中部凹陷。

脉象：沉弱无力。

方药：李东垣之清燥汤加味。

黄　连 6g	黄　柏 4g	柴　胡 3g	麦　冬 6g
当　归 8g	生地黄 6g	炙甘草 5g	猪　苓 6g
人　参 10g	茯　苓 10g	升　麻 3g	陈　皮 10g
生白术 10g	泽　泻 4g	苍　术 10g	生黄芪 15g
醋五味子 3g	炒神曲 10g	制厚朴 10g	羌　活 3g
独　活 3g			

30剂，颗粒剂。日两次，服后半小时饮用。

📋 老师讲解

旧病复发于中秋，天降燥金收敛之气，郁湿热之邪于脾胃，外燥则口干唇燥，湿热内郁，蒸蒸自汗，身热而烦，体重肢困，尿频而油污，时值秋燥令行，湿热不退，体重节痛，口苦舌干，大便不调，小便频数，故选用东垣之清燥汤加味清热燥湿，益气养阴。黄连、黄柏、生地、泽泻、麦冬泻热救金生水。二苓佐二术，利水燥湿之力倍。参、芪、归、草、陈、朴、曲补中健脾以培土生金，则阴火熄而肺金清；二活配升柴轻提胃气，亦借其风药胜湿之性。中州复利，湿热消除，则燥金肃而水运畅机无阻，其汗出之症可解矣！

头风案

案例一

常某某，女，48岁，于2019年6月15日就诊。

主诉：头部遇风疼痛数月。

病史：患者久居广东，素体瘦弱，已停经两年；自去年冬天，始觉头顶凉，继而刺痛，其症状逐步加重，时发时止，遇风尤甚；痛处于巅顶及太阳经循行部位；近日出现颈肩疼痛；眠差，眼昏；气短，困倦乏力，纳差；四肢凉；心烦急躁；二便可。

舌象：舌质淡红苔白厚。

方药：十全大补汤合神圣散化裁。

炙黄芪30g	当 归10g	人 参10g	炒白术10g
炙甘草5g	茯 苓10g	川 芎5g	生白芍15g
炒白芍15g	熟地黄15g	桂 枝8g	防 风3g
荆 芥3g	羌 活5g	藁 本3g	炒蔓荆子3g
制吴茱萸3g	麻 黄3g	细 辛3g	全 蝎3g
广藿香5g	干 姜10g	附 片5g	生石膏6g

15剂。水煎服，日一剂。

老师讲解

　　头为天象，诸阳经会焉。若六气外侵，精华内痹，郁于空窍、清阳不运，其痛乃作。夫邪之所凑，其气必虚；此患者未及七七之数，月事已停；且身体瘦弱，常有气短乏力、畏寒肢冷之状，必阴阳气血亏虚也；又逢今岁土运不及，风气盛行，应于人则脾胃虚弱，中气下陷，卫外不固，故其头痛一症渐而甚之。因其气血亏虚，卫外失职，风寒之邪循经入里，客于厥阴之脉，则巅顶疼痛，甚则呕吐痰涎；客于少阴之脉，则足寒气逆；客于太阴之脉，则头上气不得畅而为痛也，且兼纳差；太阳主一身之表，六气客犯，首犯太阳，则见其痛连颈项。其发病如斯，故知其治当补虚为要，辅以驱邪，盖虚弱之人，若直散其邪，或有耗伤正气之嫌，且虚空之处，补养不及，则病情更易反复。故用十全大补汤以补气养血填精，干姜、桂枝、附子以温三阴之阳气，用吴茱萸、细辛入厥阴少阴之脉以逐风寒之邪，全虫入里搜风；麻黄开太阳之表以引邪外出。

东垣曰："头痛每以风药治者，高巅之上，惟风可到，味之薄者，阴中之阳，自地升天者也，故用防风、荆芥、羌活、藁本、蔓荆子等一众风药，开枢机而上行；中气下陷，阴火内生，而心烦急躁，眠差，乃稍加石膏以清阴火。如此，则安内而攘外，邪出而正安。"

【二诊】于 2019 年 7 月 5 日就诊。

病史：服药后颈肩疼痛缓解，头痛时好时坏；左侧肢体偶有痉挛；睡眠好转；舌质淡红苔白厚。

方药：十全大补汤合神圣散化裁。

炙黄芪30g	当 归10g	人 参10g	炒白术10g
炙甘草5g	茯 苓10g	川 芎5g	生白芍15g
熟地黄15g	桂 枝8g	威灵仙8g	秦 艽8g
独 活8g	藁 本3g	炒蔓荆子3g	制吴茱萸3g
麻 黄6g	细 辛3g	全 蝎3g	生薏苡仁20g
干 姜10g	附 片5g	生石膏6g	怀牛膝8g
木 瓜15g			

10 剂。水煎服，日一剂。

 老师讲解

效不更法，依前方去防风、羌活、荆芥为威灵仙、秦艽、独活以加强通经活络祛风之力；易藿香为生薏苡仁以治经络之湿；加怀牛膝、木瓜以养肝柔筋。

案例二

腾某，女，48岁，于2019年10月3日就诊。

主诉：头晕，头痛。

病史：右侧风池穴处不定时有挛急牵扯感时即头晕头痛，头发灰白、枯燥脱落，眼睛干涩，肤干无泽，眠差多梦，月经紊乱，腰冷腹凉，大便稀溏。

舌象：舌淡红胖，苔薄。

脉象：脉沉弱。

方药：益气聪明汤合六味地黄汤化裁。

熟地黄24g	山茱萸12g	生山药12g	牡丹皮9g
茯 苓9g	泽 泻9g	肉 桂2g	干 姜5g
生黄芪10g	炙甘草6g	炒白芍8g	人 参5g
升 麻3g	葛 根8g	炒蔓荆子8g	川 芎8g

30剂，颗粒剂，冲服。

老师讲解

患者近天癸竭之年，土虚水衰，肝木枯槁。土为气血生化之源，虚则生化乏源，五脏失养，百病由生；土中之火不足，而大便溏。肾在华为发，腰为肾之府，肾中真水不足，则发白脱落；真火衰微则腰冷，腰与小腹为带脉环绕，故腰冷及腹。土虚而木摇，水涸不涵木，肝血亏损，枯槁生风，是以头晕头痛，眼睛干涩，皮肤干燥，眠差多梦，月经紊乱。治以填肾水，补真火，升阳气，补中土，熄肝风。人参、黄芪、甘草补元气资化源，干姜补土中之火；六味地黄汤、芍药滋肾水以养肝木，肉桂补水中之火；用柴胡、升麻、蔓荆、葛根、川芎升清阳祛肝风，聪目明止头痛。

中消案

黄某，男，29岁，于2019年9月9日就诊。

主诉：消瘦乏力伴口渴尿频数日。

病史：患者近期消瘦乏力；食欲旺盛；口渴多饮，饮不解渴；心中烦热，急躁易怒，自汗尿频，不耐寒热；虹膜炎十余年，一直用激素；大便日两次，量少；血糖正常。舌瘦薄苔燥微黄。脉弦滑。

方药：滋水清肝饮加味化裁。

青　皮3g	陈　皮4g	生白芍8g	牡丹皮8g
炒栀子8g	泽　泻6g	浙贝母6g	熟地黄10g
当　归10g	炒酸枣仁10g	茯　苓8g	生山药15g
山茱萸8g	柴　胡8g	乌　梅8g	黄　连6g
肉　桂3g			

15剂。水煎服，日一剂。

老师讲解

黄元御曰："消渴者，足厥阴之病也。厥阴风木与少阳相火，相为表里。风木之性，专欲疏泄，土湿脾陷，乙木遏抑，疏泄不遂，而强欲疏泄，则相火失其蛰藏。手少阳三焦以相火主令，足少阳胆从相火化气。手少阳陷于膀胱，故下病淋癃；足少阳逆于胸膈，故上病消渴。缘风火合邪，津血耗伤，是以燥渴也。"

患者庚午年金运太过，少阴司天生，庚寅年少阳司天病虹膜炎，今年厥阴司天病消渴，显系风火燥热为患，上见眼目之疾，中见消渴胃热，治宜调肝安胃之法，木生火燥缘由肾水不足，故用滋水清肝饮加味资其化源，抑其运气。六味以滋肾水，柴胡、山栀、当归身、白芍、枣仁、乌梅滋阴养血，清热疏肝，浙贝降肺气，黄连、肉桂降胃火而交通心肾，二皮、山药、茯苓理气补脾。

【二诊】于 2019 年 9 月 24 日就诊。

病史：服药两周后，体重增加六斤，诸症均减，现仍饮水多，咽喉有痰。

舌象：舌淡红稍暗，苔燥微黄。

脉象：脉弦滑。

方药：滋水清肝饮加味化裁。

青　皮 3g	陈　皮 4g	生白芍 8g	牡丹皮 8g
炒栀子 8g	泽　泻 6g	浙贝母 6g	熟地黄 20g
当　归 10g	炒酸枣仁 10g	茯　苓 8g	生山药 15g
山茱萸 8g	柴　胡 8g	乌　梅 18g	黄　连 6g
肉　桂 3g	天花粉 15g	玄　参 15g	菟丝子 15g

15 剂，颗粒，冲服。

📝 **老师讲解**

服药症减，效不更法，前方加乌梅、熟地、天花粉、玄参用量，并加菟丝子补肾水，生津液以止消渴。《医学心悟》："治中消者，宜清其胃，兼滋其肾。"

陈士铎曰："夫菟丝子，神药也，其治病，有不可思议之奇。梦遗亦奇病也，无端而结想，无端而入梦，亦有不可思议之奇。用菟丝子治梦遗者，以异草治异梦也，乃服之而效验如响，亦有不可思议之奇，更能强阳，用一味至二两，煎汤服，则阳坚而不泄矣。"

又曰："菟丝延草木则根断，子中脂膏最足，故补肾精而主升。菟丝甘辛而温，能由阳明经上入于面，以施其滑泽之功，面焉得不去，窃愿以此释徐氏之疑。他物补肾，补之而已，此能于补中寓升，故其治精自出溺有余沥，不得以涩剂目之。治消渴，则是化肾中之阴以升其液，亦非滋阴之谓。"

胃痞十年案

李某某，男，27 岁，于 2019 年 9 月 7 日就诊。

主诉：胃痞十年。

病史：患者频繁手淫史，病发胃中痞满，灼热十年，百药无效，曾服用乌梅丸，胃中灼热感缓解，但再服则收效甚微。

刻症：胃中痞满，烧心嘈杂，纳差胸闷；呼气热烫，上午尤重；饮水少，喜热饮；身体困重，乏力嗜卧，神情倦怠，思虑过多，眠浅多梦，腰疼耳鸣；畏寒肢冷，上身热下身冷，下阴收缩，自汗恶风；勃起不坚，晨勃消失；小便频数，色黄余沥；大便日一次，黏腻不爽。

舌象：舌质略红苔薄，舌底静脉瘀曲。

方药：乌梅安胃封髓汤化裁。

乌　梅 8g	山茱萸 8g	制吴茱萸 1g	胡黄连 6g
人　参 10g	姜半夏 5g	酒当归 8g	肉　桂 3g
盐黄柏 4g	盐知母 6g	砂　仁 5g	炙甘草 5g
玄　参 6g	麦　冬 6g	醋五味子 3g	麸炒枳壳 4g
醋龟甲 4g	茯　神 6g	赤　芍 8g	牡丹皮 3g
桃　仁 5g	大　枣 10枚		

7 剂，免煎颗粒。日一剂。

老师讲解

　　患者生于木运太过之岁，病发于己丑土运不及之年。盖素禀脾虚之质，思虑伤脾而湿盛，则大便黏腻不爽，身体困重，乏力嗜卧，神情倦怠；土湿而木气被郁，木郁化火，上扰心神则眠浅多梦，风火反侮肺金则呼吸而鼻腔灼热，横逆脾胃则胃中烧心嘈杂，此仲景所谓"心中热疼"也；素频繁手淫，肾精乃伤，精伤则宗筋弛缓，若寒水乘之，则下阴收缩，《灵枢·经筋》曰："足厥阴之筋病，阴器不用，伤于内，则不起；伤于寒，则阴缩入；伤于热，则纵挺不收。"腰为肾之府，肾开窍于耳，肾精不足则腰痛耳鸣；肾水化气无力，则小便不利；观其诸症，病在阴阳失调，当调其枢机而治之。调肝之法，补用酸，助用焦苦，益用甘味之品，故用乌梅、山茱萸以补肝，清以胡黄连、温以吴茱萸，养之以人参、当归、麦冬；安胃以人参、半夏、枳壳、吴茱萸、黄连。交通心肾，滋阴潜阳，用滋肾封髓加玄参、麦冬，和血化瘀用桂枝茯苓丸。

【二诊】于2019年9月16日就诊。

病史：服药后烧心嘈杂消失，自汗恶风，乏力嗜卧，身体困重，鼻干呼气热烫，上午尤重减轻。畏寒肢冷，上身温度正常手心热，腰冷腿凉加重。余无变化，舌质略红苔薄，舌底静脉瘀曲。

方药：乌梅安胃封髓汤化裁。

乌 梅8g	山茱萸8g	赤 芍8g	制吴茱萸3g
胡黄连6g	人 参10g	姜半夏5g	酒当归8g
盐黄柏4g	盐知母6g	砂 仁5g	炙甘草10g
醋五味子3g	玄 参6g	麸炒枳壳4g	醋龟甲4g
茯 神15g	大 枣10g	附 片5g	炮 姜5g

15剂，免煎颗粒。日一剂。另服蜘桂丸，一天两次，一次4g。

📝 **老师讲解**

陈年痼疾，病机复杂，用药七剂，投石问路，服药后烧心嘈杂消失，自汗恶风，乏力嗜卧，身体困重，鼻干呼气热烫，上午尤重减轻，除腰下寒冷加重外，余症无变化，知其理法尚对，效不更法，据证情变化调其寒热之药，仍用调肝之乌梅丸法调和厥阴之枢机，合温肾潜阳法以调和少阴之水火，伍半夏泻心加味调转脾胃中土之升降。使以蜘桂丸培土平肝熄风，以复脏腑经络正常之功能。

时过中秋，天寒日盛，服药后腰冷腿凉加重，知前方温阳力所不足，故用附子、炮姜，加吴茱萸量温三阴之阳气以祛寒邪，去麦冬、丹皮、桃仁之寒凉。

胸痹案

常某某，男，55 岁，于 2019 年 3 月 19 日就诊。

主诉：心悸寐差一周。

病史：一周前感觉心悸胸闷，寐差，睡眠时间原来 6 小时左右，现为 4 小时左右。易咽痛喉干咳喘，渴而多饮。中度脂肪肝病史。大小便正常。

舌象：舌质胖大有齿印，苔腻。

脉象：脉右弦滑，左沉弦，时有歇止。

方药：二陈汤合瓜蒌薤白汤加味。

瓜蒌皮 15g	薤 白 10g	法半夏 8g	茯 苓 10g
苦杏仁 5g	炙甘草 10g	陈 皮 5g	枳 实 5g
葛 花 15g	乌 梅 8g	人 参 5g	

20 剂，颗粒剂。日一剂，一日两次。

老师讲解

患者天命之年，思虑应酬饮酒伤脾，痰湿阴邪伤胸中之阳，痹而不舒而至心悸胸闷，寐差。二陈汤加瓜蒌以治胸中湿痰痹阻。用薤白以通阳解散胸中阴气内结。人参、茯苓补中渗湿以杜生痰之源。葛花解酒毒，《本经逢原》："葛花，能解酒毒，葛花解醒汤用之，必兼人参。"

《张氏医通·胸痹论》曰："盖阳受气于胸中，以布气息。今阴乘阳位，阻其阳气布息。呼吸往来之道，若喘若呕若哕。心舍神者也，聚饮停痰，则炎炽不宁，彻心愦乱，无可奈何。故用半夏、生姜之辛温，以燥饮散寒，则阳得以布，气得以调，而胸际始旷也。其用橘皮、吴茱萸，加竹茹、人参，皆此例也。"喻嘉言曰："按胸痹之证，人所通患，金匮出十方论治，然未明言其故。盖胸中如太空，其阳气所过，如离照当空，旷然无外。设地气一上，则窒塞有加，故知胸痹者，阳气不用，阴气在上之候也。然有微甚不同：微者但通其上焦不足之阳，甚者必驱其下焦厥逆之气。通胸中之阳，以薤白、白酒，或栝蒌、半夏、桂枝、枳实、浓朴、干姜、白术、人参、甘草、茯苓、杏仁、橘皮，择用对证三四味，即成一方。不但苦寒不入，即清凉尽屏，盖以阳通阳。阴分之药。所以不得预也。甚者，则用附子、乌头、蜀椒大辛热，以驱下焦之阴，而复上焦之阳。补天浴日，在医之手眼，奈何后世总不知胸痹为何病耳。"

【二诊】于 2019 年 4 月 8 日就诊。

病史：胸闷心悸较前偶发，夜寐好转仍差，余无不适。

舌象：舌质淡胖大有齿印，苔腻。

脉象：脉弦滑。

方药：二陈汤合瓜蒌薤白汤合羌活鳖甲汤化裁。

瓜蒌皮 15g	薤　白 10g	法半夏 15g	炙甘草 10g
陈　皮 5g	枳　实 5g	葛　花 15g	乌　梅 8g
人　参 5g	醋鳖甲 6g	炒酸枣仁 10g	羌　活 3g
独　活 3g	川　芎 5g	防　风 3g	炙黄芪 10g
川牛膝 5g	醋五味子 5g	蔓荆子 3g	

15 剂，免煎颗粒。日一剂，每天二次。

老师讲解

　　患者服药后症状大有缓解，唯寐差改善不佳，效不更法，以前方加鳖甲羌活汤化裁，补肝疏风一扫胸中阴霾之气，开痹助眠。

【三诊】于 2019 年 4 月 30 日就诊。

病史：患者服药后胸闷已除，偶有轻微心悸，胃中稍有不适，夜寐时有易醒，余无不适。

舌象：色质胖大有齿印，苔腻。

脉象：脉弦滑。

方药：二陈汤合瓜蒌薤白汤合交泰丸加减化裁。

瓜蒌皮 15g	薤 白 10g	法半夏 15g	茯 苓 10g
苦杏仁 5g	炙甘草 10g	陈 皮 5g	枳 实 5g
乌 梅 5g	人 参 5g	炒酸枣仁 10g	川 芎 5g
炙黄芪 10g	枳椇子 15g	肉 桂 4g	黄 连 3g
生地黄 6g	丹 参 10g	制远志 10g	石菖蒲 5g

15 剂颗粒剂，日一剂，每日两次。

老师讲解

患者服药后胸闷已除，偶有轻微心悸，夜寐时有易醒。效不更法，以二陈汤合瓜蒌薤白汤合交泰丸加减化裁。瓜蒌皮、薤白、法半夏、茯苓、炙甘草、陈皮、枳实以行气解郁，通阳散结，祛痰宽胸。肉桂、黄连以交泰水火。枳椇子解酒毒。炒酸枣仁、乌梅、生地黄、丹参、川芎、炙黄芪、人参等药以补脾气，养肝血，生心血。

【四诊】于 2019 年 5 月 20 日就诊。

病史：患者服药后，心悸症状已基本痊愈，胃中不适亦大为减轻，失眠明显好转，能安睡 6 个小时；早晨 9 时易困乏，余无不适。

舌象：舌淡胖边有齿痕，苔腻。

脉象：沉弦细滑。

方药：二陈汤合瓜蒌薤白汤和交泰丸化裁。

瓜蒌皮 15g	薤 白 10g	清半夏 15g	茯 苓 10g
炒苦杏仁 5g	炙甘草 10g	陈 皮 5g	枳 实 5g
乌 梅 8g	人 参 5g	炒酸枣仁 10g	川 芎 5g

炙黄芪 10g	枳椇子 15g	肉 桂 4g	黄 连 3g
生地黄 6g	丹 参 15g	制远志 10g	石菖蒲 5g
柏子仁 10g	柴 胡 3g	麦 冬 10g	

30 剂，免煎颗粒。

老师讲解

患者服药后症状较前大减，诸不适症状基本消失，效不更法，仍以前方化裁治之。三之气为少阳、厥阴主客加临，加柴胡升散少阳之郁，治其巳时困乏。加柏子仁、麦冬滋阴养心安神。

不寐案（心肌缺血）

马某某，女，61 岁，于 2019 年 3 月 31 日就诊。

主诉：失眠 4 个月。

病史：患者于去年因郁怒加之思虑过度而至心烦不寐。

刻症：心烦眠差，夜睡 3～4 小时；眼睛昏花，上眼睑肿；胸闷汗出，浑身燥热，急躁易怒；身困乏力，下肢沉困无力；胃纳可，二便可。自述服前医中药后，口腔溃疡。（医院检查：心肌缺血）

舌象：舌淡苔黄白稍腻。

脉象：六脉沉弱无力。

方药：《杂病源流犀烛》安卧如神汤加栀子豉汤合百合知母汤。

人 参 10g	生白术 10g	炙甘草 5g	茯 神 10g
生山药 15g	寒水石 4g	生栀子 8g	淡豆豉 10g
生地黄 6g	百 合 10g	知 母 4g	当 归 8g
黄 连 2g	生黄芪 15g	炒酸枣仁 8g	制远志 5g
淮小麦 30g	大 枣 20枚		

20 剂。水煎服。

《临证指南医案》曰："不寐之故，虽非一种，但总是阳不交阴所致。若因外邪而不寐者……当速去其邪，攘外即所以安内也。若因里病而不寐者，或焦烦过度而离宫内燃，从补心丹及枣仁汤法。或忧劳愤郁而耗损心脾，宗养心汤及归脾汤法。或精不凝神而龙雷震荡，当壮水之主，合静以制动法。或肝血无藏而魂摇神漾，有咸补甘缓法。胃病则阳跷穴满，有半夏秫米汤。胆热则口苦心烦，有温胆汤及桑叶、丹皮、山栀轻清少阳法。营气伤极，人参、人乳并行。阳浮不摄，七味、八味可选。余如因惊宜镇，因怒宜疏。饮食、痰火为实，新产、病后为虚。"

患者因郁怒伤肝而化火，思虑过度心脾虚而至心烦不寐，身困乏力，且六脉沉弱无力。方用人参、白术、茯神、炙甘草、山药、远志、大枣、当归、枣仁等补脾胃气以养肝血生心血，以百合、知母解金郁，栀子、黄芩清木火，生地、黄连、寒水石清心火，则气血复而寐安矣。

【二诊】于 2019 年 4 月 28 就诊。

病史：患者服药后夜寐已安，下肢沉困无力及身困乏力改善颇显，眼睑肿胀亦消，偶有短暂心烦胸闷汗出，心情畅快。余无不适。

舌象：舌淡苔黄白稍腻。

脉象：脉缓不沉较前有力。

方药：

茯　神 10g	生白术 10g	生山药 15g	寒水石 4g
人　参 10g	炙甘草 5g	炒栀子 8g	淡豆豉 10g
生地黄 6g	百　合 10g	知　母 4g	当　归 8g
黄　连 3g	生黄芪 15g	炒酸枣仁 8g	制远志 5g
淮小麦 30g	大　枣 20g	法半夏 5g	丹　参 10g

10 剂。水煎服，日一剂，每天两次。

患者服药后夜寐已安，身困乏力改善颇显，下肢沉困无力改善明显，眼睑肿胀亦消，唯偶有短暂心烦胸闷汗出。效不更法，仍予前方加丹参，半夏以增养心和胃之用。

头痛心悸案

李某某，女，18岁，于2019年3月17日就诊。

主诉：劳累后头痛心悸数日。

病史：患者高三学习任务繁重，心理压力大，劳累后头疼，迁延至颈项部；疼痛严重时脸色发白、青；偶有心悸，眠可，大小便正常。在医院行颅脑CT，做心电图皆正常。

舌象：舌淡苔白，中间凹陷。

脉象：脉沉细弱。

方药：归脾汤化裁。

炙黄芪15g	人 参10g	炒白术10g	当 归10g
炙甘草10g	茯 苓10g	制远志5g	炒酸枣仁8g
木 香3g(后下)	龙眼肉15g	生 姜10g	大 枣20g
川 芎5g	葛 根10g	羌 活5g	细 辛3g

15剂。水煎服，日一剂，一日两次。

患者高三学生，正值高考前期，学习任务繁重且压力大，思虑过度则劳伤心脾，心藏神而主血，脾主思而统血，思虑过度，心脾气血暗耗，脾气亏虚则体倦、食少；心血不足则见惊悸、怔忡、健忘、不寐、盗汗；面色白，舌质淡，苔薄白，中央凹陷，脉沉细弱均属气血不足之象。气血不足，不能上荣于脑，故而头疼。治疗以益气补血、健脾养心为主。以归脾汤化裁，方中以人参、黄芪、白术、甘草甘温之品补脾益气以生血，使气旺而血生；当归、龙眼肉甘温补血养心；茯苓、酸枣仁、远志宁心安神；木香辛香而散，理气醒脾，与大量益气健脾药配伍，复中焦运化之功，又能防大量益气补血药滋腻碍胃，使补而不滞，滋而不腻；用法中姜、枣调和脾胃，以资化源。

因患者头痛迁延至颈项部，张元素称川芎"上行头目，下行血海，能散肝经之风，治少阳厥阴经头痛，及血虚头痛之圣药也"。东垣谓：头疼用川芎不愈各加引经药，葛根、羌活入太阳经，开阳通脉。清代医家汪昂的《医方集解》："此足三阳药也。羌活治太阳头痛，白芷治阳明头痛，川芎治少阳头痛，细辛治少阴头痛，防风为风药卒徒，皆能解表散寒，以风热在上，宜于升散也。头痛必用风药者，以巅顶之上，唯风药可到也。"

瘀血癫狂案

何某，男，32岁，于2019年3月22日就诊。

主诉：狂躁不安，行为异常4天。

病史：因工作压力大，心情郁闷，长期心情不好；几天前又遇愤懑不平之事，发病前两个星期里一直在外出差奔波，劳累过度，作息不规律导致失眠，引起情绪不稳定，于3月18日始出现精神异常，兴奋不安，胡言乱语且行为异常，逐渐加重至发狂，入暮严重，少腹硬满，爪甲紫暗。

舌象：舌淡红苔腻，边有齿痕，舌底静脉瘀曲。

方药：舒愤汤、血府逐瘀汤合抵当汤化裁。

桃　仁 36g	红　花 24g	当　归 24g	生地黄 24g
川　芎 15g	桔　梗 15g	赤　芍 15g	枳　壳 15g
炙甘草 15g	柴　胡 24g	焦栀子 30g	玄　参 30g
天花粉 30g	石菖蒲 30g	制远志 30g	水　蛭 15g

酒大黄 15g　　炒虻虫 15g　　青　皮 15g

3 剂，免煎颗粒。一剂分四次，日三夜一服。

老师讲解

《灵枢》曰："狂始生，先自悲也，喜忘、苦怒、善恐者得之忧饥……"《辨证录·狂病门》："人有为强横者所折辱，愤懑不平，遂病心狂……因愤懑而生热……"

患者肝郁日久，气滞血瘀，化火生热，心神被扰，故引起发狂善忘。头晕头痛，性情急躁，面色晦暗，多言不序，恼怒不休，伴有肌肤甲错，舌下脉络曲张青紫，皆为瘀血征象。治宜活血化瘀，兼以行气止痛。用抵挡汤合血府逐瘀汤、舒愤汤化裁。

陈士铎舒愤汤治为强横者所折辱，愤懑不平而生热，遂病心狂，时而持刀，时而逾屋，披头大叫，王清任血府逐瘀汤用四逆散疏肝理气合桃红四物汤活血祛瘀加桔梗、牛膝升降宣通，主内热瞀闷，或心悸怔忡，失眠多梦，急躁易怒，入暮潮热，唇暗或两目暗黑，舌质暗红，或舌有瘀斑、瘀点，脉涩或弦紧，合抵当汤主发狂或如狂少腹硬满。加菖蒲、远志宁心安神；青皮理肝气。

【二诊】于 2019 年 3 月 25 日就诊。

问诊了解：情绪较前平稳，发脾气狂躁现象减轻，睡眠情况好转，患者自述心情愉悦，余无异常。

舌象：舌淡苔厚腻，舌下静脉瘀血曲。

方药：舒愤汤合血府逐瘀汤加抵挡汤化裁。

桃　仁 12g　　红　花 9g　　当　归 9g　　生地黄 9g

川　芎 9g　　桔　梗 5g　　赤　芍 30g　　枳　壳 6g

炙甘草 6g　　柴　胡 8g　　焦栀子 15g　　玄　参 30g

天花粉 15g　　石菖蒲 10g　　制远志 10g　　水　蛭 20g

酒大黄 15g　　炒虻虫 10g　　青　皮 8g　　炒白芍 30g

怀牛膝 9g

10 剂。水煎服，日一剂，一日两次。

老师讲解

　　患者服药三日诸症明显减轻，效不更法，调整药量继服。又服十剂反馈曰："恢复如初！"

离魂症案

灵某某，男，36 岁，于 2019 年 4 月 20 日就诊。

主诉：易受惊吓，失魂感月余。

病史：易受惊吓，魂魄若失月余，近日频率渐增，甚则其人猛然抬头亦觉身体若有一物离去，或觉背后有他人追随；反应迟钝；乏力，下午尤甚；易生气；今日遗精后觉双腿无力。

舌象：舌质红有裂纹，苔薄白。

方药：陈士铎舒魂丹合归魂饮化裁。

柴　胡 3g	生白术 10g	石菖蒲 6g	生酸枣仁 10g
麦　冬 15g	熟地黄 15g	生白芍 15g	当　归 10g
山茱萸 10g	茯　神 10g	人　参 15g	制远志 6g
巴戟天 10g	柏子仁 10g	炒芥子 6g	香　附 8g
郁　金 4g	浙贝母 15g	莲子心 6g	生龙齿 6g^(先煎)

7 剂。水煎服，日一剂。

老师讲解

　　其症见惊悸胆怯，神魂离体，此离魂症也。离魂症者，盖由肝藏魂，肝虚邪袭，魂无所归，故飞扬离体也。陈氏《辨证录》以其根源于心肾不交，论曰："心肾之两亏，则肾之精不能交于心，而心之液不能交于肾，而魂乃离矣。虽然魂藏于肝，未闻藏于心肾也。

心肾亏而肝气未伤，则肝能藏魂，何至于离哉？不知肝之母肾也，肝之子心也。肝居于心肾之间，肾亏则无水以生肝，而肝伤矣。心亏则无液以耗肝，而肝又伤矣。肝伤则血燥，血燥则魂不能藏，往来于心肾，母不能生，子不能养，魂安得不离哉？"故其治当补肝血而兼补心肾，令肝血充足能养其魂，心肾相交而安其魂则愈。方用舒魂丹合归魂饮滋养心肝肾，酌加柴胡以解郁，白术以固护中焦，石菖蒲以"除烦闷，治善忘"，并能通心窍，安心神。

反复口腔溃疡年余案

徐某某，男，31 岁，于 2019 年 11 月 22 日就诊。

主诉：口腔溃疡反复发作一年余。

病史：从去年开始口腔溃疡反复发作，疼痛持续一周左右，出差劳累病情加剧，唇干脱皮，口黏白痰，喜喝温水；眠深梦多，午后犯困，烦躁易怒，思虑较多，睡迟醒早，排便不畅，黄中带黑，手纸带血，小便黄。

舌象：舌体淡红胖大齿痕，有郁热点，苔厚腻略黄。

方药：升阳益胃汤化裁。

生黄芪 15g	姜半夏 9g	人　参 10g	炙甘草 6g
独　活 9g	防　风 9g	生白芍 9g	羌　活 9g
陈　皮 10g	茯　苓 10g	柴　胡 8g	泽　泻 5g
黄　连 4g	麸炒苍术 10g	升　麻 5g	酒黄芩 8g
大　枣 6g	生　姜 10g		

5 剂。日一剂。

老师讲解

患者戊辰年生，戊戌年病，均为太阳司天，岁火太过，伤金水复之运气之年。频繁出差公干，饮食失节，寒温不适，喜怒忧思，劳役过度，则脾胃乃伤而损耗元气，则劳累病情加剧。脾虚中枢不运升降失灵，湿热阻滞中焦，上蒸舌胖齿痕苔厚腻黄，唇干脱皮，口黏白痰，便艰尿黄。阳气虚则不能上升，眠深梦多，午后犯困，喜喝温水。心胆阴火上升，烦躁易怒，口腔溃疡疼痛。治宜东垣补脾胃泻阴火升阳之法。方用升阳益胃汤加升麻、黄芩治之。药用参、芪、炙草、大枣甘温厚土覆火，羌、防、升、柴、姜辛升肝脾之阳气，夏、陈、苓、泽、苍术祛肠胃污秽湿浊，黄连、黄芩、白芍苦酸以降心胆上升之阴火。

　　脾胃之证，五脏不和，其病治之，各从其宜，不可定体，难怪尤在泾有"古人制方用药，一本升降浮沉之理，不拘寒热补泻之剂者，宋元以来，东垣一人而已"之赞叹！

【二诊】 于 2019 年 11 月 28 日就诊。

病史：患者服药五剂，口腔溃疡痊愈。

刻症：尿频多清长，口腔喉咙处感觉干涩难咽；大便黄色不成形。

舌象：舌体淡红胖大齿痕，有郁热点，苔厚腻略黄。

方药：升阳益胃汤化裁。

生黄芪 15g	姜半夏 9g	人 参 10g	炙甘草 6g
防 风 9g	生白芍 9g	羌 活 3g	陈 皮 10g
茯 苓 10g	柴 胡 3g	黄 连 4g	生 姜 10片
大 枣 6枚	麸炒苍术 10g	升 麻 5g	酒黄芩 8g
生山药 20g	乌 药 8g	盐益智仁 10g	草豆蔻 3g
焦六神曲 10g	川 芎 8g		

7 剂，颗粒剂冲服。

📝 **老师讲解**

　　患者服药后诸症好转，继以前方化裁治疗。去独活之辛燥，泽泻之利，加山药、益智仁、乌药固肾缩便，草豆蔻、神曲、川芎温脾实便。

耳鸣失眠案

夏某，女，27 岁，于 2019 年 3 月 31 日就诊。

主诉：眼干、耳鸣半年、困倦乏力。

病史：患者长期饮食不规律；现头晕胀紧、急躁心烦失眠，眼睛干涩；口干不饮，牙龈热疼；左耳耳鸣如蝉，夜重昼轻，右耳堵塞感；困倦乏力；腰凉腿软；少腹时凉，月经推迟，量少色黯，二便可。

舌象：舌淡胖苔白。

脉象：沉细无力。

方药：益气聪明汤合引火潜阳封髓丹化裁。

炙黄芪 10g	炙甘草 10g	炒白芍 8g	黄　柏 4g
人　参 5g	升　麻 2g	葛　根 10g	蔓荆子 8g
乌　梅 8g	香　附 3g	川　芎 3g	熟地黄 10g
巴戟天 5g	茯　苓 5g	麦　冬 10g	醋五味子 6g
砂　仁 5g	附　片 3g	醋龟甲 6g	炒酸枣仁 8g
制远志 5g	知　母 6g	盐补骨脂 10g	石菖蒲 10g

20 剂，免煎颗粒。

📋 老师讲解

李东垣："饮食入胃，游溢精气，上输于脾；脾气散精，上归于肺；通调水道，下输膀胱。水精四布，五经并行，合于四时五脏阴阳，揆度以为常也。"苟饮食失节，寒温不适，则脾胃乃伤；喜怒忧恐，劳役过度，而损耗元气，诸病遂生。五脏不和，谷气闭塞而下流，即清气不升，九窍为之不利，十二经元气皆不足也。

患者长期饮食失节，脾胃乃伤；中气不足肾精亏虚，阳气不升，阴火不降，上热而下寒而诸病遂生。治当大补脾胃之中气兼疏肝木之郁遏，填补精血温肾阳以引火归元。

以益气聪明汤合通气散补脾胃之中气兼疏肝木、引火潜阳封髓丹填补精血温肾阳以引火归元。

李东垣益气聪明汤，治饮食不节，劳役形体，脾胃不足，得内障耳鸣，或多年目昏暗，视物不能，此药能令目广大，久服无内外障、耳鸣耳聋之患，又令精神过倍，元气自益，身轻体健，耳目聪明。陈士铎通气散易柴胡为乌梅敛肝阴而疏肝气；香附、川芎疏肝理气活血调经；炒酸枣仁、制远志、知母除虚烦失眠。

吾自拟引火汤潜阳封髓丹乃集陈士铎引火汤与郑钦安潜阳丹，封髓丹为一方，有填补精血温肾阳引火归藏之效，对肾精亏损阴阳两虚而浮阳外越，虚火上升者有标本兼治之功。

【二诊】于 2019 年 4 月 17 日就诊。

病史：服药后耳鸣明显减轻，下午稍重；耳闷已变偶发，头部颈部疼痛明显减轻；失眠已愈；眼睛干涩好转。

舌象：舌质淡红胖大有齿痕。

脉象：脉沉细。

方药：益气聪明汤合引火潜阳封髓丹化裁。

炙黄芪20g	炙甘草10g	炒白芍8g	黄 柏4g
人 参5g	升 麻2g	葛 根10g	炒蔓荆子8g
乌 梅8g	香 附3g	川 芎3g	熟地黄20g
巴戟天5g	茯 苓5g	麦 冬10g	醋五味子6g
砂 仁5g	附 片3g	龟 甲6g	炒酸枣仁8g
制远志5g	知 母6g	补骨脂10g	石菖蒲10g

20 剂，免煎颗粒。

📝 **老师讲解**

效不更方，酌加黄芪、熟地用量以补气养阴。

【三诊】于 2019 年 5 月 5 日就诊。

病史：今日气色大好，自觉耳闷症状消失，耳鸣加重，如电流声状；眼睛干涩好转；近两日偶觉耳周瘙痒；咽中异物感减轻；身体困重感明显减轻；轻微胃胀，偶有打嗝；本次月经有血块；大便两日一行。

舌象：舌质淡红胖大苔薄白。

脉象：脉沉略细。

方药：止鸣丹合通窍活血汤、丹栀逍遥散化裁。

青　皮 5g	姜半夏 5g	天花粉 6g	麸炒枳壳 4g
百　合 10g	知　母 6g	生地黄 12g	炒酸枣仁 8g
莲子心 3g	赤　芍 8g	川　芎 3g	桃　仁 5g
红　花 5g	石菖蒲 5g	当　归 8g	炙甘草 5g
茯　苓 5g	柴　胡 8g	生白术 5g	生　姜 5片
炒栀子 6g	牡丹皮 8g	薄　荷 3g	

15 剂，免煎颗粒。日一剂。一日两次。

老师讲解

服药后气色大好，耳闷基本消失，但耳鸣似有加重之势，且耳周发热而痒，其鸣低沉入电流，盖患者本虚，今当风火炽盛之令，邪气趁虚而入，而令少阳胆气不舒，而风邪乘之，火不得散，故生此病。法宜舒发胆气，而佐之祛风泻火之药。故用丹栀逍遥散合止鸣丹疏散少阳郁热，加天花粉之逐痰，则风火无党；用菖蒲通耳中之窍；百合、知母、地黄清金以制木；因其行经而多血块，又加赤芍、川芎、桃仁、红花以活血祛瘀。

【四诊】于 2019 年 5 月 18 日就诊。

病史：耳鸣较前好转，范围缩小至耳周；胃部凉，冷饮不适，偶有打嗝；仍有乏力，腰部酸。

舌象：舌淡胖苔白。

脉象：脉沉略细。

方药：止鸣丹合通窍活血汤、丹栀逍遥散化裁。

青　皮 5g	姜半夏 5g	天花粉 6g	枳　壳 4g
百　合 10g	知　母 6g	炒酸枣仁 8g	莲子心 3g
赤　芍 8g	川　芎 3g	桃　仁 5g	红　花 5g
石菖蒲 5g	当　归 8g	炙甘草 5g	茯　苓 5g
柴　胡 8g	生白术 5g	生　姜 5片	炒栀子 3g
牡丹皮 3g	薄　荷 3g	草豆蔻 3g	盐益智仁 10g
山茱萸 8g	熟地黄 12g	骨碎补 10g	

15剂，免煎颗粒。

老师讲解

患者服药后症状较前继续减轻，效不更法，仍以前方化裁治之；近来胃部畏寒，栀子、丹皮、薄荷减量；加草豆蔻、益智仁化湿；肾虚腰酸耳鸣加山茱萸、熟地、骨碎补补肾填精。

酒积案

王某某，男，61岁，于2019年2月20日就诊。

主诉：酒后胃中不适。

病史：素喜饮酒，每饮则斤余；酒后则纳差，胃中不适，连续饮酒则腹泻；多饮；眠差；西医查胃溃疡，现无症状；头皮有疮疡数个；大便溏；小便可。

舌象：舌质红胖大，苔白略厚。

脉象：右脉洪大，左脉弦。

方药：葛花解醒汤化裁。

葛　花 20g	白豆蔻 5g^(后下)	砂　仁 5g^(后下)	木　香 5g^(后下)
炒神曲 10g	葛　根 20g	黄　连 5g	枳椇子 15g

苍 术5g	升 麻5g	荷 叶5g	陈 皮5g
生白术10g	青 皮5g	茯 苓10g	泽 泻5g
炒酸枣仁15g	川 芎5g	知 母6g	炙甘草10g

10剂。水煎服，日一剂。

老师讲解

曲酒之积，令人腹痛，盖中州受伤，气逆而湿郁也。豆蔻、砂仁推逆气有功，且兼辛散之力，葛花独入阳明，令湿热之毒从肌肉而解，解上焦之醒也；茯苓、泽泻令湿热之毒从小便而出，解下焦之醒也；参、术、木香、二皮、干姜，中气赖以调和，湿热捣其巢穴，解中焦之醒也。枣仁、川芎、知母合茯苓为酸枣仁汤养肝助心安神；荷叶升清降浊。枳椇子能解酒毒。

头晕耳鸣案

陈某，女，56岁，于2019年3月11日就诊。

主诉：晨起头晕。

病史：患者1962年11月4日出生，患者家住福州，最近阴雨天断断续续有两周左右，温度十多度。晨起头晕较严重，白天有轻微晕感，伴有耳鸣（两耳有轻微沙沙声）。偶尔晨起口苦，上午容易困倦，没有精神，下午减轻。咽喉有异物感，常想咳痰清嗓子。偶有心悸。平时急躁易怒，易忘事，易悲伤，易焦虑，爱叹气，思虑过多。入睡困难，睡眠浅，半夜醒来后再难入睡。

口腔溃疡，嘴唇干燥起皮。口渴但不想喝水，喝的话喜欢喝温水。手脚会冰冷，怕冷。放屁多，不臭。大便松散，小便正常。在当地医生处服药，眩晕稍减，出现腹胀，反酸，呃逆等症状。辅助检查：肾检两毫米结石，脂肪肝、肝上几个囊肿，胆囊息肉。

舌象：舌淡暗，胖大，中央凹陷，两侧隆起，苔薄白。

方药：李东垣半夏白术天麻汤化裁。

生黄芪8g	人　参5g	炒白术10g	泽　泻6g
陈　皮5g	茯　苓10g	姜半夏8g	天　麻8g
盐黄柏4g	干　姜4g	苍　术10g	炒神曲10g
厚　朴5g	荷　叶10g	草　果4g	木　香3g^(后下)
百　合10g	知　母6g	桂　枝8g	广藿香10g
升　麻3g	防　风8g	生白芍8g	炙甘草5g

7剂。水煎服。

【二诊】于2019年3月18日就诊。

病史：早上起来头晕消失，但整天还是觉得头昏沉，左耳耳鸣，后脖颈僵硬、酸感明显。精神困倦，仍睡眠质量差，不易入睡，夜里两三点会醒，然后入睡难。偶有晨起口苦，胃部不适感已消失。

舌象：舌淡暗，胖大，中央凹陷，两侧隆起，苔薄白。

方药：李东垣半夏白术天麻汤化裁。

生黄芪15g	人　参10g	炒白术10g	泽　泻6g
陈　皮5g	茯　苓10g	姜半夏8g	天　麻10g
盐黄柏4g	白豆蔻5g^(后下)	苍　术10g	炒神曲10g
厚　朴5g	荷　叶10g	炒酸枣仁10g	川　芎8g
木　香3g^(后下)	百　合10g	知　母6g	桂　枝8g
广藿香10g	升　麻3g	防　风8g	生白芍8g
炙甘草5g	菊　花8g		

7剂。水煎服。

【三诊】于2019年3月20日就诊。

患者自诉：昨夜2点左右，突觉嗓子痒咳嗽，喉咙疼，晨起全身酸疼无力，有轻微怕冷。左边耳鸣，无头晕，觉得口中有烧热感。

此为外感风寒所致。前方加荆芥8g，苏叶8g，薄荷5g，焦栀子8g，淡豆豉 10 g，葱 20 g，生甘草 10 g，桔梗 4 g。泡 30 分钟，水煎 15 分钟，服后出点汗。

第二天患者说：昨天喝了药，出了汗，今天好多了，身上不酸疼了，嗓子也不疼了，就是变得有点咳，咳嗽少痰。

【四诊】于 2019 年 3 月 22 日就诊。

患者自诉：昨天下午开始嗓子痒、疼，清嗓，咳嗽无痰。晚上开始声音沙哑。

嘱咐原方加薄荷 5 g，蝉蜕 3 g，乌梅 8 g，射干 8 支，金银花 8 g。以清热利咽止咳。

✍ 老师讲解

《黄帝内经》曰："凡此十二邪者，皆奇邪之走空窍者也。故邪之所在，皆为不足。故上气不足，脑为之不满，耳为之苦鸣，头为之苦倾，目为之眩。中气不足，溲便为之变，肠为之苦鸣。下气不足，则乃为痿厥心挽。"

患者出生木运太过之年，厥阴风木在泉，风旺脾虚体质。发病于 2019 年 3 月初，岁土运不及，厥阴风木司天，风气盛行，脾土受邪。福州近日天气凉多阴雨，寒湿阻滞脾胃，清阳不升，浊阴不降，则头晕乏力。前医予养阴潜阳之品服之，病情加重，胃部不适。

困倦乏力、舌中凹陷为脾虚中气下陷痰湿阻滞。阴火上升而口腔溃疡，嘴唇干燥、耳鸣口苦；肝郁风痰上扰则眩晕欲呕，急躁易怒。脾气大亏，痰食滞逆，不能统运于中，故厥逆头痛眩晕不已焉。苍术燥痰湿以强脾；白术健脾元以燥湿；人参扶元补气，黄芪补气固中，天麻祛风湿以豁痰；泽泻泻浊阴以祛湿；神曲消食积开胃，麦芽化湿和中；茯苓渗脾湿；半夏燥湿痰；橘红利气和胃；生姜快膈散痰；黄柏清湿热，干姜温中气也，使气健脾强，则自能为胃行其津液，而痰厥自平，良远温服，俾痰化气行，则胃气融和而清阳上奉，头痛眩晕无不保矣。此温凉并济，补泻兼施之剂，为气虚痰厥头痛眩晕之专方。

居地寒湿，阴寒药伤，胃纳差胀气，草果、藿香、木香、温脾寒行气燥湿。桂枝、升麻、防风、荷叶、升脾阳；以百合、知母、白芍、黄柏以降阴火。

二诊病情减轻，仍睡眠欠佳，耳鸣，加枣仁、川芎养肝助眠，菊花辛凉疏风。服药期间外感风寒化热，咽痛咳嗽，身疼酸软，以散寒祛风清郁热化痰止咳之品治之。

【五诊】于 2019 年 3 月 25 日就诊。

病史：已无头晕，仍左耳鸣。咽喉干痒沙哑，咳嗽，基本是干咳，晨起时会咳出来少许黄痰。仍怕冷，不欲触凉水。睡眠欠佳。胃偶尔还会有胀气。大便性状基本正常，每天一两次。小便正常。

舌象：淡暗，胖大，中央凹陷，两侧隆起，苔薄白。

方药：玄麦甘桔汤合李东垣半夏白术天麻汤化裁。

乌　梅 6g	牛蒡子 4g	玄　参 6g	麦　冬 6g
桔　梗 3g	炙甘草 3g	升　麻 3g	人　参 5g
炙黄芪 8g	麸炒白术 5g	陈　皮 5g	当　归 8g
清半夏 4g	天　麻 3g	川　芎 3g	熟地黄 12g
醋五味子 3g	石菖蒲 3g	制远志 2g	木　香 2g
盐益智仁 5g	大　枣 10g	生　姜 10 片	巴戟天 8g

15 剂，免煎颗粒。一天两次。早晚各一次。

老师讲解

患者头晕已愈数天，又咽喉干痒沙哑干咳，晨起时会咳出来少许黄痰，为近日风热之邪伤及太阴肺，乌梅、牛蒡子、玄参、麦冬、五味子、桔梗清热润燥，利咽止咳，以治其标。怕冷、不欲触凉水、睡眠欠佳，胃胀，耳鸣。中气不足，痰湿内生；肾水亏乏，耳窍不利。仍以炙甘草、人参、炙黄芪、白术补中气；陈皮、半夏、木香、益智仁行气化痰除胀；升麻升清阳；当归、川芎、熟地黄、巴戟天滋肾水、养肝血；天麻祛风；石菖蒲、制远志化痰通窍，大枣、生姜和胃。此治其本。

顽固呕吐头身疼麻案

刘某，女，18 岁，于 2019 年 3 月 22 日就诊。

主诉：呕吐。

病史：2017 年 6 月份脸颊两侧红肿，后遍及整个脸部，奇痒难忍，后痊愈。长期下午低烧，晨起正常；痘痒痛夜重；2018 年底脸部开始复发，年后开学后加重，并出现呕吐、头身痛等症状，住院十余天检查无果，治疗乏效，出院来诊。

刻症：呕吐严重，饮水即吐，进食干食物不吐，恶心反酸。反复双侧颞部疼，眼睛疼痛，一小时后可以缓解；双耳耳鸣，咽干口渴；自汗怕风，手脚冰凉，两周前开始腰部疼痛，活动后可减轻；后发展到四肢麻木，痛无定处且肢困乏力；心烦急躁，入睡困难；月经推迟 4～5 天，棕色，白带多黄黏；小便少，一天 1～2 次，大便 3～4 天一次。

舌象：舌淡胖苔白。

脉象：沉细，右尺甚。

方药：千金吴茱萸汤合当归四逆汤化裁。

制吴茱萸 8g	黄 芩 4g	人 参 5g	姜半夏 5g
肉 桂 8g	炒白芍 8g	炙甘草 6g	当 归 15g
细 辛 3g	木 通 4g	生 姜 20片	大 枣 25枚

7 剂，免煎颗粒。温水送服。

内伤杂病临证实录（己亥年）

老师讲解

此患者经西医检查无异常，治疗乏效，但在中医看来己亥年土运不及，厥阴司天，土虚风盛，厥阴风寒而少阳郁热也！用《千金方》茱萸汤：吴茱萸二升，黄芩二两，人参二两，半夏一升，桂心、白芍各三两，生姜一斤，大枣二十枚，炙草二两。此方是柴胡桂枝汤去柴胡加吴茱萸！一味药物的易变，就使整个方剂的六经归属及整体症候群适应症完全改变，主治：①主男子虚热、寒冷。②主妇人寒劳气逆及胸腹苦满而急、绕脐痛、寒心、吞酸、手足逆冷、脐四边坚。悸气踊起、胃中虚冷、口中多唾或口干、手足烦。③苦渴湿痹、风气动作、顽痹不仁、骨节尽痛、腰背如折、恶寒。④大呼即惊、多梦、梦见鬼神，此皆五脏虚。临床中虚热又寒冷集于一身，厥阴病也，由中寒而发。水寒土湿木郁，柴胡易吴茱萸后，主治范围从往来寒热的少阳兼太阳，变为寒热错杂之厥阴。从风痹、腰痛如折之另一主治项看，此乃兼太阳不开；而从五脏虚损的主治项看，厥阴之治宜从中，此又是调理脾胃升阳之方，而主治不是以柴芩配伍的痰火。合当归四逆汤，当归四逆不用姜、附者，阴血虚微，恐重劫其阴也，且四逆虽寒，而不至于冷，亦惟有调和厥阴，温经复营而已，故用酸甘以缓中，辛甘以温表，寓治肝四法，桂枝之辛以温肝阳，细辛之辛以通肝阴，当归之辛以补肝，甘、枣之甘以缓肝，白芍之酸以泻肝，复以木通利阴阳之气，开厥阴之络。

【二诊】 于 2019 年 3 月 28 日就诊。

病史：眼睛疼、腰痛较前好转；脚麻减轻，手凉有所减轻；呕吐明显减轻，早上不吐，晚饭后呕吐；头两颞部至头顶胀痛，口不干想喝水；脸上长痘，偶有胃疼，胳膊发热，颜色没之前重，胳膊火热感，后背出汗；运动出汗后腿痒；小便较前增多，大便不爽，不干。

舌象：舌淡胖苔厚腻。

脉象：沉细，右尺甚。

方药：千金吴茱萸汤、当归四逆汤、鳖甲羌活汤合方化裁。

制吴茱萸 9g	黄 芩 8g	人 参 10g	姜半夏 5g
肉 桂 3g	炒白芍 8g	炙甘草 6g	当 归 15g
细 辛 3g	木 通 4g	升 麻 5g	醋鳖甲 6g

川 芎8g　　防 风8g　　葛 根5g　　独 活3g

羌 活3g　　乌 梅8g　　知 母4g　　盐黄柏2g

10剂，免煎颗粒。

老师讲解

　　患者服药后诸症较前有所减轻，效不更法，加羌活鳖甲汤化裁以透邪外出升阳散火，乌梅敛肝；知母、黄柏、肉桂滋肾清热，化气通关。

【三诊】于2019年4月9日就诊。

病史：自4月7日起行经，觉胃中胀满，不欲饮食，素行经皆有此症，今日稍好；其余诸症明显缓解，但久坐觉右腿麻木腰疼；头痛已数日未发，偶觉头皮疼；口中干减轻；手凉明显缓解，出汗减轻；行经已两日，有轻微耳鸣；大便一日一次，小便正常。

舌象：舌质淡胖，苔白略厚。

脉象：六脉沉细，右尺尤甚。

方药：千金吴茱萸汤、当归四逆汤合鳖甲羌活汤化裁。

制吴茱萸9g　　黄 芩8g　　人 参10g　　姜半夏5g

肉 桂3g　　炒白芍8g　　炙甘草6g　　当 归15g

细 辛3g　　木 通4g　　升 麻5g　　醋鳖甲6g

川 芎8g　　防 风8g　　葛 根5g　　独 活3g

羌 活3g　　乌 梅8g　　知 母4g　　盐黄柏2g

广藿香8g　　厚 朴4g　　茯 苓10g　　生薏苡仁15g

草豆蔻4g

10剂，免煎颗粒。一日一剂，一日两次。

老师讲解

　　效不更方，察其湿象略显，酌加藿香、厚朴、茯苓、草豆蔻、生薏苡仁以祛湿。

【四诊】于 2019 年 4 月 17 日就诊。

病史：现腿疼偶发而轻微，偶觉手及颈面部痒；早晚手稍凉；闭眼时偶有耳鸣；轻微口苦；双腿偶有青色斑块；早晨觉臀部蚁行感；本次月经有小血块；小便可，大便次多不爽。

舌象：舌质淡胖中央凹陷，中后部苔白厚腻。

脉象：六脉沉细。

方药：升阳益胃汤合鳖甲升麻汤、当归四逆汤化裁。

黄　芩 8g	人　参 5g	姜半夏 5g	肉　桂 3g
炒白芍 8g	炙甘草 6g	当　归 15g	细　辛 3g
升　麻 5g	醋鳖甲 6g	川　芎 8g	防　风 8g
葛　根 5g	独　活 3g	羌　活 3g	乌　梅 8g
知　母 4g	黄　柏 2g	广藿香 8g	制厚朴 4g
茯　苓 10g	生薏苡仁 15g	草豆蔻 4g	柴　胡 8g
生黄芪 8g	麸炒枳壳 4g		

7 剂，免煎颗粒。一日一剂，一日两次。

老师讲解

效不更法，仍依补脾胃、泻阴火、升阳气、透伏邪之则，厥阴之寒已散，乃去吴茱萸；酌加柴胡、升麻以助阳气温升；枳壳以理气通腑。

【五诊】于 2019 年 4 月 24 日就诊。

病史：诸症基本消失，但臀部有轻微蚁行感；偶有皮肤痒；小便轻微灼热感；余无不适。

舌象：舌质淡红胖大苔白略厚。

脉象：脉沉细。

方药：当归四逆汤合鳖甲汤化裁。

| 当　归 10g | 桂　枝 8g | 生白芍 8g | 细　辛 3g |

川木通 4g	生甘草 5g	大 枣 10枚	生黄芪 8g
防 风 3g	巴戟天 6g	升 麻 8g	醋鳖甲 6g
羌 活 3g	独 活 3g	黄 芩 8g	广藿香 8g

10剂，免煎颗粒。

老师讲解

诸症基本消失，观其偶有皮肤蚁行感，风之病也，是尚有余邪未清。夫风在天为风，在脏为肝，虚家之治养肝其风自疏。故用当归四逆汤以养肝，升麻、鳖甲、羌活、独活透邪外出；易炙甘草为生甘草，加黄芩以清少阴之热；察其舌苔略有厚腻而以藿香芳香化湿。

腹泻两年案

师某某，女，50岁，于2019年4月6日就诊。

主诉：反复腹泻两年余。

病史：患者自2017年饮食寒凉之品后腹泻，医院诊断为"慢性结肠炎"，反复不愈至今。

刻症：大便稀溏，腹痛而便，一日数次，初次大便仅稀溏，二三次后有泡沫黏液，有肛门下坠感；腹部喜温畏寒；胃中不适，偶有打嗝反酸；眉棱骨痛；小便频清。

舌象：舌质淡红胖大，中央凹陷、边有齿痕。

脉象：六脉沉弱。

方药：补中益气汤合温脾汤、缩泉丸化裁。

炙黄芪 30g	人 参 5g	炒白术 15g	炙甘草 10g
当 归 10g	木 香 2g(后下)	升 麻 3g	柴 胡 3g
肉 桂 5g	干 姜 5g	附 片 5g	生大黄 3g(后下)

藁　本5g　　　川　芎5g　　　炒神曲15g　　　乌　药5g

盐益智仁5g　　炒山药10g　　盐补骨脂10g　草豆蔻5g

20剂。水煎服，日一剂，一日两次。

📝 老师讲解

　　患者素体脾虚，饮食生冷寒凉之品而伤及脾胃之阳，致脾胃运化失常，寒湿内伏，阳气不升，中气下陷；己亥年土虚木乘，而病情加重，久泻不已泡沫黏液，内有寒积也，寒积不去，自然百药妄效，本虚标实之证，故扶正之余又必兼去邪，故当温补脾肾治其本，温逐寒积治其标，乃以补中益气汤合缩泉丸补气升阳、温肾缩小便、温脾汤肉桂、附子、干姜合大黄温逐寒积，藁本、川芎祛其风，邪去则病自安。

【二诊】于2019年4月17日就诊。

病史：服药后诸症缓解，大便正常，面色较前光亮。

刻症：晨起口干口苦，畏寒肢冷，偶食冷肉有大便溏泻，但很快自愈。

舌象：舌质淡红胖大中央凹陷，边有齿痕。

方药：补中益气汤合缩泉丸化裁。

炙黄芪30g　　　肉　桂5g　　　人　参5g　　　当　归10g

木　香2g(后下)　升　麻3g　　　柴　胡3g　　　干　姜5g

附　片5g　　　黄　连3g　　　藁　本5g　　　川　芎5g

炒神曲15g　　姜半夏5g　　　盐益智仁10g　　麸炒山药10g

盐补骨脂10g　草豆蔻5g　　　蜜麸炒白术15g　炙甘草10g

10剂。水煎服，日一剂，分早晚温服。

📝 老师讲解

　　二年痼疾，十去其七，仍需巩固，效不更法，因寒积已去，故去大黄，因其脾胃虚弱阴火内生又当少阴主令之时，故加黄连

运气辨证实录

238

去阴火，以应时令之变。乌药易草豆蔻，《本草经疏》："豆蔻，辛能破滞，香能入脾，温热能祛寒燥湿，故主温中及寒客中焦、心腹痛、中寒呕吐也。脾开窍于口，脾家有积滞，则瘀而为热，故发口臭，醒脾导滞，则口气不臭矣。辛散温行，故下气。寒客中焦，饮食不消，气因闭滞则霍乱。又散切冷气、消酒毒者，亦燥湿破滞、行气健脾开胃之功也。"

2019 年 4 月 26 日微信反馈已痊愈。

胃风案

刘某，女，17 岁，于 2019 年 5 月 9 日就诊。

主诉：胃中不适，面颊瘙痒。

病史：近日觉胃中不适，不可名状，恶心时有呕吐；晚饭后胃中绞痛；口苦；晨起觉双手紧绷，不能满握，至于八九点则症状消失；傍晚眼睑轻微浮肿；面部痤疮，瘙痒；大便一至二日一行，不爽，略溏。

舌象：舌质淡红胖大，苔白略厚。

脉象：沉细。

方药：东垣胃风汤化裁。

白　芷 8g	升　麻 8g	葛　根 5g	苍　术 10g
炙甘草 5g	当　归 8g	草豆蔻 3g	柴　胡 8g
黄　柏 4g	藁　本 3g	羌　活 3g	炒蔓荆子 3g
炒僵蚕 3g	麻　黄 3g	黄　芩 8g	泽　泻 6g

10 剂，免煎颗粒。日一剂，一日两次。

📝 **老师讲解**

己亥之岁，土运不及，厥阴风木司天。风气乘土位之虚而克犯脾胃，李东垣《脾胃论》谓"风冷乘虚入克肠胃"则"水谷不化，泄泻下注，腹泻虚满，肠鸣绞痛"；《黄帝内经》云："胃风之状……鬲塞不通，腹善满，失衣则䐜胀，食寒则泄……"胃中不适，不可名状，大概如斯。又有面颊痤疮瘙痒，此胃风之变证也。喻嘉言曰："胃风变证有五。一曰风成为寒热，以风入于胃，必左投肝木而从其类，风气通于肝也，肝木盛则侮脾土，故生寒热。"至于其尚有眼睑浮肿，晨起觉双手肿满紧绷，不能满握诸症，《黄帝内经》有"诸湿肿满，皆属于脾"之训，故知其实为脾胃之虚，究其源则为风木克犯脾胃也，故治风为其要也。

《素问·至真要大论》训曰："风淫于内，治以辛凉，佐以苦，以甘缓之，以辛散之。"故以柴胡、藁本、白芷、蔓荆子、僵蚕合黄芩、升麻得辛凉以治风，佐以黄柏、黄芩之苦以清风从少阳之化热；以炙甘草、葛根、当归之甘以缓风木之急，用羌活、麻黄之辛以散之，令风冷之邪从太阳而出；依其苔白厚腻而酌加草豆蔻、益智仁芳香以化湿，泽泻淡渗而利湿。

【二诊】于 2019 年 5 月 30 日就诊。

病史：服药后诸症减轻，入睡后于半睡半醒中忽觉浑身疼，刻余缓解；或见手指及下肢阵痛；偶有大腿内侧红疹，瘙痒疼痛，半小时后自行消散；现夜间及晨起咳嗽，咳出痰后缓解；数日前感冒严重时呕吐，现偶有反胃；上肢抬起时受限；面部痤疮；下午五六点口苦；晨起眼睑肿；大便一至二日一行，不爽，略溏。

舌象：舌质淡红胖大，苔白略厚。

脉象：脉沉细。

方药：《千金》吴茱萸汤化裁。

制吴茱萸 3g	姜半夏 5g	人 参 5g	炙甘草 5g
桂 枝 8g	生白芍 8g	生 姜 10片	大 枣 10枚
生黄芪 15g	防 风 5g	当 归 8g	细 辛 3g
木 通 5g	秦 艽 8g	广藿香 5g	制厚朴 5g
茯 苓 5g	泽 泻 5g	白豆蔻 3g (后下)	苦杏仁 4g

生薏苡仁10g　木　香3g^(后下)　青　皮3g　　香　附3g
黄　柏4g
10剂。水煎服，日一剂。

📝 **老师讲解**

　　肝为五脏之贼，风为百病之长。风之为病，变幻莫测；其症间或而发，时发时止，皆不离其善行数变之性；初诊之时，风入于胃，盖因土虚为风木所乘，治之以东垣胃风汤，扶土祛风；今胃风之状几无，然风仍遍行他处，所治宜调肝为其本，辅以培土固木。方用《千金》吴茱萸汤化裁，以吴茱萸、桂枝、白芍、防风、秦艽深入厥阴之脉以治风；黄芪、人参、炙甘草、大枣、以培补中元；因其苔白而厚，加白豆蔻、藿香、木香等芳香以化湿，气味芳香并能解肝郁；用生薏苡仁、茯苓、泽泻以淡渗利湿，厚朴、杏仁苦温燥湿；厥阴从少阳火化而有热，乃加黄柏清相火。

痿证案

徐某某，27岁，于2019年6月9日就诊。

主诉：下肢麻木，四肢无力8月余。

病史：2018年5月因咳血到医院检查，入院诊断疑似肺结核，开始服用抗结核药，服药三月后出现下肢麻木，甚则连及阴部；现西医检查肺结核痊愈。

刻症：形体极度消瘦，面色萎黄，膝盖及下肢无力，下肢麻木痉挛，甚则连及阴部；起立困难，行走迟缓，不能久行，严重时手亦无力；眠差易醒，醒后难睡；眼睛干涩；偶有耳鸣；咽部红肿疼痛，口腔溃疡，自觉有痰；纳谷不馨；畏寒脚凉，手心发热；月经后期，量少；痔疮常发；二便可。

舌象：舌质淡胖中央凹陷，苔白略厚。

脉象：沉而弦细。

方药：补中益气汤合陈士铎起痿降火汤化裁。

人　参10g	炙黄芪50g	炒白术15g	炙甘草10g
当　归10g	陈　皮4g	升　麻8g	柴　胡3g
熟地黄15g	山茱萸8g	生薏苡仁15g	石　斛15g
怀牛膝10g	麦　冬15g	醋五味子6g	木　瓜8g
黄　柏6g	清半夏5g	炒酸枣仁8g	天　麻8g

15剂，免煎颗粒。

📝 老师讲解

叶天士谓："夫痿证之旨，不外乎肝肾肺胃四经之病。盖肝主筋，肝伤则四肢不为人用而筋骨拘挛。肾藏精，精血相生，精虚则不能灌溉诸末，血虚则不能营养筋骨。肺主气，为高清之脏，肺虚则高源化绝，化绝则水涸，水涸则不能濡润筋骨。阳明为宗筋之长，阳明虚则宗筋纵，宗筋纵则不能束筋骨以流利机关。此不能步履，痿弱筋缩之症作矣。"

夫痿证之源，盖因戊戌年，火运太过，肺金受邪，煎熬肺阴，母病及子，肾水亦随之不足，肾虚则腰膝酸软；子病及母，则脾胃亦虚，脾主肌肉又主四肢，脾虚则身体瘦削，四肢失养而痿软无力，是为肉痿；又加之大量服用抗结核药，脾胃肝肾为之所伤，肝虚则眼昏，甚则痉挛，筋痿见焉；木枯生火而上扰心神则眠差；脾虚而中气下陷阴火内生而易上火。治痿独取阳明，故其治当补养气血为大要，佐以滋养肝肾为法。以补中益气汤、起痿降火汤化裁治之。

补中益气汤，《医方集解》有论"此足太阴、阳明药也。肺者气之本，黄芪补肺固表，为君；脾者肺之本，土能生金，脾胃一虚肺气先绝，人参、甘草补脾益气，和中泻火，为臣；东垣曰：参、芪、甘草，泻火之圣药。盖烦劳则虚而生热，得甘温以补元气，而虚热自退，故亦谓之泻；白术燥湿强脾，当归和血养阴，为佐补阳必兼和阴，不然则已亢；升麻以升阳明清气，右升而复其本位，柴胡以升少阳清气，左旋而上行，阳生则万物生，清升则阴浊降；加陈皮者，以通利其气，陈皮同补药则补，独用则泻脾。"陈士铎起痿降火汤大补肾水以养肝木，佐以麦冬、五味，重滋其肺阴，金水相资，木润筋柔，佐黄柏坚阴水旺而龙火自制；木瓜、枣仁、天麻补肝阴而柔筋；使半夏燥湿化痰。

【二诊】于 2019 年 6 月 27 日就诊。

病史：服药后体重增长一斤多，诸证好转，走路正常，下肢痉挛消失，仍有麻木但较轻；近日天气闷热，容易上火，咽痛、舌痛、口腔溃疡等；眼睛干涩；口渴；脚凉；半夜易醒。

舌象：舌质淡，胖大，苔厚腻略黄。

脉象：左脉关尺沉细寸脉浮大，右脉寸关浮大，尺脉沉细无力。

方药：清暑益气汤合陈士铎起痿降火汤化裁。

炙黄芪 60g	麸炒苍术 10g	升　麻 3g	人　参 10g
泽　泻 6g	炒神曲 10g	陈　皮 5g	生白术 10g
麦　冬 15g	当　归 10g	炙甘草 10g	青　皮 5g
盐黄柏 6g	葛　根 6g	醋五味子 6g	熟地黄 15g
山茱萸 10g	生薏苡仁 20g	石　斛 15g	怀牛膝 10g
木　瓜 10g	清半夏 5g	炒酸枣仁 8g	天　麻 8g

15 剂，免煎颗粒。日一剂。

老师讲解

效不更法，仍以补气养血为大要，佐以滋肾养肝为其治则；今当暑湿之令，暑热趁其虚而犯之，故近日见虚火上炎而现咽痛、舌痛、口腔溃疡诸症，乃易补中益气汤为李东垣清暑益气汤，补中益气而清暑祛湿。

【三诊】于 2019 年 7 月 16 日就诊。

问诊了解：服药后诸症继续好转，近半月体重增加 1 斤多，四肢力度增加，双手有力，走路正常，上楼仍需栏杆；舌痛消失，口腔溃疡愈合，现仍有畏寒，阴雨天气臀部和脚有麻感，本次月经量增多；大便略溏，小便可。

舌象：舌淡胖水滑，苔白腻。

脉象：脉细无力。

方药：东垣清燥汤合陈士铎起痿降火汤化裁。

炙黄芪 60g	麸炒苍术 10g	升 麻 3g	人 参 10g
炒神曲 10g	陈 皮 5g	麦 冬 10g	当 归 10g
炙甘草 10g	青 皮 5g	盐黄柏 4g	葛 根 6g
醋五味子 6g	熟地黄 20g	山茱萸 10g	生薏苡仁 20g
石 斛 15g	怀牛膝 10g	木 瓜 10g	炒酸枣仁 8g
天 麻 8g	麸炒白术 10g	官 桂 5g	附 片 2g

20 剂，免煎颗粒。

📝 老师讲解

患者服药后诸症继续减轻，效不更法，仍以前方化裁治之。加附子、官桂补火生土，滋阴助阳。

《李东垣医学全书》："六七月之间，湿令大行，子能令母实而热旺，湿热相合而刑庚大肠，故寒凉以救之，燥金受湿热之邪，绝寒水生化之源，源绝则肾亏，痿厥之病大作，腰以下痿软瘫痪不能动，行走不正，两足欹侧，以清燥汤主之。"《医略六书》曰："清湿而曰清燥者，以湿热不化，营阴暗伤，故风燥成痿也。"人参、黄芪补气，白术健脾，苍术、茯苓渗湿燥湿，黄连、黄柏清热燥湿，陈皮利气和胃，甘草缓中和脾，建曲化津气，生地滋营阴，当归养血，麦冬生津，五味子保肺收耗散，升麻举陷升清阳，柴胡升少阳清气，猪苓、泽泻泻湿以降阴浊也。使湿流燥润，则脾健气强而营血灌注，何患风燥不除，湿热成痿之不愈哉。

【四诊】于2019年8月7日就诊。

病史：服药后患者症状进一步减轻；脚麻慢慢改善。膝盖上楼梯还是费力，不过比以前好。月经较前准时，但量仍少，因病情困扰，思虑较多，急躁易怒，忧郁叹息；鼻塞，眼睛干涩；入睡困难，多梦易醒，睡流口水；午后犯困，精神疲倦；畏寒怕风，手脚偏凉；纳差，不渴饮少，喜温热饮，口气较重；大便溏，黏腻色黑；小便淡黄。

舌象：舌淡胖苔白。

方药：东垣清燥汤合陈无择加味四斤丸化裁。

人　参 10 g	炙黄芪 60 g	炒白术 10 g	炙甘草 10 g
当　归 10 g	陈　皮 5 g	升　麻 3 g	柴　胡 3 g
麸炒苍术 10 g	炒神曲 10 g	麦　冬 10 g	醋五味子 6 g
黄　连 1 g	盐黄柏 4 g	茯　神 6 g	熟地黄 20 g
山茱萸 10 g	怀牛膝 10 g	木　瓜 10 g	天　麻 8 g
鹿　角 5 g	盐菟丝子 15 g	肉苁蓉 10 g	砂　仁 3 g

40 剂，免煎颗粒。

📝 **老师讲解**

《三因极一病证方论·五痿叙论》："夫人身之有皮毛、血脉、筋膜、肌肉、骨髓以成形，内则有肝、心、脾、肺、肾以主之，若随情妄用，喜怒不节，劳佚兼并，致五内精血虚耗，荣卫失度，发为寒热，使皮血、筋骨、肌肉痿弱，无力以运动，故致痿。"

患者服前方后诸症状较前进一步减轻，效不更法，仍以东垣清燥汤化裁治之；审患者刻下之症，皆肝肾不足之状也，当合陈无择加味四斤丸，治肝肾脏虚，热淫于内，致筋骨痿弱，不自胜持。起居须人，足不任地，惊恐战掉，潮热时作，饮食无味，不生气力，诸虚不足。佐以山茱萸补肝肾强筋骨；砂仁醒脾开胃。不渴，无小便不利去泽泻、茯苓、猪苓。

【五诊】于 2019 年 9 月 19 日就诊。

病史：诸症明显减轻，上楼已无须手扶栏杆助力，月经周期恢复正常，量仍少；右侧臀部觉僵硬；双侧足部麻木上及脚踝，逢天气转凉则加重；尚有颈项不适，怕冷；近日易怒；小便可，大便溏。

舌象：舌质淡红胖大中央凹陷，舌面有瘀点，中后部苔略厚。

脉象：脉沉略滑。

方药：东垣清燥汤合陈无择加味四斤丸化裁。

人　参10g	炙黄芪60g	蜜麸炒白术10g	炙甘草10g
当　归10g	陈　皮5g	升　麻3g	柴　胡3g
麸炒苍术10g	炒神曲10g	麦　冬10g	醋五味子6g
黄　连1g	盐黄柏4g	茯　神6g	熟地黄20g
山茱萸10g	怀牛膝10g	木　瓜10g	天　麻8g
鹿　角5g	盐菟丝子15g	肉苁蓉10g	砂　仁3g
附　片5g			

60 剂，免煎颗粒。日一剂。另服蜘桂丸，一日两次，一次 2g。

✎ 老师讲解

效不更方，天气渐寒，加附片及蜘桂丸以温肾补土熄风。

【六诊】于 2019 年 12 月 7 日就诊。

病史：服药后患者体重增加到 80 余斤，体力增强，精力充沛，准备上班，双脚仍有轻微麻木，臀部不适；月经量少；现背部不适，眠差易醒，二便均可。

舌象：舌胖大，中间凹陷。

脉象：脉沉无力。

方药：东垣清燥汤合陈无择加味四斤丸化裁。

| 炙黄芪30g | 麸炒苍术10g | 升　麻3g | 人　参10g |
| 炒神曲10g | 陈　皮5g | 麦　冬10g | 当　归10g |

炙甘草 10g	盐黄柏 4g	醋五味子 6g	熟地黄 12g
山茱萸 10g	鹿 角 5g	盐菟丝子 15g	肉苁蓉 10g
柴 胡 3g	茯 神 6g	炙淫羊藿 10g	生山药 15g
独 活 6g	防 风 5g		

60 剂，免煎颗粒。

📋 老师讲解

　　服药后诸症近愈，为防复发，再服巩固，效不更法，前方减黄芪量，去牛膝、木瓜、天麻、黄连、白术、砂仁、附片；加山药、茯神、淫羊藿、独活、防风。

腹胀泄泻咳嗽案（肺癌多发转移）

梁某某，男，67 岁，于 2019 年 5 月 27 日就诊。

主诉：腹泻腹胀 10 天。

病史：患者素脾胃虚弱，近 10 天便溏腹胀，一日 3～4 次，无下坠感；头目昏沉，咳嗽有痰，困倦乏力，纳谷不馨，小便可。

舌象：舌淡胖苔白厚。

脉象：脉浮。

方药：白术厚朴敷和汤化裁。

麸炒苍术 10g	厚 朴 10g	清半夏 5g	桂 枝 8g
广藿香 10g	陈 皮 8g	干 姜 3g	醋五味子 5g
车前子 6g	草豆蔻 10g	盐益智仁 10g	茯 苓 10g
诃 子 8g	防 风 8g	炒白芍 5g	人 参 10g
炙甘草 10g	黄 连 3g		

5 剂。水煎服。

　　患者素脾胃虚弱，逢己亥土虚之年，厥阴风邪乘其脾土之虚，致五脏不和，诸病遂生。己土不升，戊土不降，经曰："清气在下，则生飧泄；浊气在上，则生䐜胀"。

　　缪问注解《三因司天方》中白术厚朴汤曰："岁土不及，寒水无畏，风乃大行，民病飧泄、霍乱等症，皆土虚所见端。但土虚则木必乘之，是补太阴尤必兼泄厥阴也。""湿淫于内，治以苦温，佐以甘辛"。人参、苍术、干姜、甘草、益智仁补土温脾阳，半夏、厚朴、陈皮、草豆蔻之苦辛温，以运脾燥湿；合藿香之辛芬，横入脾络芳香化湿；佐以茯苓、车前子利水化湿降浊气；桂心防风辛甘升清阳，白芍、诃子、五味、甘草能酸甘缓肝，急敛风邪之乘脾侮肺。使以少量黄连苦寒以清风木从化之火热。

【二诊】 于2019年6月6日就诊。

病史：患者服药后症状明显好转，大便次数减少，停药后病情反复，大便一天5～6次，溏而黏腻，伴肠鸣，腹胀，无下坠感。纳差，头昏沉，困倦乏力，咳嗽咽痒，咳白色黏痰，有泡沫，无恶寒，无出汗；小便可。

舌象：舌淡胖，苔白水滑。

脉象：脉浮缓。

方药：草蔻白术汤、射干麻黄汤化裁。

草豆蔻5g	麸炒白术10g	煨诃子8g	川　芎5g
陈　皮5g	炙甘草5g	藁　本5g	独　活3g
炒神曲15g	射　干8g	麻　黄4g	细　辛3g
紫　菀5g	款冬花5g	醋五味子5g	姜半夏10g
桑白皮8g	地骨皮8g	人　参10g	生　姜15g
大　枣15g			

5剂。水煎服。

患者素脾胃虚弱，中气不运，则清阳不升，水谷泻下而不固；浊阴不降，痰湿阻肺，肺失宣降则咳嗽咯痰。《黄帝内经》曰："清气在下，则生飧泄；浊气在上，则生膜胀。湿淫于内，治以苦温，佐以甘辛。"以人参、炒白术、炙甘草、大枣甘温益气健脾除湿；草豆蔻、炒神曲、陈皮温脾化湿助运化之力；藁本、独活、川芎辛温升清阳；半夏、生姜、细辛、五味子温化寒饮，涤痰降逆气。射干、麻黄宣利肺气；紫菀、款冬花化痰止咳；《黄帝内经》言："肺苦气上逆，急食苦以泄之。"桑白皮、地骨皮以清降肺气。

煨诃子归肺、大肠经。《药品化义》："诃子味苦而带酸涩，能降能收，兼得其善，盖金空则鸣，肺气为火邪郁遏，以致吼喘咳嗽，或至声哑，用此降火敛肺，则肺窍无壅塞，声音清亮矣。取其涩可去脱。若久泻久痢，则实邪去而元气脱，用此同健脾之药，固涩大肠，泻痢自止。"

年高咳嗽二十年案

乔某某，男，85 岁，于 2019 年 4 月 18 日就诊。

主诉：咳嗽二十余年，近日因外感加重。

病史：患者咳嗽二十余年，肺结核史，近日因天气变化无常而外感，咳嗽加重。

刻症：咳嗽，其痰清稀略黄有泡沫；晨起咳嗽尤甚；并诉夜间口干舌燥；素畏寒肢冷，腰膝酸软，阴雨天尤甚，甚则关节疼痛；活动后喘；自汗；小便不利，夜尿频多，十余次，小腹凉；大便干涩，一日一行。

舌象：舌质淡胖苔白有裂纹。

方药：金水六君煎化裁。

人　参 5g	土炒白术 10g	茯　苓 10g	炙甘草 5g
姜半夏 5g	陈　皮 5g	当　归 10g	熟地黄 10g
肉　桂 2g	山茱萸 8g	生山药 15g	巴戟天 6g
肉苁蓉 6g	菟丝子 10g	炒车前子 6g (包煎)	干　姜 5g
细　辛 3g	醋五味子 4g	炒紫苏子 4g	炒芥子 4g
紫　菀 6g	蜜款冬花 6g		

10 剂。自煎服。

老师讲解

　　年高久咳者，其人必虚，肺脾肾皆不足也。肾阳不足，则畏寒肢冷，腰膝酸软，阴雨天尤甚，夜尿频多；咳痰清稀，肾虚水泛也；夜卧小便不利，夜尿频多，其状若膀胱咳嗽，"肾咳之状，腰背相引痛，舌本干，咽作咸，甚则咳涎；咳不已，膀胱受之，咳则遗溺"。夫大便艰涩者，肝肾之精亏肠燥之故也。

　　其人久病，脾肺俱虚，土虚不能生金，亦不能制肾水，令肾水上泛为痰；肺虚而金不生水，肾精亏虚而不能温阳化气。故其治以补肾为本，兼而培土生金，令此三者生化承制有序。乃以四君子汤培土生金，加半夏、陈皮、当归、熟地为金水六君煎，治肺肾虚寒，水泛为痰，或年迈阴虚，血气不足，外受风寒，咳嗽呕恶，喘逆多痰；熟地、山茱萸、山药、巴戟天、肉苁蓉、菟丝子以温肾填精，年高之人，补肾宜温润不宜温燥，故不可妄用附子之属；肉桂温肾化气，车前子补气利水；干姜、五味子、细辛温化寒饮。

【二诊】于 2019 年 5 月 13 日就诊。

病史：服药后咳痰减少，晨起偶尔咳嗽，余时基本不咳嗽；尚有喘，下肢酸软，身体困倦乏力，怕冷；大便干；小便不利。

舌象：舌质稍红，苔后部稍厚腻，舌中有裂纹。

方药：八味丸合栝楼瞿麦丸、三子养亲汤化裁。

熟地黄12g	山茱萸8g	生山药10g	泽　泻6g
牡丹皮8g	茯　苓6g	醋五味子6g	肉　桂3g
瞿　麦10g	天花粉10g	当　归15g	炒紫苏子10g
炒芥子6g	盐车前子6g^(包煎)	人　参10g	

20剂。水煎服，日一剂，一日两次。

老师讲解

　　服药后咳嗽明显好转；气短而喘息，腰膝酸软，畏寒肢冷，此肾气之虚也；肾主司二便，肾气不足，不能治水，故小便不利而大便干燥；其治仍依前法，故用八味丸以补肾纳气，合栝楼瞿麦丸温肾化气，生津润燥；又合三子养亲汤以化痰，且凡子皆润，兼有润肠通便之功。

【三诊】 于2019年6月4日就诊。

病史：现咳喘症状消失，仍夜尿频繁而眠差；易外感；余无不适。

舌象：舌质淡红苔薄白。

方药：八味丸合缩泉丸化裁。

生地黄12g	生山药10g	山茱萸8g	泽　泻4g
茯　苓5g	牡丹皮3g	肉　桂3g	附　片2g
乌　药5g	盐益智仁10g	炙黄芪15g	醋五味子6g
防　风5g			

10剂。水煎服，日一剂。

老师讲解

　　老年肾气不固夜尿频繁而眠差，乃用八味丸合缩泉丸温肾纳气、固摄膀胱；素易外感，加防风、黄芪、五味子以固肺卫之气而补母生子之意。

肾虚肝郁案

李某，男，31 岁，于 2019 年 1 月 31 日就诊。

主诉：近日觉夜间燥热上火。

病史：患者近日觉凌晨两点左右易醒且咽中、鼻腔干而热；口苦，口干欲饮，饮后解渴；太阳穴胀痛；心下支满；左胁下痛；晨起腰部酸痛无力；下午缓解；少腹不仁；数日前饮食生冷后觉胃中不适，现已缓解；小便黄有泡沫，无尿道不适；大便干。

舌象：舌质胖大舌尖红，中后部苔白厚腻。

脉象：两寸尺沉细无力，两关脉略弦。

方药：六味地黄丸合栝楼瞿麦丸化裁。

熟地黄 16 g	山茱萸 8 g	生山药 10 g	茯　苓 10 g
泽　泻 6 g	牡丹皮 8 g	天花粉 10 g	附　片 3 g^(先煎)
乌　梅 8 g	瞿　麦 10 g	黄　连 2 g	草豆蔻 3 g
防　风 5 g	盐益智仁 6 g	荆　芥 5 g	炒蒺藜 10 g

10 剂，免煎颗粒。日一剂。

老师讲解

　　此患者两年前夏天因房事后直吹空调，误治而致遗精年余，于我处治疗几月余方愈。然其肾虚之质仍在，肾水不足，虚火内生；己亥年厥阴司天，风木之胜，肝风携虚火上炎，风火相煽，胆火上逆，症见夜间厥阴欲解时鼻腔、咽中、口中干热口苦；风火横克脾胃则胃中不适，心下支满；风火入于膀胱，则小便频数，色黄而多泡沫；少腹不仁，肾虚也；纵观诸症，其机不过肾虚土湿木郁也。其治则养肝肾之阴，清少阳之火，疏郁滞之肝。方用六味地黄丸滋水涵木合栝楼瞿麦丸，《医宗金鉴》曰："小便不利，水蓄于膀胱也。其人苦渴，水不化生津液也。以薯蓣、花粉之润燥生津，而苦渴自止；以茯苓、瞿麦之渗泄利水，而小便自利；更加炮附宣通阳气。上蒸津液，下行水气，亦肾气丸之变制也。"酌加乌梅以补肝，荆芥、防风、白蒺藜以疏肝郁。黄连以清阴火；草豆蔻、益智仁以芳香化湿而助脾运以祛湿。

【二诊】 于 2019 年 2 月 15 日就诊。

病史：服药后小腹不仁感基本消失；现觉胃中热，胃中发热时觉浑身自内而外发热，无反酸烧心症状，若饮食凉品则觉凉；偶有轻微嗳气；日前遗精，第二天觉精神状态差，头蒙；风池穴以及沿额头及鼻梁与面颊之间酸胀感；偶觉胸中针扎样疼痛；眼昏；咽痒，咽干；吸气时咽中不适，尤其呼吸凉空气时明显；夜间觉脑中蝉鸣音，此症状幼年时亦曾出现过；小便黄，大便略干。

舌象：舌淡红胖大舌尖红，中后部苔略厚。

脉象：脉沉细。

方药：补脾胃泻阴火升阳汤化裁。

人　参 10g	炒白术 10g	炙甘草 10g	茯　苓 10g
生白芍 8g	麸炒枳壳 5g	黄　连 2g	盐黄柏 4g
生地黄 10g	盐知母 6g	百　合 10g	煅赭石 10g
滑　石 15g	肉　桂 2g	柴　胡 3g	防　风 3g
独　活 3g	炒蔓荆子 5g	盐益智仁 5g	草豆蔻 5g
煅牡蛎 20g	大　枣 15g	生　姜 15g	

7 剂，免煎颗粒。日一剂。

老师讲解

肾虚而虚火自生，土虚则不能覆火，乃见虚火上炎；呼吸凉空气则症状尤甚，阳气不足也。盖脾胃虚弱，阳气不升，阴火不降之故也。治宜补脾胃、降阴火、升阳气。方用李东垣补脾胃泻阴火升阳汤化裁。方中四君、枳壳以健运中焦，补土益胃；百合、生地金水互生、黄连、知母、黄柏、肉桂以引火归元；益智仁健脾补肾、煅牡蛎固精；滑石、代赭，渗湿而降逆也；白芍、柴胡、防风、蔓荆子、独活以舒肝郁升阳气。

面部、四肢浮肿案（甲状腺切除术后）

吴某，女，58岁，于2019年3月19日就诊。

主诉：面部四肢水肿。

病史：甲状腺切除术后，脸部，手脚皆肿，四肢关节紧而僵硬且屈伸不利；咽喉不适，易沙哑；晨起到中午口干，午后减轻；心烦失眠且易生闷气，周身乏力，目不能睁；饮水即小便，尿多，大便正常。

舌象：舌淡胖苔腻。

脉象：右脉寸关弦而有力，左脉沉弦。

方药：防己茯苓汤合柴胡疏肝散百合知母汤合方化裁。

桂　枝 8g	防　风 8g	柴　胡 8g	枳　壳 4g
木　瓜 8g	防　己 10g	生黄芪 8g	茯苓皮 15g
炙甘草 5g	川　芎 8g	当　归 8g	木　香 5g[后下]
桔　梗 4g	紫苏梗 8g	百　合 15g	知　母 10g

7剂。水煎服，日一剂，一日两次。

老师讲解

《黄帝内经》曰："诸湿肿满，皆属于脾。"土运不及，风木司天，脾虚失运水湿停留，大经小络尽皆浊腐，津液与血悉化为水。

患者头面部及四肢水肿，周身乏力，关节僵硬屈伸不利，舌淡胖苔腻，边有齿痕可知为脾虚湿盛。仲景《金匮要略》："皮水为病，四肢肿，水气在皮肤中，四肢聂聂动者，防己茯苓汤主之。"《金匮要略心典》："皮中水气，浸淫四末而壅遏卫气，气水相逐，则四肢聂聂动也，防己、茯苓善驱水气，桂枝得茯苓则不发表而反行水，且合黄芪，甘草助表中之气，以行防己、茯苓之力也。"

又患者心烦失眠且易生闷气，胸胁不适为肝郁气滞之象；以柴胡疏肝散加当归、木瓜养血柔肝，木香、桔梗、苏梗理气行水，以百合、知母清水之上源，清金肃肺育阴利水。

【二诊】于2019年3月25日就诊。

病史：水肿消失，关节僵硬等症状较前减轻，自觉周身轻快，余无异常。

舌象：舌淡苔白而燥。

方药：防己茯苓汤合柴胡疏肝散百合知母汤化裁。

防 己 10g	桂 枝 10g	生黄芪 15g	茯苓皮 30g
炙甘草 5g	柴 胡 8g	枳 壳 4g	木 瓜 15g
当 归 15g	川 芎 3g	木 香 3g	香 附 3g
桔 梗 3g	紫苏梗 5g	百 合 20g	知 母 15g
怀牛膝 10g	青 皮 3g	炒苦杏仁 5g	泽 泻 6g

15剂，免煎颗粒。日一剂，一日两次。

老师讲解

患者服药后水肿消失，诸症较前减轻，仍守前法。其舌苔见燥象，理气药减少用量，百合、知母加量，杏仁、泽泻清润肺气，通调水道，疏利开通，下输膀胱，消肿而润燥。怀牛膝宣通脉络，则关节自利、强者使柔，槁者使润，上者使下，断者使连，阻者使通，尽抑火令就水，助水令充行之治；香附、青皮疏肝理气。

糖尿病肾病综合征

李某某，女，39岁，于2019年4月7日就诊。

主诉：糖尿病引起肾病综合征。

病史：患者住院三周，出院十余天。于十余年前妊期患病，2017年引起肾病综合征（高血脂、高血压、蛋白尿），白内障乃眼底病变至右眼失明，左眼视力下降，血糖忽高忽低不稳定。长期用降糖药合胰岛素。现腹部肿胀，下肢肿，腿脚行走无力。晚上有耳鸣，身上发紧。手麻，有肺结核史，大便色青，小便黄短。

舌象：色淡有齿印，苔黄白腻。

脉象：脉沉弦数，尺脉弱。

方药：消水圣愈汤合启峻汤加乌梅木瓜汤化裁。

附　片9g	肉　桂6g	细　辛3g	麻　黄4g
炙甘草5g	党　参10g	生黄芪60g	盐知母6g
枳　实5g	土炒白术10g	当　归10g	陈　皮5g
茯　苓10g	干　姜5g	大腹皮10g	木　瓜8g
乌　梅8g	草　果5g		

15剂。水煎服，一日两次。

老师讲解

凡水肿等证，乃脾肺肾三脏相干之病。盖水为至阴，故其本在肾；水化于气，故其标在肺；水惟畏土，故其制在脾。今肺虚则气不化精而化水，脾虚则土不制水而反克，肾虚则水无所主而妄行，水不归经则逆而上泛，故传入于脾而肌肉浮肿，传入于肺则气息喘急。虽分而言之，而三脏各有所主，然合而言之，则总由阴胜之害，而病本皆归于肾，皆阴胜之害也。经言膀胱藏津液，气化则能出。所谓气化者，即右肾命门真火也。火衰则不能蒸动肾之关门，而水聚焉。

患者腹部肿胀，下肢肿，腿脚行走无力，晚上有耳鸣，身上发紧，手麻等症此为脾肾之阳虚不能运化水湿兼表有风寒外束。方用消水圣愈汤合启峻汤合乌梅木瓜汤。

消水圣愈汤被陈修园誉为治水第一方。附子补阳而下行入肾，而又恐下济之气潜而不返故取细辛之一茎直上者以举之。肉桂暖下焦之水而上通于心，犹地轴之上出而旋运。而又恐其上出施之用，若潜而不返则气不外濡而络脉虚，故用姜枣甘草化气生液，以补络脉。若止而不上，则气聚为火而小便难，故以知母滋阴化阳，以通小便。且知母治肿出于《神农本草经》，而《金匮要略》治历节风脚肿如脱与麻黄、附子并用，可以此例而明也。此方即仲景桂甘姜枣麻辛附子汤加知母一味，主治迥殊，可知经方之变化如龙也。

《张氏医通》启峻汤治肺脾肾俱虚，补真阳行肾气，用附子、肉桂、黄芪、人参、山药、茯苓等，务使气得峻补，则上行而启其中，中焦运行，壅滞疏通，中满自消，下虚自实。

黄元御曰："消渴者，厥阴病也。乌梅木瓜汤，酸甘化阴，养肝柔木，调中止渴。"

【二诊】 于 2019 年 4 月 27 日就诊。

病史：服药后诸症明显缓解，水肿一症已基本消失，血压稳定，现觉下肢无力，身体困乏，久坐觉身上困重；偶有足部忽凉忽热；双腿外侧疼痛；口中微苦，小便泡沫变少仍有；大便可。

舌象：舌质淡红胖大苔白略厚。

脉象：左脉沉细，右脉沉弱无力。

方药：三藏制化消水丹裁。

人　参 10g	生黄芪 100g	炒白术 30g	炙甘草 10g
生山药 30g	莲　子 15g	熟地黄 20g	山茱萸 8g
肉苁蓉 10g	当　归 10g	肉　桂 2g	茯　苓 10g

盐车前子6g^(包煎) 独 活10g 知 母6g 黄 柏2g

10剂。水煎服，日一剂。

老师讲解

患者服药后诸症明显缓解，水肿基本消失。然欲求远功，必缓而调之。夫水肿之证，乃脾肺肾三脏相干之病。盖其治依肾主水液、肺主化气、土能克水之则而收功；今其表邪已散，水患已消，虚证已显，善后之治，方随机转，乃制三藏制化消水丹。三藏者，肺、脾、肾也；制化者，水为至阴，故其本在肾；水化于气，故其标在肺；水惟畏土，故其制在脾；有土能生金，金能生水，土又能克水也；此制化之大意也。故以人参、黄芪、炒白术、茯苓、炙甘草、山药、莲子等，其治在脾肺；熟地、山茱萸、肉苁蓉、车前子、肉桂、知母、黄柏诸药，其治在肾；上药以益肺脾肾三才。肾风证病久不愈，必内有风伏于肾，酌用当归配独活。辛而不燥以疏肝，盖肝者，主疏泄，主风，全方之灵动又全赖此二味。三者生克制化调和，水肿自消矣。

独活，《药品化义》："独活，能宣通气道，自顶至膝，以散肾经伏风，凡颈项难舒，臀腿疼痛，两足痿痹，不能动移，非此莫能效也。……能治风，风则胜湿，专疏湿气，若腰背酸重，四肢挛痿，肌黄作块，称为良剂。又佐血药，活血舒筋，殊为神妙。"王好古："去肾间风邪，搜肝风，泻肝气，治项强腰脊痛。"

【三诊】于2019年5月5日就诊。

病史：服药后诸症进一步减轻，外冷内燥、腹部不适症状较前减轻；精力较前好，仍有头重脚轻感；近来天气变冷，受凉后头目昏沉且两脚踝处复发水肿，解表发汗后缓解；口中略干，小便略少，大便可。血压、血糖稳定。

舌象：舌质淡红胖大苔白略厚。

脉象：左脉沉细，右脉沉弱无力。

方药：三藏制化消水丹加味。

人 参 10g	生黄芪 100g	生白术 30g	炙甘草 10g
炒山药 30g	莲 子 15g	熟地黄 20g	山茱萸 8g
肉苁蓉 10g	当 归 10g	肉 桂 2g	茯 苓 10g
盐车前子 6g^(包煎)	独 活 10g	知 母 6g	黄 柏 2g
麻 黄 8g	附 片 5g	细 辛 3g	生石膏 6g
木 香 3g^(后下)	青 皮 3g	大腹皮 5g	乌 药 5g

10剂。水煎服。

📝 老师讲解

　　患者服前方后，诸不适症状进一步减轻，因近几日因受凉后引起踝肿腹胀，恶寒恶热，汗出则舒。此为命门火本不足而又感太阳经邪以致太阳经气壅滞不能通行皮毛。效不更法，予前方加麻黄附子细辛汤以解太阳之壅滞以成陈修园圣愈消水汤之意。加木香、青皮、大腹皮、乌药以合流气饮之法，气行则水行也。

痛风案

许某某，男，46岁，于2019年5月14日就诊。

主诉：足内侧红肿热痛一天。

病史：患者素有痛风之疾，一直服用非布司他片控制尿酸；半月前发作一次，服用秋水仙碱后症状消失；今日再次发作，位在公孙、太白穴周，红肿热痛；余无不适；二便调。

舌象：舌质淡红，苔白略厚。

方药：四妙桂枝芍药知母汤化裁。

桂 枝 25g	赤 芍 18g	生甘草 12g	麻 黄 12g
苍 术 10g	盐知母 25g	防 风 25g	附 片 10g
川牛膝 15g	绵萆薢 15g	黄 柏 10g	生石膏 20g

生薏苡仁 30g　生　姜 12片

5剂。水煎服，日一剂。

老师讲解

《格致余论·痛风论》曰："彼痛风者，大率因血受热已自沸腾，其后或涉冷水，或立湿地，或扇取凉，或卧当风。寒凉外抟，热血得寒，污浊凝涩，所以作痛。夜则痛甚，行于阴也。治法以辛热之剂。流散寒湿，开发腠理。其血得行，与气相和，其病自安。"《丹溪心法》曰："大率有痰、风热、风湿、血虚。因于寒续命汤；因于湿者，苍术、白术之类，佐以竹沥；因于痰者，二陈汤加酒炒黄芩、羌活、术；因于血虚者，用芎、归之类，佐以红花、桃仁。大法之方，苍术、川芎、白芷、南星、当归、酒黄芩。在上者，加羌活、威灵仙、桂枝；在下者，加牛膝、防己、木通、黄柏。血虚，《格致余论》详言，多用川芎、当归，佐以桃红花、薄桂、威灵仙。治痛风，取薄桂味淡者，独此能横行手臂，领南星、苍术等药至痛之处。"

痛风，或曰痛痹，或曰白虎历节，以其走痛于四肢骨节，如虎咬之状，而以其名名之耳。其病之所由，盖风、寒、湿三邪合而克犯肌肉筋骨，阳气弗郁，而红肿热痛；若久病，湿聚成痰，弗郁之火加之则燥而成痛风石。此患者久居楚地湿盛之所，素脾胃欠佳，风寒湿邪乘虚而入，与脾同气相求，流注于足太阴脾经，经气因之拂郁，"气有余便是火"，火郁不得发而病红肿热痛。明其外有风寒湿之困，内有火邪之郁，治之之法出焉。《素问·至真要大论》训曰："风淫于内，治以辛凉，佐以苦，以甘缓之，以辛散之……寒淫于内，治以甘热，佐以苦辛，以咸泄之，以辛润之，以苦坚之，湿淫于内，治以苦热，佐以酸淡，以苦燥之，以淡泄之。火淫于内，治以咸冷，佐以苦辛，以酸收之，以苦发之……"

四妙桂枝芍药知母汤用桂枝、生姜合石膏之辛凉，甘草、防风之甘以治风；麻黄、桂、附子、甘草之苦辛甘热以散寒，苍术、黄柏、生薏苡仁、川草薢的苦燥淡渗以祛湿，石膏、知母、黄柏、赤芍之咸苦酸以发火郁，又有麻黄开手太阴，苍术开足太阴令郁闭之邪气有出路；其病位处下肢之极，必用川牛膝引药直达病所。

2019年5月15日微信告知，当晚8点拿到药，10点煎好一剂，分别于10点、11点分两次服完，没出汗，次日红肿热消失，只余微痛，嘱其服完余药。

右上肢麻木两月案

杨某某，女，55岁，于2019年7月29日就诊。

主诉：右上肢疼痛麻木2月余。

病史：患者素思虑过度，情志郁结。因拉花生播种劳累汗出，次日用右手持水管，深井寒水浇花生半天，当晚即右上肢疼痛难忍，活动受限，医院按颈椎病做微创手术，输液吃药效果不显，中医艾灸，药包蒸敷及贴膏药后疼痛消失，转变为麻木。

刻症：右上肢麻木，阵发轻重而走窜，右手食指为甚；晨起颈项强痛，四肢抽筋，下肢尤甚；自汗恶风，汗出身凉，畏寒肢冷，右手凉甚，神疲心慌，肢困乏力，口干不渴，渴喜热饮，自述晒太阳诸证可减轻，纳食尚可；二便正常。

舌象：舌淡苔白厚，中间凹陷。

脉象：六部脉沉细无力。

方药：陈士铎释麻汤化裁。

桂　枝 8g	酒白芍 8g	生　姜 10g	大　枣 20枚
炙甘草 10g	葛　根 20g	生黄芪 50g	当　归 10g
天花粉 15g	木　瓜 10g	附　片 3g	柴　胡 8g
羌　活 8g	陈　皮 10g	炒芥子 6g	秦　艽 10g
天　麻 8g	防　风 8g	麸炒白术 10g	人　参 10g
茯　苓 10g			

20 剂，免煎颗粒。

📝 老师讲解

《医学正传》："《内经》曰：风寒湿三气，合而为痹。故风气胜者为行痹，寒气胜者为痛痹，湿气胜者为着痹。留着不去，四肢麻木拘挛也。痛者寒气多也，其不痛不仁者，病久入深，荣卫之行涩，经络时疏，故不痛。"

患者素来肝郁脾虚，又逢己亥年土虚风胜，劳累汗出后受深井之冷水感伤，此为风寒湿邪乘虚侵入手经也。初寒气胜者为痛甚。经艾灸，药包蒸敷寒去而风湿留着不去，风气善行故阵发轻重而走窜，自汗恶风，诸痉项强皆属于湿。诸湿肿满皆属于脾，脾主四肢，故见颈项强痛，四肢抽筋，肢困乏力，舌淡胖苔白厚，舌中间凹陷。

该患者脾肺气虚、风湿痰阻经络，治拟补气健脾祛湿，熄风化痰通络之法。四君子加黄芪健脾补气，桂枝汤加当归、木瓜以柔肝熄风，柴、陈疏肝理气。羌、防、葛以通络疏风胜湿。天麻、芥子祛经络中风痰。一钱附片以助参、芪补气，苓、术燥湿，桂、姜散寒，羌、防祛风通络。天花粉开郁结，降痰火，从补药而治虚渴，从凉药而治火渴，从气药而治郁渴，从血药而治烦渴，乃治渴之要药也。以应暑热之气候。

附：麻木证治备要

麻者，非痛非痒，肌肉内如有虫行，按之不止，搔之愈甚；木则痛痒不知，真气不能运及，如木厚之感。气滞麻木：肢体酸麻沉重。湿痰阻络，麻木不仁，或痛觉消失，四肢困重，首如裹，恶心呕吐，舌胖苔白腻，脉滑缓，"麻多虚痛多实"。《金匮要略》："血痹阴阳俱微，寸口关上微，尺中小紧，外证身体不仁，如风痹状，黄芪桂枝五物汤主之。"

《医学正传》："《内经》曰：风寒湿三气，合而为痹。故风气胜者为行痹，寒气胜者为痛痹，湿气胜者为着痹。留着不去，四肢麻木拘挛也。痛者寒气多也，其不痛不仁者，病久入深，荣卫之行涩，经络时疏，故不痛；周身或四肢唧唧然麻木不知痛痒，如绳扎缚初解之状，古方名为麻痹者是也。又有因虚而风寒湿三气乘之，故周身掣痛兼麻木并作者，古方谓之周痹，治法宜光汗而后补也。医者宜各以类推而治之，不可执一见也。"

《类证治裁》："麻木，营卫滞而不行之症。"《素问》云："营气虚则不仁，卫气虚则不用，营卫俱虚则不仁且不用。如人坐久，压着一边，亦为麻木。"丹溪以麻为气虚，木为湿痰败血，麻虽不关痛痒，只气虚而风痰凑之，如风翔浪沸，木则肌肉顽痹，湿痰挟败血，阻滞阳气，不能遍运，为病较甚，俱分久暂治之。

治麻以气虚为本，风痰为标。用生姜为向导，枳壳开气，半夏逐痰，羌活、防风散风，木通、威灵仙、白僵蚕行经络。手臂用桑枝，足股用牛膝，病减用补中益气汤，重加参、芪以固本。治本以桂附为向导，乌药、木香行气，当归、杞子、桃仁、红花和血，穿山甲、牙皂通经络，病减，用八珍汤以培虚。

此外如浑身麻木，卫气不行者，《兰室秘藏》神效黄芪汤。皮肤麻木，肺气不行者，芍药补气汤加防风。肌肉麻木，营气不行者，《嵩崖尊生》八仙汤（当归一钱，茯苓一钱，川芎七分，熟地七分，陈皮七分，半夏七分，羌活七分，白芍八分，人参六分，秦艽六分，牛膝六分，白术四钱，桂枝三分，柴胡四分，防风五分，炙甘草四分）。

暑月麻木，热伤元气者，人参益气汤。冷风麻痹，足屈不伸者，独活寄生汤。腿足麻木，忽如火灼，属湿热下注。二妙丸加牛膝，不应，加肉桂。

手臂麻，属气虚。补中益气汤加桑枝、姜黄。臂麻目泪，为气虚有痰，用补中益气汤，兼服六味丸。十指麻木，属胃中湿痰败血。二术二陈汤加桃仁、红花，少加附子行经。指尖麻，属经气虚。沈氏桑尖汤（嫩桑尖五钱，汉防己三钱，当归二钱，黄、茯苓各一钱半，威灵仙、秦艽各一钱，川芎、升麻各五分）加人参亦可。

面麻木，属阳气虚。牛皮胶煨化，和肉桂末浓涂之。口舌麻木，吐痰涎。止麻消痰汤：芩、连、苓、夏、萎、桔、陈、枳、草、天麻、南星、细辛。气虚加人参，血虚加当归身。合目则浑身麻木，开眼则止，东垣以为阳衰，湿伏阴分，《兰室秘藏》麻黄桂枝升麻汤。或三痹汤去乌头，加黄柏、苍术。腹皮麻痹，多煮葱白食之即愈。一块不知痛痒，遇阴寒益甚，属痰挟死血，宜活血行气。二陈汤加川芎、当归、怀牛膝、韭汁，白芥子研末，葱姜汁调敷外。专因血瘀，四物汤加韭汁、桃仁、红花。气虚血瘀补阳还五汤。专因气滞，开结舒筋汤。妇人因悒郁气结，致发麻痹者，当舒郁。逍遥散加香附、川芎。

方书有谓大指次指忽然麻木不仁者，三年内须防中风。宜服地黄饮子，或十全大补汤加羌活、秦艽，或陈士铎释麻汤（人参 3g，当归 9g，黄芪 9g，茯苓 9g，半夏 3g，白芥子 3g，陈皮 3g，白术 9g，甘草 1.5g，附子 0.3g，柴胡 2.4g）。若古法服愈风汤、天麻丸，开其元腑，漏其真液，适以招风取中，预防云乎哉。

【二诊】于 2019 年 8 月 20 日就诊。

病史：服药后右上肢麻木明显减轻，现两上肢凉疼，左轻无汗右重出汗，遇风凉加重，失眠，二便调。

舌象：舌淡苔白厚，中间凹陷。

方药：陈士铎释麻汤化裁。

桂 枝 15g	酒白芍 18g	生 姜 10g	大 枣 20g
炙甘草 10g	生黄芪 120g	当 归 20g	柴 胡 8g
羌 活 8g	陈 皮 10g	炒芥子 6g	附 片 9g
秦 艽 10g	防 风 8g	人 参 10g	茯 苓 15g
苍 术 15g	姜半夏 10g	麸炒枳壳 8g	芒 硝 6g
姜 黄 8g	细 辛 3g		

10 剂，免煎颗粒。

 老师讲解

患者服药后右上肢麻木症状明显减轻，效不更法仍以前方化裁治之，去葛根、木瓜、天麻、天花粉；加指迷茯苓丸加姜黄、苍术，燥湿和中，化痰通络；加细辛增强祛风散寒之功效。

【三诊】于 2019 年 9 月 8 日就诊。

病史：服药后，平时麻木消失，现遇凉迎风，双臂凉冷透骨。下肢畏寒；身重胀痛；阴雨加重；晴天减轻，颈部风池部位时有不适。

舌象：舌淡苔白厚，中间凹陷。

方药：麻附辛术芪防汤化裁。

麻　黄 4g	附　片 9g	细　辛 3g	苍　术 15g
羌　活 8g	独　活 8g	防　风 8g	制胆南星 8g
山茱萸 15g	茯　苓 10g	天　麻 8g	法半夏 8g
川　芎 8g	醋香附 8g	木　香 4g	炒芥子 6g
生黄芪 60g			

15 剂，颗粒剂。配蚣桂丸开水饭后冲服，日两次。

📋 老师讲解

服药证减，治法不变，深秋气凉，温阳散寒药增，附、麻、辛、羌、独以温散内外风寒湿邪，南星、半夏、茯苓、芥子、天麻祛经络之风湿痰阻，木香、香附、川芎理气活血，山茱萸、黄芪、防风养肝补气御风邪。

失精虚劳案

于某某，男，18 岁，于 2019 年 5 月 17 日就诊。

主诉：头晕、耳鸣、腰膝酸软，乏力二年。

病史：因手淫过度，头晕耳鸣，眼睛干涩，迎风流泪，咽部有痰；眠差梦多，思绪繁乱，忧郁健忘，手心汗出；头发干枯且易脱落；胸闷气短，倦怠身疲，胃部不适；项背不适，腰膝酸软，畏寒肢冷，下肢尤甚；晨无勃起，或勃起不坚，阴囊潮湿；夜尿多，大便稀溏。

舌象：舌胖后凹边尖郁点。

脉象：左寸关浮取即得，中取弦长有力；右脉浮取即得，中取细而无力；两尺弱。

方药：乌梅桂枝龙牡汤化裁。

乌　梅 18g	炒黄芩 4g	人　参 5g	炙甘草 5g
姜半夏 5g	茯　苓 10g	麸炒白术 10g	炒枳实 4g
厚　朴 4g	炒黄连 2g	桂　心 4g	炒白芍 8g
煅龙骨 10g	煅牡蛎 15g	防　风 8g	巴戟天 10g

7剂。水煎服，日一剂。

老师讲解

手淫失精，首先伤肾，肾藏精之故也；次则伤脾，乃后天之本也；再则伤肝，乙癸同源也；继而五脏六腑皆病。伤之于肾，则肾精亏虚，髓海不足，而症见腰膝酸软，隐隐作痛，或阳强不倒，或举而不坚，或遗精早泄，或华发早白，或脱发如落叶，或夜尿频多，小便分叉，甚则尿如膏脂，或见髓海空虚，脑中常有无物之感，又脾主意而肾藏志，或见意志不坚，精神颓废；肝虚则眼睛干涩，时憎女子；脾虚则大便稀溏，纳差乏味，发力困倦诸症。

肾伤则风气流行，何也？肾精亏虚不足以涵养肝木，肝虚而风气内生，乘土犯脾而不水失制约，木枯生相火扰心神、动精室、灼肺金，百病是以生焉。观夫此子之疾，盖因失精而风气大盛，犯于本脏则眼睛迎风流泪，若流于腑，则困苦，呕逆，腹胀，善太息；流于太阳之脉则颈肩不适，下流于肾则精关不固，精液自遗；风邪乘脾，则四肢懈惰，体重，不能胜衣，胁下痛引肩背，脉浮而弦涩；若流于腑，则腹满而胀，不嗜食。五脏虚损，殃及六腑，阴阳不调，寒热错杂，若补之则火热内生，若清热则寒象生焉，故其治需着眼于厥阴、厥阴者，阴阳之枢机也。

乌梅桂枝龙牡汤乃《千金方》吴茱萸汤化裁，易吴茱萸为乌梅，肝气鸱张以乌梅之酸敛约束之。合桂枝加龙骨牡蛎汤，此仲圣治"失精家"之主方，桂枝、芍药，通阳固阴；甘草、姜、枣，和中、上焦之营卫，使阳能生阴，而以安肾宁心之龙骨、牡蛎为辅阴之主。加巴戟天者主治大风邪气，助精强阴。《黄帝内经》曰："邪之所凑，其气必虚。"巴戟天性能补助元阳而兼散邪，况真元得补，邪安所留？此所以愈大风邪气也。景岳谓："养心神，安五脏，补五劳，益志气，助精强阴。"陈士铎谓："补虚损劳伤，壮阳道，止小腹牵痛，健骨强筋，定心气，益精增智，能止梦遗。"并加"主大风"的防风味甘入脾而治肝风犯脾；伍以四君而安脾，半夏、枳、朴而和胃，厥阴从少阳而化热，佐黄芩之苦以泄之。

【二诊】于2019年5月30日就诊。

病史：服药后，患者诸症明显缓解，干活乏力减轻，睡眠好转；头晕，胸闷气短，耳鸣，腰痛感，胃里不适，都有明显好转；大便较前好转；近两日觉鼻腔干燥，流少量鼻血。

舌象：舌质淡红胖大苔白略厚。

方药：乌梅桂枝龙牡汤化裁。

乌　梅 18g	酒黄芩 6g	人　参 5g	炙甘草 5g
清半夏 5g	茯　苓 10g	麸炒白术 10g	厚　朴 4g
黄　连 4g	肉　桂 3g	煅龙骨 10g	煅牡蛎 15g
防　风 8g	巴戟天 8g	麸炒枳实 4g	炒白芍 8g
麦　冬 6g	醋五味子 3g	牡丹皮 4g	

15剂，免煎颗粒。日一剂。

📝 **老师讲解**

效不更方，因其鼻腔干燥，少出血，减肉桂之温燥，酌加黄连、黄芩、丹皮以清血中之热；加麦冬、五味子合人参为生脉饮，补气养阴。

百合病、脏躁案（抑郁症）

刘某某，女，50岁，于2019年2月22日就诊。

主诉：情志抑郁，胆怯善悲年余。

病史：2018年农历三月因其子与女朋友分手而生气，情志抑郁，当地医院诊断为"抑郁症"，服用安定类西药治疗，未获良效。

刻症：胆怯易惊；善悲欲哭，常有失神状，不知行止；眠差心烦、急躁；乏力；口干，饮水正常；耳鸣；头皮麻木感；纳差；月经量大，先期而至；小便可，大便溏，一日一行。

舌象：舌质红有裂纹，少苔。

脉象：网诊未查。

方药：百合知母地黄合甘麦大枣汤、陈士铎解郁开结汤化裁。

百　合 15g	生地黄 6g	知　母 4g	炙甘草 15g
淮小麦 30g	大　枣 30枚	生白芍 8g	当　归 8g
制远志 6g	石菖蒲 6g	炒白术 15g	炒酸枣仁 8g
川　芎 3g	香　附 3g	荆　芥 3g	焦栀子 8g
茯　神 6g			

15剂。水煎服，日一剂。

老师讲解

脏躁多属内伤虚证，以精血不能营养五脏，阴阳失去平衡，虚火妄动，上扰心神，或灼伤肺金，或心肾不交，或心肝火旺，肝阴受损，或素体有痰，痰火交炽而致。《金匮悬解》云："百合病者，百脉一宗，悉致其病也。意欲食，复不能食，常默然，欲卧不能卧，欲行不能行，饮食或有美时，或有不欲闻食臭时，如寒无寒，如热无热，口苦，小便赤，诸药不能治，得药则剧吐利，如有神灵者，身形如和，其脉微数……其证或未病而预见，或病四五日而出，或病二十日或一月后见者，各随证治之。"患者之病，发于春三月生气之后，夫春三月者，正当升发之季也，其气倏然被郁，其气乃结，气机不畅，郁证乃成。肺金被郁，故而伤悲欲哭，盖肺之志为悲也；肺金被郁，燥金之气乃盛，且当其发病之时，又为阳明燥金客气，天人相应而阳明之气盛而抑木，肝气益郁；郁而化火，上扰心神，则心烦失眠，神不守舍，而见失神之状，不知行止；火热上扰七窍则见耳鸣、口干诸症，火邪下扰血室则月经先期而量多；肺气郁升，水津不得输布，则下流为湿，大便乃溏。经曰："诸气奔郁，皆属于肺。"故其治润其肺而解金郁为主，疏肝以助阳气生发为辅，方用百合知母地黄汤以润肺燥；陈士铎解郁开结汤以解肝郁以助春生之气生发，此为逍遥散之变方也；酌加炒栀子以清三焦虚热。

【二诊】于 2019 年 3 月 4 日就诊。

病史：患者服药后诸症好转。

刻症：胃口变好，心烦急躁消失。睡眠较之前好转，身体乏力感。

舌象：舌质淡有裂纹，少苔；脉未查。

方药：百合知母地黄汤合甘麦大枣汤、陈士铎解郁开结汤化裁。

百　合 30g	生地黄 20g	知　母 15g	生甘草 15g
淮小麦 30g	大　枣 30 枚	生白芍 15g	蜜远志 6g
石菖蒲 6g	炒白术 15g	炒酸枣仁 30g	川　芎 3g
香　附 3g	荆　芥 3g	焦栀子 8g	茯　神 6g
乌　梅 8g	生龙骨 10g^(先煎)	生牡蛎 20g^(先煎)	

15 剂。水煎服，日一剂。

老师讲解

《黄帝内经》："效之信，若风之吹云，明乎若见苍天。"效不更方加养阴润燥之量，继续以前方加龙骨、牡蛎重镇安神。

乳腺癌术后创口不愈案

张某某，女，79岁，于2019年5月17日就诊。

主诉：乳腺癌术后创口不愈合。

病史：家属代诉，患者素性好强、爱操心，婆媳关系欠佳，易怒；曾因卵巢囊肿手术摘除一侧及子宫全切；十年前发现左侧乳房肿块，未与重视；今年4月因病情加重入院治疗，诊断为乳腺癌浸润型Ⅱ期，并行左侧乳房全切术。2019年3月26日因术口创口不收，求诊，投之以升陷汤化裁，服药7剂，伤口愈合状况好转，但觉口干、夜尿多，舌苔厚，酌加五味子、佩兰、防风、白术、白蔻仁等，再服7剂，伤口愈合理想，仍有尿频，尿道口疼，小便泡沫，大便黏腻不爽，眠差等，但因化疗停服中药，今化疗结束来诊：伤口愈合理想，但余指甲大小；余症见头晕目眩，心悸怔忡；手肿；自汗乏力；小便不利，时欲自遗；大便黏。

舌象：舌质淡红苔白略燥。

脉象：六脉沉细无力。

方药：补中益气汤合五苓散化裁。

人　参 10g	炒白术 10g	炙黄芪 30g	炙甘草 10g
当　归 10g	升　麻 5g	醋青皮 8g	乌　梅 8g
大　枣 20枚	肉　桂 5g	木　香 3g (后下)	泽　泻 6g
猪　苓 6g	茯　苓 10g	白　芷 5g	熟地黄 10g
炒白芍 10g			

10剂。水煎服，日一剂。

老师讲解

年高之人，术后元气大伤，气血亏虚，中气下陷，溲便为之变，而见小便不利，大便黏腻不爽；脾为后天之本，气血化生之源，且脾主肌肉，故中气下陷，脾胃虚弱，乃见创口难收，故初诊以升陷汤升举中气。二诊舌苔厚腻而口渴，盖因湿阻中焦，津不上承之故，乃加白术、白豆蔻、泽兰之属以健脾祛湿；至于三诊四诊，创口愈合理想，故仍依前法，补中益气为其君，温阳化气为其臣，佐以补肾养肝，疏理气机。

淋巴结肿大案（甲状腺术后）

裴某某，男，36岁，于2019年8月24日就诊。

主诉：左侧淋巴结肿大数月。

病史：患者于2013年体检发现甲状腺多发结节，2016年体检恶变倾向；今年三月行右侧甲状腺切除术（恶性），此后左侧甲状腺及淋巴结肿大，服用康力欣月余后，甲状腺肿缓解，淋巴结仍肿大。

刻症：左侧甲状腺轻微肿大，循手太阳小肠经及手阳明大肠经处淋巴结肿大，活动性好；自觉左侧颈部皮肤拘紧感；右侧肩部困；服用康力欣胶囊后便溏，小便可。

舌象：舌淡红胖大苔白略厚中央凹陷，舌底静脉瘀曲。

脉象：脉沉细弦滑略数。

方药：达郁汤化裁。

牡丹皮8g	桃 仁5g	醋鳖甲8g（先煎）	生甘草5g
茯 苓10g	升 麻6g	玄 参10g	葛 根10g
青 蒿15g	生黄芪10g	天花粉10g	浙贝母10g
生牡蛎10g（先煎）			

15剂。水煎服，日一剂。合蚓桂丸每日两次，每次两克。

📝 **老师讲解**

患者术后气虚血瘀，木郁而不达，化火生痰，结于颈项。其治不过木郁达之合清润散结而已，方用黄元御达郁汤合陈士铎达郁汤化裁，以鳖甲、牡蛎，伍桂枝、升麻、青蒿入阴而达阳散结，茯苓祛湿化痰，丹皮、桃仁清瘀血。天花粉、浙贝、玄参润肺燥清郁热伍牡蛎、鳖甲以散结；酌加黄芪以补中气，蜘蛛入肝经祛风消肿，解毒散结，治喉风肿闭，痈肿疔毒，瘰疬。

【二诊】于 2019 年 9 月 8 日就诊。

病史：服药半月，左侧甲状腺、颈部淋巴结变软。拘紧感消失，觉身乏力，便软，小便可。

舌象：舌淡红胖，中央稍陷，苔白略厚。

脉象：沉细弦滑略数。

方药：达郁汤化裁。

牡丹皮 8g	桃 仁 5g	醋鳖甲 8g (先煎)	生甘草 5g
茯 苓 10g	升 麻 6g	玄 参 10g	葛 根 10g
青 蒿 15g	生黄芪 20g	天花粉 10g	浙贝母 10g
生牡蛎 10g (先煎)	人 参 10g		

15 剂。水煎服，日一剂。合蜘桂丸每日两次，每次两克。

✎ 老师讲解

服药后左侧甲状腺、颈部淋巴结变软，效不更法，唯现觉乏力，则加用黄芪、人参以补气，余药不变。

医 案 索 引

后　记

　　本书原列绪论、时病、内伤杂病、女科、男科、小儿病、五官及皮肤病凡七篇，共计五十余万言。除绪论外，每篇先总述其病机治则，次列验案十数篇，每案均详论临证思路，实为初学五运六气者提供方便之门。

　　然篇幅所限，本次出版但列绪论、时病、内伤杂病三篇，其余四篇伺时再印，虽有月缺之憾，但来日可期。

陈　越

2021 年 7 月